Judith Wagner

—

Schmerz und seine Grenzen

Orbis Phaenomenologicus

Begründet von Kah Kyung Cho, Yoshihiro Nitta und Hans Rainer Sepp

Herausgegeben von
Hans Rainer Sepp

Studien 65

Die Reihe wird am
Mitteleuropäischen Institut für Philosophie | Středoevropský institut pro filosofii an der Fakultät für Humanwissenschaften der Karls-Universität in Prag herausgegeben.

Judith Wagner

Schmerz und seine Grenzen

Perspektiven der Phänomenologie, des Enaktivismus und der Neurowissenschaften

Königshausen & Neumann

Středoevropský institut
pro filosofii

Gestaltung des Buchumschlags unter Verwendung der Marmorskulptur
der *Laokoon-Gruppe* (Detail) aus der zweiten Hälfte des ersten Jahrhunderts v.Chr.
bzw. dem ersten Jahrhundert n. Chr. – Abbildung gemeinfrei nach
https://de.wikipedia.org/wiki/Laokoon#/media/Datei:Laoconte-cabeza.

Bibliografische Information der Deutschen Nationalbibliothek

Die Deutsche Nationalbibliothek verzeichnet diese Publikation in der Deutschen
Nationalbibliografie; detaillierte bibliografische Daten sind im Internet
über http://dnb.d-nb.de abrufbar.

Verlag Königshausen & Neumann GmbH
Leistenstraße 7, D-97082 Würzburg
info@koenigshausen-neumann.de

Umschlag: skh-softics / coverart

Druck: docupoint, Magdeburg
Printed in Germany

ISBN 978-3-8260-9168-1
eISBN 978-3-8260-9169-8

www.koenigshausen-neumann.de
www.ebook.de
www.buchhandel.de
www.buchkatalog.de

Danksagung

Dank gebührt Hans Rainer Sepp für die große Offenheit gegenüber diesem interdisziplinären Projekt, seinen großartigen intellektuellen Beitrag und die stetige Unterstützung – auch über Landesgrenzen hinweg.

Thomas Bedorf (Hagen) hat meine Masterarbeit betreut und mir ein Studiensemester in Prag ermöglicht. Erst dadurch konnte der Kontakt mit Hans Rainer Sepp und in der Folge diese Arbeit entstehen.

Ich danke meinen Eltern – sie sind ein beständiger Ankerplatz.

Inhaltsverzeichnis

Danksagung 5

Einleitung 9

Was ist Schmerz? 12
Schmerz – eine philosophische Annäherung 13
Schmerz – die biomedizinische Sichtweise 19

Der Schmerz und die Grenze des Leib-Körpers 25

Der Leib-Körper in der Phänomenologie 27
Das zirkuläre Geist-Leib-Umwelt-Modell des Enaktivismus 34

Schmerz und Leibesgrenze: eine wechselseitige Abhängigkeit 37

Schmerz und die Modifikation der Leibesgrenze 37
Wechselwirkungen zwischen Raum und Schmerz 43

Der Leib: Transparenz und Ständigkeit 47

Schmerz und die leibliche Transparenz 48
Die Totalisierung des Leibes im Schmerz 50
Leiblicher Transparenzverlust als existentielle Verunsicherung 51
Der Neglect als Beispiel der Bidirektionalität leiblicher Transparenz und Schmerz 54

Schmerz und Zeitlichkeit 62

Zeit und Zeitlichkeit in der Phänomenologie 62
Macro- und microtime: die neurowissenschaftliche Perspektive auf Zeitlichkeit 65
Schmerz als Bruch in der impliziten Zeitlichkeit 67
Einfluss des gegenwärtigen Erlebens auf Vergangenheit und Zukunft 71
Zusammenfassung und mögliche therapeutische Anwendung 74

Der Schmerz und das Körperschema 77

Das Körperschema 78
Das Körperschema bei Merleau-Ponty und im Enaktivismus 79
Das Körperschema in Abgrenzung zum Körperbild 83
Einfluss von Schmerz auf Körperschema und –bild 89
Beeinflusst Schmerz den Übergang vom Körperschema zum Körperbild? 90

Wie interagieren Schmerz und Körperschema? 90

Ergeben sich aus der Wechselwirkung von Schmerz und Körperschema mögliche therapeutische Anwendungen? 95

Der Schmerz und interpersonelle Grenzen 96

Das Körperschema als Grundlage der autonomen intentionalen Bewegung 97

Zur Welt Sein: sensomotorische Kreisläufe als Grundlage der Ausbildung des individuellen Selbst 99

Das Körperschema als Ankerpunkt des Selbst: Self Agency und Body Ownership 108

Schmerz und Body Ownership 119

Aktueller versus habitueller Körper 126

Sinnstiftung durch Gestaltbildung 131

Das Körperschema in der Interaktion des Subjekts mit seiner Umwelt 135

Ausbildung der phänomenologischen Nische 135

Körperschema und Autonomie 141

Bedeutung des Schmerzes für die Positionierung des Individuums in seiner Umwelt 147

Schmerz und Sensomotorik 148

Verlust von Autonomie und Identität durch Schmerz 152

Möglichkeiten der Wiedereroberung der Autonomie im Schmerz 155

Zusammenfassung 168

Ausblick 174

Karl Jaspers: Grenzsituationen als Möglichkeit der Erlangung von Freiheit durch die Verwirklichung der Existenz im Vollzug 174

Viktor Frankls Existenzanalyse: der Mensch als der vom Leben Befragte 179

Irvin Yalom: der Tod als ultimativer Sinnstifter 181

Abkürzungsverzeichnis 185

Literaturverzeichnis 186

Einleitung[1]

> *„Der Umriß meines Leibes bildet eine Grenze, die von den gewöhnlichen Raumbeziehungen unüberschritten bleibt."*[2]

Chronische Schmerzsyndrome stellen eine große sozialmedizinische Herausforderung dar: so entfielen in Deutschland 2020 allein auf die Diagnose „Rückenschmerzen" 77 Arbeitsunfähigkeitstage auf 100 Versichertenjahre, die somit die zweithäufigste Ursache für krankheitsbedingte Fehltage und eine der häufigsten Ursachen für Ansuchen auf Frühpensionierung darstellte.[3,4] Für die USA wurden für 2008 jährliche schmerzbedingte Krankheitskosten mit 560 bis 635 Milliarden US-Dollar errechnet – mehr als die jeweils anfallenden Kosten durch Herzerkrankungen, Krebs und Diabetes.[5] Auf der anderen Seite ist ein stetiger Ausbau der schmerzspezifischen medizinischen Infrastruktur zu konstatieren: seit der Gründung der ersten Schmerzabteilung in Deutschland 1971 ist die Anzahl schmerztherapeutischer Einrichtungen an Kliniken mittlerweile auf etwa 600 angewachsen.[6] Hinzu kommen medizinische Fachgesellschaften, spezialisierte Praxen, Kongresse, Weiterbildungsbezeichnungen und Betroffe-

---

1 Teile dieser Doktorarbeit wurden vorab publiziert: Wagner [JN], „Der Schmerz und seine Grenze: Eine phänomenologische Betrachtung chronischer Schmerzen", in: *Schmerz*, 2024; „Das Körperschema und der Schmerz: Aufhebung der Autonomie oder Neuinterpretation des Zur-Welt-Seins?", in: *Y – Zeitschrift für Atopisches Denken*, 2024, 4(2); „Pain and temporality: a merleau-pontyian approach", *Med Health Care Philos.*, 2024 May 18, doi: 10.1007/s11019-024-10205-y.

2 Maurice Merleau-Ponty, *Phänomenologie der Wahrnehmung*, 2011, Berlin, S. 123.

3 Vgl. Markus Dietl und Dieter Korczak, *medizinwissen HTA-Bericht 111 Versorgungssituation in der Schmerztherapie in Deutschland im internationalen Vergleich hinsichtlich Über-, Unter- oder Fehlversorgung* (16. März 2022), URL: https://portal.dimdi.de/de/hta/hta_berichte/hta301_bericht_de.pdf.

4 Vgl. Techniker Krankenkasse, *Gesundheitreport 2021 – Arbeitsunfähigkeiten, Gesundheitreport 2021 – Arbeitsunfähigkeiten*, URL: https://www.tk.de/resource/blob/2103660/ffbe9e82aa11e0d79d9d6d6d88f71934/gesundheitsreport-au-2021-data.pdf (Stand: 16.03.2022).

5 Vgl. Darrell J. Gaskin und Patrick Richard, „The Economic Costs of Pain in the United States", in: *The Journal of Pain* 13/Nr. 8 (2012), S. 715–724, S. 715; inkludiert wurden sowohl primäre als auch sekundäre Krankheitskosten durch Produktivitätsausfälle.

6 Vgl. G. Lindena u. a., „Pain treatment facilities in Germany. Ambulatory, day care and inpatient facilities for patients with chronic pain", in: *Schmerz* (Berlin, Germany) 18/Nr. 1 (2004), S. 10–16.

nenorganisationen, die sich diesem Thema widmen. Das Deutsche Institut für Medizinische Dokumentation und Informatik (DIMDI) geht dennoch „von einer Unterversorgung in der Größenordnung von rund 2.500 Einrichtungen" aus.[7] Würde eine solche Aufstockung der Versorgungsstruktur für chronische Schmerzpatienten das Problem lindern? Oder könnte sie es – z. B. im Sinne einer iatrogenen Fixierung – sogar verschlimmern?

Vor dem Hintergrund dieser Komplexität und sektorenübergreifenden Problematik sollen die folgenden Überlegungen eine interdisziplinäre Herangehensweise an das Thema Schmerz darstellen, die die neurowissenschaftliche mit der philosophischen – phänomenologisch und enaktivistisch geprägten – Perspektive zusammenführt. Dieser Ansatz wird auch aufzeigen, dass beide Sichtweisen sich nicht gegenseitig ausschließen, sondern vielmehr ergänzen. Aufgrund der Breite des Themas ist bei der Beschreibung des Schmerzes eine Priorisierung bestimmter Aspekte nötig. Der Fokus dieser Arbeit soll auf der Wechselwirkung von – räumlichen wie zeitlichen – körperlichen Grenzen und Schmerz liegen. Diese Entwicklung soll mit folgenden Strategien nachgezeichnet werden: zunächst mit Blick auf das leibliche Subjekt und seine körperlichen Grenzen – ihre Ausdehnung, ihre Verformbarkeit, ihre Transparenz. Anschließend aus einer exzentrischen Sichtweise auf das Individuum in seiner Interaktion mit der Umwelt. Unvermeidbarerweise werden sich einige Aspekte wiederholen – da wo Individuum und Umwelt aneinanderstoßen ist die gegenseitige Interaktion nicht ohne Rekurrenz auf die besonderen Eigenschaften des Leibes zu erklären. Jedoch weitet sich in diesem Diskurs der Blick auf das Individuum als integraler Bestandteil einer ökologischen Nische (s. S. 135 ff.) – und diese Aufweitung führt zum dritten Teil, der Darstellung des Individuums als autonom handelndes Subjekt und des Schmerzes als Begrenzung dieser Freiheit – mit der finalen Begrenzung durch den Tod. Im abschließenden Ausblick erfolgen mit Verweis auf die Existenzphilosophie bzw. -analyse und existenzielle Psychotherapie erste Überlegungen, wie die durch Schmerz beeinträchtigte Autonomie wiederhergestellt werden könnte.

Analog zu dieser Vorgehensweise wird die Definition des Grenzbegriffs ausgeweitet: er steht initial in sehr konventioneller (Sprachgebrauchs-)Weise für die Linie zwischen dem räumlich-körperlichen Innen und Außen – und der Schmerz in Folge für das Widerfahrnis eines Zudringlichen, das als nicht mir zugehörig, von außen kommend erfahren wird. Die Besonderheit des Schmerzes – im Gegensatz zu den meisten anderen Sinnesempfindungen – ist, dass er seinen Ursprung ebenso gut im Inneren des Körpers haben kann, aber auch hier als fremd und grenzüber-

[7] Vgl. Dietl, Korczak.

schreitend erlebt wird. Ein weiterer Grenzbegriff ist der der Ausdrückbarkeit bzw. – von der anderen Seite her gesehen – der Individualität und Unaussprechbarkeit des Schmerzes. Dieser Aspekt wird ausführlich u.a. bei Elaine Scarry[8] beschrieben und soll in dieser Arbeit nur kurz angerissen werden. Ein finales (im wörtlichen Sinne) Grenzverständnis findet sich in der körperlichen Niederlage, im Tod, der dem Schmerz als memento mori unausweichlich innewohnt und einen Widerhall in der ‚Grenzsituation' der existentiellen Philosophie, wie sie von Jaspers entwickelt und unter anderem von Frankl und Yalom aufgenommen wurde, findet.

Eine der in diesem Sinne bekanntesten Darstellungen von Leid und Schmerz ist die Laokoon-Gruppe in den Vatikanischen Museen in Rom. Sie stellt den Todeskampf Laokoons und seiner Söhne gegen die von den Göttern geschickte Schlangen dar. Der Fokus der Interpretation dieses Kunstwerkes wurde häufig auf den Gesichtsausdruck des Laokoon gelegt, der – verzerrt, mit weit geöffneten Augen – die Verzweiflung des Moments eindrücklich abbildet.[9] Interessant für die Überlegungen zum Schmerz, die in dieser Arbeit erfolgen sollen, ist jedoch ein weiterer Aspekt: die Art und Weise, wie sich die Schlangen eng und immer enger um den Körper des Laokoon winden und nicht nur seine Bewegungen, sondern auch die Entfaltung seines Körper limitieren. Die Einengung und Limitation des Körpers des Laokoons durch die Körper der Reptilien – könnten sie dem Betrachter die Konsequenzen des Schmerzes im Sinne der physischen aber auch psychisch-emotionalen Restriktion nahelegen? Eines Schmerzes, der – symbolisiert durch den Biss der Schlange in die linke Hüfte des Laokoon – seinen gesamten Körper, sein gesamtes Sein durchdringt?

Die Interaktionen von Schmerz und körperlichen Grenzen sollen Ausgangspunkt der folgenden Argumentation darstellen. Eine wesentliche Voraussetzung für die These, dass diese Interaktion eine wechselseitige sein könnte, ist der Nachweis, dass beides – Schmerz sowie körperliche Grenzen – zumindest in einem gewissen Ausmaß modifizierbare Entitäten sind. Dies soll auf der Basis von philosophischen, natur- und sozialwissenschaftlichen Erkenntnissen erfolgen. In diesem Bemühen sind verschiedene Ebenen zu beachten, auf denen Schmerz untersucht werden kann: einmal auf der Ebene des individuellen Erlebens, zum anderen auf der Ebene der lebensweltlichen bzw. medizinischen Theorie und Praxis.

---

8 Vgl. Elaine Scarry, *The Body in Pain: The Making and Unmaking of the World*, 1985, Oxford.

9 Vgl. Johann Joachim Winckelmann, *Gedanken über die Nachahmung der griechischen Werke in der Malerey und Bildhauerkunst*, 2. Aufl. 1756, Dresden/Leipzig. URL: https://digi.ub.uni-heidelberg.de/diglit/winckelmann1756/0028/scroll (Stand: 26.06.2021), S. 22.

Dann gilt es – drittens – den Zusammenhang von individueller und abstrahierender Perspektive herzustellen. Gerade was die Parallelisierung phänomenologischer und neurowissenschaftlicher Begriffskategorien anbegeht, ist dies sicher nur annäherungsweise möglich. Dennoch scheint es mir möglich, aus genau diesem Versuch heraus das Potential der Verbindung beider Herangehensweisen auszuloten und darzustellen.

Was ist Schmerz?

Nähert man sich dem Schmerz von der etymologischen Seite, findet man die Rückführung auf außergermanische Begriffe wie altindisch „mr̥dnā́ti ‚drückt, preßt, reibt', ..., lat. mordēre ‚beißen, hauen' und auf ie. ... *mer(ə)- ‚aufreiben, reiben'". Hier wird eine mögliche Herangehensweise an die Untersuchung des Schmerzes deutlich, nämlich darüber, wie er sich anfühlt.[10] Die Frage nach dem Sinn des Schmerzes spiegelt sich im englischen pain bzw. im altfranzösischen peine, lateinischen poena und griechischem poinē wider. Diesen Begriffen ist die Bedeutung der Bestrafung und Heimzahlung gemein. Ab dem 16 Jahrhundert wohnte dem englischen Begriff pains allerdings schon eine positivere Bedeutung inne, nämlich die der Anstrengung und Bemühung.[11] Dies deutet bereits auf die Breite und Wandelbarkeit, auf die Interpretierbarkeit und Abhängigkeit von soziokulturecen Gegebenheiten des Begriffs „Schmerz" hin, auf die auch im Folgenden immer wieder hingewiesen wird.

Eine wesentliche Unterscheidung, die zu treffen ist, wenn über Schmerz nachgedacht werden soll, ist die zwischen Nozizeption und Schmerz. Während erstere die unbewussten, neuronal kodierten Vorgänge umfasst, die zu Schmerz führen können, ist letzterer als das holistischere Konzept anzusehen, welches neben neuronalen Vorgängen auch sozialen, psychologischen und kulturellen Einflüssen unterliegt und ein bewusstes und bewertendes Erleben ist. Diese Wertung umfasst insbesondere Art und Ausmaß der – bestehenden oder zumindest als solche wahrgenommenen – Bedrohung für die eigene physische Intaktheit:

> „Pain is a conscious experience. That is, pain cannot exist outside of consciousness. In contrast, ..., nociception can exist outside of consciousness. In fact, nociception can occur without the brain – high-threshold peripheral afferents and their spinal projections can be activated in the absence of brain activity. ... Similarly, pain emerges from the brain according to the apparent danger to body

[10] Vgl. „Schmerz", in: *Etymologisches Wörterbuch des Deutschen*, URL: https://www.dwds.de/wb/etymwb/Schmerz (Stand: 04.02.2024).

[11] Vgl. „pain", in: *Online Etymology Dictionary*, URL: https://www.etymonline.com/word/pain#etymonline_v_2992 (Stand: 04.02.2024).

> tissues and the need for a concerted response from the individual, not according to activity in nociceptive fibers or the actual state of the tissues."[12]

Consciousness – also Bewusstsein – muss im Kontext dieses Zitats wohl am ehesten als über die reine Gewahrwerdung von Schmerz hinausgehende Kapazität zur Reflexion gedeutet werden und würde dann die Empfindung von Schmerz auf den Menschen, evtl. auf Primaten limitieren. Das Erleben von Tieren wäre in dieser Interpretation auf die Nozizeption zu reduzieren, die reflexhaftes Verhalten (z.B. Flucht) nach sich zieht. Die Unterscheidung zwischen Schmerz und Nozizeption wird umso bedeutender, je chronischer der Schmerz ist: während plötzlicher, akuter Schmerz zunächst einen unbewusst eingeleiteten Flucht- bzw. Rückzugreflex bedingt, wird über einen längeren Zeitraum bestehender Schmerz hinsichtlich seiner Bedeutung, seiner Ursachen, seiner (Un-)Endlichkeit etc. reflektiert.

Schmerz – eine philosophische Annäherung

Die philosophische Annäherung an Schmerz kann unter verschiedensten Gesichtspunkten erfolgen. Ganz am Anfang steht sicher die Frage, welche Ebenen Schmerz beinhaltet: ist er reine Perzeption? Impliziert er Bewusstsein oder gibt es unbewussten Schmerz (zum Beispiel im Schlaf)? Gehört der emotionale Affekt unbedingt zum Schmerz? Und muss dieser Affekt ein negativer sein? Beinhaltet Schmerz eine kognitive, wertende Komponente? Wie würde die Wertung ausfallen? Diese Fragen sind bereits ausführlich in der aktuellen philosophischen Literatur behandelt worden. Im Folgenden sollen die wichtigsten Aspekte zusammengefasst werden.

Üblicherweise werden dem Schmerz drei typische Charakteristika zugesprochen: eine sensorisch-diskriminative, eine affektiv-motivationale sowie eine kognitiv-evaluative.[13] Schmerzen sind mehr oder weniger scharf lokalisierbar, werden also irgendwo im Körper empfunden bzw. wahrgenommen.[14] Diese Aussage impliziert zwei Aspekte: zum einen ist

---

[12] G. Lorimer Moseley und Herta Flor, „Targeting cortical representations in the treatment of chronic pain: a review", in: *Neurorehabilitation and Neural Repair* 26/Nr. 6 (2012), S. 646–652, S. 646.

[13] Vgl. Lisa Tambornino, *Schmerz. Über die Beziehung physischer und mentaler Zustände*, 2013, Berlin/Boston, S. 45.

[14] Empfinden bzw. Wahrnehmen soll hier im Sinne Sensorik (Empfindung) bzw. Perzeption (Wahrnehmen) gebraucht werden. Wahrnehmen ist hierbei der komplexere Prozess, welcher das sensorische Element mit der sozio-kulturellen Situation des Individuums als auch dessen Kognition verbindet (vgl. Si-

Schmerz an Körperlichkeit gebunden. Schmerz im Kontext eines reinen Geistwesens ist nicht vorstellbar. Im Sinne dieses Postulats ergibt sich die Art und Weise, wie der Begriff ‚Schmerz' in dieser Arbeit gebraucht werden soll. Untersucht werden soll nämlich explizit die Erscheinung, die – zumindest auch – eine körperliche Komponente hat. Mittels einer sehr allgemeinen Definition ließe sich Schmerz so definieren, dass er mit spezifischen physiologischen Prozessen korreliert.[15] Hierunter lässt sich sowohl der klassische, akute, mit einer Verletzung einhergehende Schmerz subsummieren als auch der chronische Schmerz als Zustand, der mit persistierenden Alteration im Bereich des zentralen Nervensystems einhergeht.[16] Rein psychischer bzw. seelischer Schmerz – den man eher als ‚Leid' auffassen könnte[17] – soll hier nicht untersucht werden.

Der zweite Teil obiger Aussage verlangt, dass Schmerz bewusst wahrgenommen werden kann, es also den nicht gefühlten Schmerz nicht gibt. Hierauf können sich die meisten Autoren einigen, wenn auch vereinzelte Stimmen postulieren, dass Schmerz auch dann existiert, wenn er nicht wahrgenommen wird, zum Beispiel im Schlaf.[18] Hier liegt meines Erachtens nach jedoch eine Verwechslung von Nozizeption und Schmerz vor. Die neuronalen Vorgänge der Nozizeption, wie sie im folgenden Kapitel umrissen werden, können natürlich auch unbemerkt vonstattengehen. Schmerz jedoch ist wie bereits geschildert das komplexere der beiden Phänomene, das ein Wachsein impliziert.

Meist geht Schmerz im Sinne einer affektiv-motivationalen Komponente mit einem unangenehmen Gefühl und dem Handlungsimpetus einher, ihn zu beseitigen. Im Sinne des Imperativismus ist letzterer sogar

---

mon van Rysewyk, *Meanings of Pain* [1st ed. 2016], 2017, New York, NY, S. 63).

[15] Vgl. Tambornino, *Schmerz. Über die Beziehung physischer und mentaler Zustände*, S. 74-75.

[16] Vgl. z. B. Christian Maihöfner u. a., „Patterns of cortical reorganization in complex regional pain syndrome", in: *Neurology* 61/Nr. 12 (2003), S. 1707–1715.

[17] Zwischen Schmerz und Leid bestehen deutliche Überlappungen, was den Gebrauch dieser Begrifflichkeiten in der Literatur angeht. Dies könnte Thema einer eigenen Dissertation sein und soll daher hier nur am Rande thematisiert werden. Sicherlich kann der Unterschied zwischen beiden Phänomenen nicht rein auf körperlich versus psychisch heruntergebrochen werden: der Schmerz – insbesondere wenn er länger anhält – verursacht Leid, aber auch psychisch verstandenes Leid (z. B. Trauer) ruft körperliche Erscheinungen hervor. Zur Definition des Körperlichen vs. des Leiblichen s. u.

[18] Vgl. Tambornino, *Schmerz. Über die Beziehung physischer und mentaler Zustände*, S. 125–127.

das eigentlich definierende Kriterium von Schmerz.[19] Hier heißt es, dass Schmerzen oft keinen ausgeprägten Informationscharakter haben – insbesondere bei Schmerzen an inneren Organen weiß man meist nicht, warum man Schmerzen hat – sondern sich vielmehr durch einen Handlungsbefehl, einen Imperativ und die resultierende Reaktion ausdrücken. Diese ist in der Regel uniform und direkt, das heißt ohne weitere Deliberation – beispielsweise ein sich Krümmen vor Schmerz. Hingegegen hat der Handlungsbefehl, in diesem Kontext der Schmerz, keinen Wahrheitsanspruch: er ist weder wahr noch falsch, sondern definiert sich über seine (Nicht-) Befolgung. Unter diesem Blickwinkel wird die Phänomenologie des Schmerzes vor allem unter ihrem motivatorischen Charakter beschrieben. Ein interessantes Korrelat dieser Auffassung findet sich im neurowissenschaftlichen Ansatz der Schmerzbeschreibung: wie unten näher ausgeführt, wird von einem zentralen ‚Schmerz-Netzwerk' ausgegangen, welches auch motorische Zentren beinhaltet. Schmerz könnte sich also auch oder sogar primär über die daraus resultierende Handlung definieren, also darüber, was zur Beseitigung des Schmerzes zu tun ist.[20]

Die Zuschreibung sowohl der affektiv-motivationalen als auch einer kognitiv-evaluativen Komponente zum Schmerz ist jedoch nicht unumstritten. Repräsentiert der Schmerz immer einen (drohenden) körperlichen Schaden und ist daher zwangsläufig ‚schlecht'? Ist die Zuschreibung von Gefahr für Leib und Leben ein sine qua non für Schmerzempfindung? Geht Schmerz immer mit der Deliberation einher, wie am effektivsten Abhilfe geschaffen werden kann? Wie lässt sich dieser Ansatz mit dem chronischen Schmerz ohne organisches Korrelat verbinden? Dieser wird auch dann als solcher empfunden, wenn nach objektiven Kriterien keine Bedrohung der physischen Integrität vorliegt. Wie lässt sich die Klassifikation von Schmerz als schlecht mit der Instrumentalisierung von Schmerz zum Lustgewinn bei masochistischen Sexualpraktiken in Einklang bringen? Oder mit körperlichem Schmerz, der im Rahmen einer insgesamt als glücksbringenden sportlichen Leistung erbracht wird? Hier wird schmerzhaftes Erleben ja gerade nicht vermieden, sondern aktiv gesucht oder zumindest toleriert. Die Vielzahl und Breite dieser Fragestellungenz deutet erneut auf die Komplexität des Schmerzes hin, der jedenfalls nicht auf einen reinen Befehls-Reaktions-Zusammenhang reduziert werden kann, wie im Imperativismus postuliert.

---

19 Vgl. Colin Klein, „Imperativism", in: Jennifer Corns, *The Routledge Handbook of Philosophy of Pain*, 1st ed. (2017), London/New York S. 51–53.

20 Vgl. Henrik Heitmann u. a., „Motor Responses to Noxious Stimuli Shape Pain Perception in Chronic Pain Patients", in: *eNeuro* 5/Nr. 5 (2018); vgl. Grant Gillet, „Neural Plasticity and the Malleability of Pain", in: Rysewyk, *Meanings of Pain*, S. 40–41.

Diese Situation, nämlich dass Schmerz in einen insgesamt als angenehm empfundenen Gesamtkontext eingebettet werden kann, könnte sich durch einen evaluativen Ansatz beschreiben lassen, auch wenn dieser zunächst einmal die Frage übergeht, was der Schmerz eigentlich ist, sondern ihn von der durch ihn begleitenden Bewertung her beschreibt. Der Evaluativismus sieht Schmerz als Zustand, der sich aus zwei Komponenten zusammensetzt: zum einen ist er ein Erlebnis, das einen körperlichen Zustand repräsentiert *und* er ist die Evaluation dieses Zustands – in der Regel als negatives Ereignis. Unangenehmsein wäre somit kein primäres Schmerzmerkmal, sondern würde aus der Einschätzung dieser Sensation als bedrohlich hinsichtlich der körperlichen Integrität resultieren.[21] Auch Bourke postuliert, dass es keinen phänomenologischen Zustand gibt, der per se schlecht ist. Vielmehr sei es weniger ein Gefühl, wenn wir etwas als schmerzhaft bezeichnen, sondern vielmehr unsere Antwort auf ein Ereignis.[22]

Die Hypothese, dass eine Sensation nur durch die Evaluation zum Schmerz wird – „Pain has to mean something in order to be experienced as pain at all, …"[23] – führt aber möglicherweise etwas zu weit. Dieser Ansatz scheint unserem alltäglichen Empfinden konträr zu laufen, in dem der Schmerz nicht aus zwei distinkten Komponenten, die voneinander trennbar wären, zu bestehen scheint. Vielmehr sind beim Schmerz das Unwohlsein und das Vermeidungsverhalten kaum wegzudenken. Insbesondere der akut erlebte Schmerz – beispielsweise beim versehentlichen Griff auf eine Herdplatte – hat einen sehr starken Reflexcharakter: in dem Moment, in dem der Schmerz erlebt wird, zieht er auch schon die entsprechende Handlung nach sich (in diesem Fall das Zurückziehen der Hand). Für eine Bedeutungszuschreibung scheint dieses Zeitintervall zu kurz und doch wird hier Schmerz als Schmerz wahrgenommen: „Ich denke, dass es schon von der Phänomenologie her nicht möglich ist, den Schmerz als einen Freund zu betrachten, weil in der Erfahrung des Schmerzes der Impuls seiner Negierung unweigerlich verankert ist"[24]. Eine mögliche Lösung dieses scheinbaren Widerspruchs findet sich bei Price, der hinsichtlich der emotionalen Bewertung eines Schmerzerlebnisses eine unmittelbare, direkte aber vage „moment-by-moment unplea-

---

[21] Vgl. David Bain, „Evaluative accounts of pain's unpleasentness", in: Corns, *The Routledge Handbook of Philosophy of Pain*, S. 40–46.

[22] Vgl. Joanna Bourke, *The Story of Pain: From Prayer To Painkillers* (2017), Oxford, S. 15.

[23] Rob Boddice, *Pain: A Very Short Introduction* (2017), Oxford, S. 86.

[24] Giovanni Maio, „Schmerz als Widerfahrnis. Die Kontrollierbarkeitserwartung als Problem", in: Claudia Bozzaro, Tobias Eichinger, Giovanni Maio, *Leid und Schmerz. Konzeptionelle Annäherungen und medizinethische Implikationen*, 2015, Freiburg/München, S. 170.

santness“ von einem sekundären ‘pain affect’ als „emotional feelings directed toward long-term implications“, welcher auf Reflexionen über Erinnertes oder Antizipiertes basiert, unterscheidet.[25] Hiermit lässt sich der Eindruck eines *immer* unangenehmen Primäraffekts vereinbaren mit einer möglicherweise positiv ausfallenden situativen Gesamtwertung. Auch der chronische Schmerz, der ohne erkennbare körperliche Verletzung besteht, ist kein Gegenargument: bei der Evaluation als potentiell schädlich kommt es auf die *subjektive* Einschätzung an, nicht das *objektive* Vorliegen eines physischen Schadens.

In der bisherigen Ausführung klingt bereits an, dass der Schmerzwahrnehmung und vor allem der daraus resultierende Schmerzinterpretation ein äußerst subjektives, situations- und kontextabhängiges Element innewohnt.[26] Dies ist Voraussetzung dafür, dass Schmerz nicht lediglich als ein passiv zu Erduldendes, von außen Gemachtes anzusehen ist, sondern vielmehr als Entität, die innerhalb gewisser Grenzen moduliert werden kann.[27] Hier könnte es helfen, den Schmerz auf einem Kontinuum zu denken, an dessen Enden sich eine kaum modifizierbare, neuronal kodierte Nozizeption einerseits und ein variables, durch individuelle psychologische und emotionale Aspekte, durch soziales Lernen und Erfahrung modifiziertes und mit Bedeutung aufgeladenes Erleben andererseits finden.[28]

Die Interdependenz von Schmerz und soziokultureller Situation wird auch durch einen Blick in die Geschichte gestützt. Hier zeigt sich zum Beispiel, dass Schmerz in der Vergangenheit durchaus sinnbehaftet war, während ihm dieser Sinn (zumindest als chronischem Schmerz) im heutigen biomedizinischen Kontext meist abgesprochen wird. Beispiele hierfür inkludieren den Schmerz als Initiationsritus oder als Triebfeder kreativer Impulse. In ihrer historisch geprägten Monographie des Schmerzes beschreibt Joanna Bourke anschaulich, wie Schmerz jahrhundertelang als Weg zur religiösen Erkenntnis gedeutet wurde.[29] Interpretiert als Resultat von sündhaftem Verhalten sollte der Schmerz zur Tugend hinführen und als Stimulus für persönliche Entwicklung und Mittel zur Erlösung dienen. Vor dem Hintergrund dieser Auffassung war der Schmerz conditio sine qua non für die Tugenden der Geduld, Stärke und Mut. Dies soll keinesfalls eine Idealisierung oder Verharmlosung von Schmerz darstellen. Die Tatsache jedoch, dass es einen essentiellen Unterschied macht, ob jemand den von ihm erlittenen Schmerz als sinnhaft empfindet oder als „... unrea-

---

25 Vgl. D. D. Price, „Psychological and neural mechanisms of the affective dimension of pain“, in: *Science (New York, N.Y.)* 288/Nr. 5472 (2000), S. 1769–1772.

26 Vgl. Boddice, *Pain: A Very Short Introduction*, S. 3.

27 Vgl. Bourke, *The Story of Pain: From Prayer To Painkillers*, S. 15–16.

28 Vgl. Rysewyk, *Meanings of Pain*, S. 1.

29 Vgl. Bourke, *The Story of Pain: From Prayer To Painkillers.*

son, (the) waste, (the) seeming wrong"[30] – veranschaulicht die Modifizierbarkeit der Schmerzempfindung[31] in Abhängigkeit von der gegebenen Umwelt.

Die Subjektivität der Schmerzempfindung bedingt ein weiteres Charakteristikum, nämlich die Privatheit von Schmerz, die hier nur kurz angerissen werden soll: „Der Schmerz war der, der er war. Darüber hinaus ist nichts zu sagen. Gefühlsqualitäten sind so unvergleichbar wie unbeschreibbar. Sie markieren die Grenze sprachlichen Mitteilungsvermögens"[32]. Zwar behauptet Dietrich, dass Kommunikation des Schmerzes kaum *nicht* erfolgen kann, sondern dass ihm ab einem gewissen Ausmaß entweder aktiv oder passiv Ausdruck gegeben wird.[33] Aber auch wenn geteiltes Leid halbes Leid sein soll – und diese Mitteilung partiell über sozial erlerntes Schmerzverhalten möglich ist – so ist Schmerz eben nicht gänzlich (mit)teilbar, sein Erleben bleibt individuell und somit unkorrigierbar, er ist nur zum Teil soziales Konstrukt, bleibt aber immer auch an die individuelle, ab-solute Leib-Körperlichkeit gebunden.[34] Er ist vor allem auch nicht widerlegbar und nicht beweisbar – häufig ein Problem für chronische Schmerzpatienten, die unter dem Eindruck leiden, dass ihnen nicht geglaubt wird:

> „When one hears about another person's physical pain, the events happening within the interior oft hat person's body may seem to have the remote character of some deep subterranean fact, belonging to an invisible geography that, however portentous, has no reality because it has not yet manifested itself on the visible surface of the earth."[35]

---

30 James Hinton, *The mystery of pain; a book for the sorrowful*, 1914, New York, S. 11.

31 Schmerzempfindung ist von der Schmerzwahrnehmung zu unterscheiden. Letztere bezeichnet den physiologischen Prozess der Erkennung eines sensiblen Reizes als schmerzhaft. Die Schwelle, ab der dies der Fall ist, variiert kaum zwischen verschiedenen Populationen. Das Empfinden hingegen impliziert komplexere, multifaktorielle Mechanismen des Fühlens, Bewertens und der affektiven Evaluierung.

32 Jean Améry, *Jenseits von Schuld und Sühne: Bewältigungsversuche eines Überwältigten*, 1997, o.O., S. 30.

33 Vgl. Julia Dietrich, „‚Ich habe Schmerzen.' Anthropologische Grundlagne des Verhältnisses von Schmerz und Sprache", in: Bozzaro, Eichinger, Maio, *Leid und Schmerz: Konzeptionelle Annäherungen und medizinethische Implikationen*, S. 357.

34 Vgl. Valerie Gray Hardcastle, „A brief and potted overview on the philosophical theories of pain", in: Corns, *The Routledge Handbook of Philosophy of Pain*, S. 19.

35 Scarry, *The Body in Pain: The Making and Unmaking of the World*, S. 3.

Daher rührt die Forderung, dass dem schmerzleidenden Menschen sein Empfinden geglaubt werden *muss*: „An event is designated ‚pain' if it is identified as such by the person claiming that kind of consciousness. Being-in-pain requires an individual to give significance to this particular ‚type of' being"; „...the person becomes or makes herself into a person-in-pain through the process of naming"[36].

Schmerz – die biomedizinische Sichtweise

Die Vielschichtigkeit des Phänomens Schmerz findet sich auch in der biomedizinischen Herangehensweise wieder. Schon in der Schmerzdefinition der IASP (International Association for the Study of Pain) – „An unpleasant sensory and emotional experience associated with, or resembling that associated with actual or potential tissue damage" – wird der Schmerz als multimodales Phänomen dargestellt, welches die Komponenten der sensorischen Wahrnehmung, der emotionalen und kognitiven Bewertung als unangenehm und der wahrgenommenen – aber nicht zwingend reellen – Bedrohung einer Gewebsschädigung vereint.[37] Auch der isolierte Blick auf die Schmerzbiologie bleibt komplex. So wird zunächst der akute vom chronischen Schmerz mit der relativ willkürlichen Definition einer Dauer von mindestens drei Monaten unterschieden. Der akute Schmerz wird in der Regel durch mechanische, chemische oder thermische Noxen ausgelöst. Komplexer und weniger verstanden ist die Sachlage beim chronischen Schmerz, insbesondere dann, wenn das eigentlich auslösende Agens (sei es außerhalb des Körpers gelegen oder durch eine Fehlfunktion innerer Organe bedingt) schon gar nicht mehr vorhanden ist, der Schmerz sich also verselbstständigt hat. Das biomedizinische Modell der Schmerzperzeption stützt sich auf komplexe, interagierende neuronale Vorgänge, die hier skizzenhaft nachvollzogen werden sollen.

Die Nozizeption beinhaltet einen afferenten Schenkel, welcher den Impuls vom Einwirkort auf Nozizeptoren in der Haut[38] via peripherem

---

[36] Bourke, *The Story of Pain: From Prayer To Painkillers*, S. 5.

[37] International Association for the Study of Pain, *Home / Resources / Terminology* (2021), URL: https://www.iasp-pain.org/Education/Content.aspx?ItemNumber=1698 (Stand: 16.03.2022).

[38] Es soll hier vom eingängigsten Fall, einer akuten schmerzhaften Sensation – zum Beispiel einem Nadelstich – die von außen kommend primär auf und durch die Haut wahrgenommen wird, ausgegangen werden. Ein ähnlicher Ablauf kann für „innere" Schmerzsensationen, die über viszerale Afferenzen weitergeleitet werden, angenommen werden. Komplexer liegt der Fall für chronische Schmerzen, die losgelöst von äußeren Auslösern persistieren. Hier spie-

Nerv, Nervenwurzel (beides Bestandteile des peripheren Nervensystems, im Folgenden auch ‚peripher' oder PNS genannt), Rückenmark bis in das Gehirn (Bestandteile des zentralen Nervensystems, im Folgenden auch ‚zentral' oder ZNS genannt) fortleitet. Hier kommt es zum einen zur Bewusstwerdung des Schmerzes und der Schmerzlokalisation, andererseits aber auch zur – zunächst größtenteils unbewussten – emotionalen Einfärbung des Schmerzes, Einleitung einer vegetativen Reaktion (z.B. Schwitzen, Zittern), Modifikation seiner Intensität und zu reflexhaften motorischen Reaktion. Insbesondere die drei letzten Aspekte benötigen wiederum efferente Bahnen, die im Falle der Schmerzmodulation unter anderem Schmerzafferenzen im Rückenmark unterdrücken oder hervorheben bzw. – im Falle der motorischen Reaktion – mit Neuronen kommunizieren, die eine entsprechende Muskelantwort bewirken.

Schmerzafferenzen nehmen ihren Ausgang von freien sensorischen Nervenendigungen in der Haut oder anderen Organen.[39] Die neuronale Weiterleitung erfolgt durch schnell leitende, dünn myelinisierte Aδ-Fasern sowie langsamer leitende unmyelinisierte C-Fasern. Beide Fasertypen sind polymodal: neben Schmerz leiten sie auch thermische und Berührungsafferenzen. Hinsichtlich der jeweiligen nozizeptiven Qualität wird den Aδ-Fasern die Fortleitung von ‚fast pain', d.h. als scharf oder stechend empfundenem Schmerz zugesprochen, den C-Fasern ‚slow pain', also dumpfer, brennender, schwer zu lokalisierender Schmerz. Nach ihrem Eintritt über den hinteren Anteil der Nervenwurzel in das Rückenmark steigen sie vorwiegend im kontralateralen Tractus spinothalamicus auf.[40] Beide Bahnen projizieren über Kerngebiete des Thalamus zum primären und sekundären somatosensorischen Kortex, also der für die Wahrnehmung und Verarbeitung von Gefühlsreizen zuständige Region der Großhirnrinde.[41] Diese Bestandteile stellen das afferente nozizeptive System dar. Projektionen zum insulären Kortex und zum Cingulum sowie Verbindungen zum präfrontalen Kortex und zur Amygdala tragen zur Emotionsbildung ebenso bei wie zur Modifikation der Schmerzintensität

---

len vorrangig zentrale (d. h. das Gehirn und das Rückenmark betreffende) strukturelle Vorgänge eine Rolle, die im weiteren Verlauf angesprochen werden sollen.

39 Hierzu und zu den folgenden anatomischen Ausführungen vgl. Allan H. Ropper, Raymond D. Adams, Maurice Victor, *Adams & Victor's Principles of Neurology*, 8th ed. 2005, New York, S. 112–116.

40 Vgl. A. Cividjian u. a., „Do we feel pain during anesthesia? A critical review on surgery-evoked circulatory changes and pain perception", in: *Best Practice & Research. Clinical Anaesthesiology* 31/Nr. 4 (2017), S. 445–467, S. 448.

41 Vgl. Patrick Haggard, Gian Domenico Iannetti, Matthew R. Longo, „Spatial sensory organization and body representation in pain perception", in: *Current biology: CB* 23/Nr. 4 (2013), S. R164–176, S. 2–3.

und zu vegetativen sowie motorischen – über das rein Reflexhafte hinausgehenden – (Flucht-)Reaktionen.[42]

Ein besonders eindrucksvolles Beispiel für präreflektive sensomotorische Zirkel, wie sie auch in der Phänomenologie und besonders im Enaktivismus (s. S. 26 ff.) beschrieben werden sind unmittelbare myeläre (d. h. das Rückenmark betreffende) Verschaltungen von sensibler Afferenz auf motorische Efferenz ohne Zwischenschaltung zentraler Strukturen. Ein klassisches Beispiel hierfür ist der versehentliche Griff auf die heiße Herdplatte. Der reflexartige Rückzug der Hand geschieht in der Regel schon *vor* Einsetzen der bewussten Schmerzempfindung. Das neuronale Korrelat hierfür ist die Erregung von Nozizeptoren, die über Interneurone in Kontakt mit den entsprechenden motorischen Nerven stehen, die dafür sorgen, dass Muskeln – in diesem Fall der Schulter, des Arms und der Hand – aktiviert werden, so dass die Hand innerhalb von Sekundenbruchteilen zurückgezogen werden kann. Diese Abfolge wird in idealer Weise der Schutzfunktion des Körpers gerecht, die darauf abzielt, schädlichen Einwirkungen – die oft durch Schmerz gekennzeichnet sind – auszuweichen. Gleichzeitig wird die Schmerzsensation wie oben geschildert an den Kortex gesendet. Nur so kann der Vorgang – mit einer kurzen Latenz – bewusst wahrgenommen und bewertet werden.

Schmerz ist jedoch nicht nur ein von außen Gemachtes und passiv Weitergeleitetes, sondern wird durch komplexe Regelkreise aktiv modifiziert. Die 1965 in ihrer ursprünglichen Form von Melzack und Wall beschriebene Gate-Control Theorie legt die Grundlage der neuronalen Schmerzmodulation dar.[43] Sie besagt, dass die Übertragung peripherer afferenter Schmerzimpulse auf sekundäre zentrale Leitungsbahnen bereits nach dem Eintritt in das Hinterhorn des Rückenmarks durch exzitatorisch oder inhibitorisch wirkende Neurone moduliert werden kann. Trotz neuer Erkenntnisse, Ergänzungen (v. a. hinsichtlich der Funktion höherer kortikaler Zentren für das Schmerzempfinden – s. u. Schmerzmatrix) und Modifikationen hat diese Theorie maßgeblich zu unserem Verständnis der Komplexität von Schmerz beigetragen.[44] Ein praktisches Beispiel für diese Art der bereits auf Rückenmarksebene stattfindenden Modulation ist die Schmerzreduktion durch Selbstberührung: ein Reiben der Haut um ein schmerzendes Areal herum vermindert die Ausprägung des Schmerzes. Dies wird durch besagte ‚gate control' erklärt: nozizeptive Reize werden

---

[42] Vgl. Sarah Bourne, Andre G. Machado, Sean J. Nagel, „Basic anatomy and physiology of pain pathways", in: *Neurosurgery Clinics of North America* 25/Nr. 4 (2014), S. 629–638, S. 629.

[43] Vgl. R. Melzack und P. D. Wall, „Pain mechanisms: a new theory", in: *Science* (New York, N.Y.) 150/Nr. 3699 (1965), S. 971–979, S. 974–978.

[44] Vgl. Bourne, Machado, Nagel, „Basic anatomy and physiology of pain pathways", S. 635.

zugunsten der mechanischen Berührungssensationen zurückgehalten.[45] Weiterhin sind schmerzmodifizierende absteigende Bahnen – Efferenzen – beschrieben, die ihren Ausgang von Kerngebieten des Hirnstamms (mesenzephales periaqueduktales Grau, Locus coeruleus) nehmen und bis in das Hinterhorn der grauen Substanz des Rückenmarks deszendieren. Hier können sie die Synapsen des afferenten Schenkels exzitatorisch oder inhibitorisch modifizieren.[46]

Die Multimodalität des Schmerzempfindens spiegelt sich auf Ebene der sogenannten Schmerzmatrix wider. So wird ein neuronales Netzwerk im Gehirn benannt, welches reproduzierbar bei Experimenten der funktionellen Bildgebung – zum Beispiel in der funktionellen Magnetresonanztomographie (MRT) – dargestellt werden konnte und mit der Repräsentation und Koordination des vielschichtigen Vorganges ‚Schmerz' in Verbindung gebracht wird. Diese Matrix wird durch eine Vielzahl zerebraler Areale konstituiert, die so unterschiedlichen Funktionsgruppen wie sensibler Perzeption, Emotion, autonomer Reaktion und motorischer Planung zugeordnet werden: Mittelhirn, Thalamus, Insel, präfrontaler Kortex, prämotorischer Kortex, inferiorer parietaler Kortex, anteriorer cingulärer Kortex, limbisches System (u.a. Amygdala, Hippocampus, entorhinaler Kortex) sowie primärer und sekundärer somatosensorischer Kortex.[47]

Interessant ist die Beteiligung motorischer Kortexareale. Wie oben bereits erwähnt, könnte der Schmerz auch primär über diese motorische Komponente definiert sein, also weniger über das ‚wie fühlt es sich an' sondern über die resultierende Reaktion, die in der Regel einem Flucht- bzw. Vermeidungsverhalten entspricht. Zu dieser Annahme passen neue neurophysiologische Studien, die Hinweise darauf geben, dass die drei Schmerzkomponenten – die perzeptive, die motorische und die autonome – nicht sukzessive, sondern gleichzeitig generiert werden.[48] Schmerz wäre somit ein zusammengesetztes Erleben, das in der Synchronizität verschiedener Wahrnehmungs- und Aktionsmodalitäten entsteht – eine deutliche Abkehr von sequentiellen Kausalitätsreihen (im Sinne von: der Griff auf eine heiße Herdplatte bedingt die sensible Perzeption ‚schmerzhaft heiß'; hierauf folgt die motorische Reaktion ‚Fortziehen der Hand').

---

45 Vgl. Haggard, Iannetti, Longo, „Spatial sensory organization and body representation in pain perception", S. 7.

46 Vgl. Cividjian u. a., „Do we feel pain during anesthesia? A critical review on surgery-evoked circulatory changes and pain perception", S. 448.

47 Vgl. Tambornino, *Schmerz. Über die Beziehung physischer und mentaler Zustände*, S. 45.

48 Vgl. Laura Tiemann u. a., „Distinct patterns of brain activity mediate perceptual and motor and autonomic responses to noxious stimuli", in: *Nature Communications* 9/Nr. 1 (2018), S. 4487.

Kritisch sei angemerkt, dass die Schwächen des Konnektivismus – vor allem der Versuch, ein bestimmtes Erleben auf genau ein Netzwerk zurückzuführen und umgekehrt – auch hier gelten. Ungeklärt ist zum Beispiel, warum die Schmerzmatrix auch bei Menschen, die aufgrund einer Ionenkanalmutation in ihren peripheren Nerven unter einer kongenitalen Schmerzunempfindlichkeit mit erhaltenem Berührungsempfinden leiden, aufscheint, das Netzwerk ‚Schmerzmatrix' somit sowohl durch das Spüren von klassischem Schmerz als auch mit dem Spüren eines sensiblen Reizes, der aber nicht als Schmerz identifiziert wird, aktiviert werden kann.[49] Ferner wurden sehr ähnliche kortikale Areale auch durch intensive, unerwartete, aber schmerzfreie sensible, visuelle oder auditorische Stimuli aktiviert. Möglicherweise entspricht die Schmerzmatrix daher eher einem Netzwerk, welches im Zusammenhang mit dem Bemerken von unerwarteten Reizen, dem Lenken von Aufmerksamkeit auf diese und der Reaktionsplanung steht, als einer spezifisch nozizeptiven Matrix.[50] Es sei in diesem Zusammenhang auch betont, dass eine ‚many-to-many' Zuordnung von Empfinden und Netzwerkkonstellationen vermutlich eher einer komplexen Realität entspricht, als eine ‚one-to-one' Situation.[51] Klar ist auch: „..., the brain is necessary for pain, ..., but the brain is not sufficient"[52].

Diese Einführung zum Thema Schmerz kann bei Weitem nicht alle Facetten berücksichtigen. Deutlich wird, dass es sich bei Schmerz um ein komplexes, vielschichtiges Phänomen handelt. Im folgenden Teil dieser Arbeit soll nun herausgestellt werden, wie Schmerz auf das Individuum einwirkt und vice versa. Als Leitstruktur für diese Überlegungen soll die

---

49 Vgl. Tim V. Salomons u. a., „The ‚Pain Matrix' in Pain-Free Individuals", in: *JAMA neurology* 73/Nr. 6 (2016), S. 755–756, S. 755–756.

50 Vgl. Haggard, Iannetti, Longo, „Spatial sensory organization and body representation in pain perception", S. 3.

51 Die Ausdrücke ‚many-to-many' bzw. ‚one-to-one' beziehen sich auf die jeweiligen theoretischen Ansätze der Zuordnung von Empfindung zu Netzwerk. ‚One-to-one' bedeutet, dass jeweils ein Netzwerk genau einer Empfindung entspricht (und umgekehrt), während ‚many-to-many' impliziert, dass verschiedene Netzwerke die gleiche Empfindung hervorrufen können bzw. die eine Empfindung in verschiedenen Individuen bzw. intraindividuell kontextabhängig unterschiedliche Netzwerke aktivieren kann. Zwischenschritte wären eine ‚one-to-many' bzw. ‚many-to-one' Zuordnung. Für eine Kritik des Konnektivismus s. Evan Thompsons Vortrag beim 2015 UC Davis Center for Mind and Brain Forschungssymposium „Perspectives on Mindfulness: the Complex Role of Scientific Research", 21.5.2021 (https://www.youtube.com/watch?v=OJHCae1liAI; letztmaliger Zugriff am 04.02.2024)

52 Stuart W.G. Derbyshire, „Pain and the Dangers of Objectivity", in: Rysewyk, *Meanings of Pain*, S. 23.

Idee der Grenze dienen. Schönbächler definiert zwei Schnittstellen des Schmerzes: eine intrapersonale zwischen physischen und mentalen Aspekten des Schmerzes und eine interpersonelle zwischen Mensch und Umwelt.[53] Letztere – die Körper- bzw. Leibesgrenze – bildet den Beginn dieser Überlegungen, indem Schmerz darüber definiert werden soll, ob und wie er die leiblichen Grenzen in der Wahrnehmung des Betroffenen verändert. Im Folgeschritt soll im Sinne eines reziproken Wirkvektors überlegt werden, ob eine Veränderung dieser Grenzen das Schmerzempfinden positiv oder negativ beeinflussen kann.

53 Vgl. Georg Schönbächler, *Schmerz. Perspektiven auf eine menschliche Grunderfahrung*, 2007, Zürich, S. 17.

Der Schmerz und die Grenze des Leib-Körpers

Das Phänomen des Schmerzes ist für Überlegungen hinsichtlich der Abgrenzung des Körpers – bzw. des Leibes – bestens geeignet. Anders als körperliche Empfindungen wie Hunger und Durst kann er nicht nur auf den Körper, sondern auch auf das Außen bezogen werden, sofern ihm eine externe Ursache zu Grunde liegt oder zu liegen scheint. Umgekehrt wird auch der von außen zugefügte Schmerz immer auf den Körper bezogen gefühlt – wie oben geschildert hat Schmerz *immer* einen körperlichen Bezug. Der Schmerz berührt daher die Grenze zwischen Innen und Außen von beiden Seiten. Und wie wir später sehen werden, ist diese Berührung nicht nur ein passives Tangieren, sondern ein aktives Gestalten mit wechselseitigem Einfluss: Schmerz bewirkt eine Verschiebung dieses Grenzbereichs, aber eine Modifikation der Grenze kann ihrerseits auch Schmerzen verursachen oder lindern. Diese Grenze stellt keinen absoluten Bruch dar, sondern bewegt sich vielmehr auf dem Kontinuum einer Kreislinie, die Innen und Außen – und somit die Person mit ihrer Umwelt – verbindet. Dieser zirkulären Struktur ist es letztlich geschuldet, dass die Grenze überhaupt eine verschiebbare, modifizierbare ist und kein starres Gebilde.

Die Körpergrenze bildet die Grenze zur Umwelt, zu anderen Personen, sie definiert die Person, so wie sie von außen gesehen wird. Sie umhüllt die inneren Organe, bedeutet Schutz und Erfahrung der Unverletzbarkeit. Der Schmerz, der von außen kommt, stellt einen Angriff auf diese Grenze und das von ihr Implizierte dar, er bildet quasi die Vorhut von Krankheit, „die mich überall abtastet, sich einzunisten versucht“[54]. Der Schmerz, der von innen kommt, wird wie ein Eindringling, ein Fremdkörper wahrgenommen, der jedoch im Selbst generiert wird. Dies wird anschaulich in Tolstojs „Der Tod des Iwan Iljitsch“ geschildert. Hier ist der Schmerz das erste Anzeichen des Verfalls und Bote des bevorstehenden Todes, welches mit einem nach außen hin scheinbar vollkommenen Leben kontrastiert: einmal in das Innerste des Iwan Iljitsch eingedrungen, kann es nicht mehr ignoriert werden und vergällt ihm zusehends das Sein.[55]

Wie sollte nun diese Grenze, die doch unverrückbar gegeben zu sein scheint, verschiebbar sein? Um diese Frage zu beantworten, soll zunächst auf die Differenzierung zwischen Leib und Körper rekurriert werden, wie man sie in der phänomenologischen Tradition – bereits bei Husserl, ins-

---

[54] Alphonse Daudet, Dirk Hemjeoltmanns, Julian Barnes: *Im Land der Schmerzen*, 2004, Bremen, S. 24.

[55] Vgl. Leo Tolstoi, *Der Tod des Iwan Iljitsch*, 2008, München.

besondere aber im Werk Merleau-Pontys – antrifft[56]. In der phänomenologischen Auffassung ist das „wirkliche Subjekt des (chronischen) Schmerzes weder das körperlose Bewusstsein noch der physiologische Körper, sondern die verkörperte Subjektivität"[57]. Diese verkörperte Subjektivität als Drittes, welches den cartesianischen Geist-Körper Dualismus aufzuheben scheint, ist bei Merleau-Ponty der Leib (im französischen Original ‚le corps propre'). Der Leib ist die Juxtaposition zur biologisch geprägten Sichtweise auf den Körper. Er verwebt das Individuum mit seiner Umwelt – der dinglichen wie der interpersonellen.

Einen Schritt weiter in Richtung Biomedizin geht die Theorie des Enaktivismus – als Vertreter seien, neben anderen, Francisco Varela, Evan Thompson, Thomas Fuchs und Shaun Gallagher genannt – die ebenfalls von einer engen Vernetzung von Selbst und Umwelt ausgeht. In dieser Denkrichtung wird auch ein weiteres intrinsisches Zusammenspiel, auf das bereits Merleau-Ponty hingewiesen hat, explizit aufgezeigt – ein Zusammenspiel, welches innerhalb des Subjekts und in seiner Interaktion mit dessen Umwelt zu finden ist, nämlich das zwischen Perzeption – Wahrnehmung – und Aktion, also Handlung. Dieser Zusammenhang ist für das Verständnis des Umgangs mit Schmerz, seines Einflusses auf das Handeln des Individuums und somit auch der Bedeutung von Schmerz für räumliche Grenzen von Bedeutung.

Wesentliche Grundbegriffe des Enaktivismus sind Autonomie und Emergenz.[58] Grundlage hierfür ist die Abgrenzung des Individuums gegenüber seiner Umwelt, also die Existenz einer Grenze. Diese ist aber nicht gänzlich undurchlässig, sondern ermöglicht vielmehr einen Austausch mit der Umwelt. Paradebeispiel ist die einzelne Zelle: sie besitzt eine semipermeable Membran, die sie zum einen begrenzt und definiert, ihr zum anderen aber auch den Austausch zum Beispiel von Nährstoffen und Energie mit ihrer Umgebung ermöglicht. Diese Bestandteile ermöglichen der Zelle die Reproduktion ihrer selbst im Sinne einer Autopoiese.[59] Dies impliziert, dass auch die Membran, welche durch die räumliche Eingrenzung der metabolischen Prozesse der Zelle selbige erst ermöglicht, aus Bestandteilen der zellulären Produktion besteht. Wir haben es daher –

---

56 Die Leibtheorie entwickelt Merleau Ponty im Wesentlichen in seinem 1945 erschienenen Hauptwerk *Phänomenologie der Wahrnehmung*.

57 Saulius Geniusas, „Phänomenologie chronischen Schmerzes und ihre Auswirkungen auf die Medizin", in: Bozzaro, Eichinger, Maio, *Leid und Schmerz: Konzeptionelle Annäherungen und medizinethische Implikationen*, S. 180.

58 Vgl. Evan Thompson, *Mind in Life: Biology, Phenomenology, and the Sciences of Mind*, Illustrated Edition (2010), Cambridge, Mass., S. 37–65.

59 Vgl. Humberto R. Maturana und Francisco J. Varela, *Der Baum der Erkenntnis: Die biologischen Wurzeln menschlichen Erkennens*, 8. Aufl. 2009, Frankfurt am Main, S. 88–96.

abgesehen von den Einschränkungen des Substanz- und Energieaustausches mit der Umwelt – mit einem selbsterhaltenden System zu tun. Die Zelle stellt somit im Eukaryoten die kleinste autonome Einheit dar. Auf einer größeren Skala treffen diese Kriterien der geschlossenen zirkulären Selbstorganisation auch auf das Nervensystem zu. Dieser Aspekt – in Zusammenschau mit der strukturellen Kopplung mit dem übrigen Körper und der Umwelt und der daraus resultierenden Emergenz einer sensomotorischen Einheit – soll später (s. S. 99 ff.) näher thematisiert werden.

Die auf den Grundlagen der Phänomenologie und des Enaktivismus entwickelten Theorien zum wechselseitigen Einfluss von Schmerz und Grenze sollen in den einzelnen Abschnitten durch neurowissenschaftliche, empirisch untermauerte Betrachtungen des Schmerzes gestützt und illustriert werden. Insofern kann die Aufgabe dieser Thesis – neben den oben erörterten Zielen – auch darin gesehen werden, aufzuzeigen, dass Philosophie und Naturwissenschaft – insbesondere auch die Neurowissenschaften – mitnichten Antagonisten sind, sondern sich vielmehr gegenseitig informieren. Zwangsläufig kommt es zu wechselseitigen Abhängigkeiten zwischen neurobiologischer und philosophischer Erklärung von Schmerz. So hängt es unter anderem von den Komponenten ab, die wir der Definition von Schmerz für absolut zugehörig halten, welche neurobiologischen Bausteine wir in unser Model inkludieren: „A good theory of pain ought to capture both the phenomenological and biological features of pain and show how the latter illuminate the former“[60]. Die unterschiedlichen Perspektiven und Methoden, derer sich diese Disziplinen bedienen – Deskription der Erfahrung des individuellen Bewusstseins im Bereich der Phänomenologie, unter Konstanthaltung der Rahmenbedingungen streng auf das Einzelfaktum gerichtete hypothesengeleitete Empirie im Fall der Naturwissenschaften – sollen sich im Bewusstsein ihrer jeweiligen Vorzüge und Nachteile gegenseitig ergänzen.

Der Leib-Körper in der Phänomenologie

Im heutigen Sprachgebrauch ist der Begriff des „Körpers“ um ein Vielfaches prävalenter als der des „Leibes“. Wird letzterer nicht in einem dezidiert theologischen oder philosophischen Kontext verwendet, haftet ihm meist die Aura einer antiquierten Wortwahl an und er wird letztlich gleichgesetzt mit dem, was wir ‚Körper‘ nennen. Dieser Körper hat eine sehr starke biologische Konnotation. Er ist die sicht- und fühlbare Präsentation des Individuums in seiner Umwelt, er ist in seinen Ausmaßen quantifizierbar, in seinen inneren Vorgängen messbar. Und er ist vor al-

---

[60] Colin Klein, „Imperativism“, in: Corns, *The Routledge Handbook of Philosophy of Pain*, S. 53.

lem eines: abgegrenzt. Seine Oberfläche markiert die Grenzlinie zwischen Individuum und Umwelt, sie umhüllt schützend die von der Außenwelt verborgenen Vorgänge im Körperinneren. Diese Körper-Auffassung befeuert eine binäre Sicht auf den Körper auf der einen und den Geist – der im biologischen Weltbild im Gehirn verankert ist – auf der anderen Seite. Das Gehirn wird zu einem vereinzelten Organ, welches wie ein Chauffeur im Auto sitzt, das dem Körper entspricht. Waldenfels spricht hier von einer „Entseelung und Entzauberung“ des Weltleibes hin zum bloßen Naturkörper.[61]

Die Phänomenologie der Verkörperung ist stark mit Edmund Husserls Beschreibung des menschlichen Körpers als aufgrund seiner Doppelsinnigkeit einzigartiger Entität assoziiert. Einerseits ist der Körper stofflich und kann als solcher von außen sowie von innen wahrgenommen werden. Auf der anderen Seite – und gleichzeitig – dient er dem Subjekt als Mittel des Erlebens, indem er ihm erlaubt, sich wahrnehmend in seine Umgebung hinein zu bewegen. Als „Orientierungszentrum“ ist er der Angelpunkt von Bewegung und Wahrnehmung. Als solches verbindet er die externe Welt mit dem Subjekt: er erlaubt ihm, diese wahrzunehmen und zu erkennen sowie sie aktiv handelnd zu verändern.[62] Diesen Körper im Lebensvollzug nennt Husserl den Leib. Er ist verkörperte Subjektivität und überwindet die Dichotomie von Psyche und Physis, von Materie und Geist, von Innen und Außen.[63]

Husserls Konzept illustriert die Einzigartigkeit des Leibes, deutet aber auch dessen Verletzlichkeit an, wenn der Leib mit seiner Gegenständlichkeit und Stofflichkeit konfrontiert und beschwert wird. Während der Leib als „intime Erlebtheit“ bzw. „Meinigkeit“ das Selbst respektive die Subjektivität konstituiert, entspricht der Körper „dem Fremden“, dem Widerständigen. Körper und Leib stellen „Erlebnisse am Rande der Phänomene“ dar, keine „objektiv-gegenständlichen“ Bewusstseinsinhalte. Sie korrelieren in der „Leib-Körperlichkeit“ (Novotný) bzw. dem „Grenz-Leib“ (Sepp).[64] Der Leib-Körper ist zu denken als besondere Grenzregion des leiblichen Erlebens, in der dieses mit dem Undurchdringlichen, der eigenen körperlichen Materialität, der ‚Massigkeit‘ konfrontiert wird: „die Grenze des Subjektiven, ein Ort, an dem das Subjektive an das angrenzt, was ihm doch auch fremd ist …“[65]. In dieser Grenzzone treffen Interiori-

61 Vgl. Bernhard Waldenfels, *Das leibliche Selbst. Vorlesungen zur Phänomenologie des Leibes*, 2018, Frankfurt am Main, S. 17.

62 Vgl. Edmund Husserl, *Ideen zu einer reinen Phänomenologie und phänomenologischen Philosophie. Zweites Buch*, 1952, Den Haag, S. 158–160.

63 Vgl. ebd., S. 161.

64 Vgl. Karel Novotný, *Leib und Welt. Zu einigen Grundmotiven der Phänomenologie*, 2021, Würzburg, S. 132–133.

65 Ebd., S. 139.

tät und Exteriorität, das Hier und das Dort, Subjekt und Objekt aufeinander, es ist dort, wo Sepp die Genese der Sinnhaftigkeit ansiedelt.[66]

Dem Leib ist die Perspektive des Erlebens im – eben leiblichen – Vollzug zuzuordnen, welcher aber zwingend im Sinne seiner Verortung an die statische Präsenz des Körpers gebunden sein muss. In dieser Leib-Körperlichkeit findet das Subjekt seinen „Nullpunkt der Orientierung", seine Individualisierung oder auch – in Anlehnung an Bernet – das minimale Bewusstsein („absolutely minimal consciousness").[67]

Merleau-Pontys Phänomenologie des Leibes baut auf Husserls Auffassungen auf und führt ergänzend bereits Ideen und Erkenntnisse der Neurowissenschaften und der Psychologie ein. In seiner Sichtweise kommt dem Leib – im Gegensatz zur abgrenzenden Funktion des Körpers – eine verbindende Rolle zu, er ist das Medium der Vermittlung zwischen Kognition, Körper und Welt.[68] Wie bei Husserls sind auch bei Merleau-Ponty Leib und Körper nicht als differente Strukturen zu betrachten, vielmehr wendet er sich explizit von einem dualistischen Prinzip ab:

> „…das psychophysische Geschehen ist nicht mehr nach Art der cartesianischen Physiologie als Nebeneinander von Prozessen-an-sich und cogitationes zu verstehen. Die Einheit von Leib und Seele ist nicht eine willkürlich angeordnete äußerliche Verbindung zwischen „Subjekt" und „Objekt". Sie vollziet sich vielmehr von Augenblick zu Augenblick in der Bewegung der Existenz selbst."[69]

Vielleicht bietet sich der Vergleich mit einem Hologramm an – je nach Kippung einer Struktur zeigt sich das eine oder andere Bild, das eigentliche Ding bleibt aber das Gleiche. Die Unterscheidung von Leib und Körper ist daher eine konzeptuelle, in ihrer Existenz sind beide jedoch eine Totalität.[70] Die Durchlässigkeit zwischen physiologischem Körper und gelebtem Leib illustriert Gallagher am Beispiel einer Stimulation des Gehirns während einer Operation. Es erfolgt eine elektrische Manipulation an einer biologischen Struktur, die der Patient anschließend in seinem gelebten Leib wahrnimmt. Diese Verbindung ist unmittelbar: „To seek intermediate mechanisms that provide a liaison, or an interface between

[66] Vgl. Hans Rainer Sepp, „Interiority, Exteriority, Being-In", in: *Rethinking Interiority: Phenomenological Approaches* (2023), Albany, New York, S. 35, 40.

[67] Vgl. Novotný, *Leib und Welt. Zu einigen Grundmotiven der Phänomenologie*, S. 139–140.

[68] Vgl. Kurt Röttgers und Thomas Bedorf, *Französische Philosophie der Gegenwart I* (2014), Hagen, S. 53–54.

[69] Merleau-Ponty, *Phänomenologie der Wahrnehmung*, S. 113–114.

[70] Vgl. Shaun Gallagher, „Lived Body and Environment", in: *Research in Phenomenology* 16/Nr. 1 (1986), S. 139–170, S. 140.

the physiological process and the conscious feeling, is simply to create a problem that is not there“[71].

Der Leib nimmt eine Sonderstellung unter den Dingen ein. Er ist eine irreduzible Gegebenheit, durch die das Subjekt sowohl sich selbst als auch seine Umwelt wahrnimmt: er ist sowohl der Körper, den man hat, als auch der Leib, der man ist.[72] Neben der Rolle als wahrnehmendes, entdeckendes, fühlendes Agens gehört der Leib als Körper gleichzeitig zu den Objekten, welche die Umwelt ausmachen und wahrgenommen, berührt und erforscht werden können. Das klassische Beispiel, welches Merleau-Ponty für diese Doppelfunktion, die er auch die Ambiguität des Leibes nennt, darlegt, ist – in Anlehnung an Husserl – die sogenannte Doppelempfindungen des Leibes: „Berühre ich meine rechte Hand mit der linken, so hat der Gegenstand rechte Hand die Eigentümlichkeit, auch seinerseits die Berührung zu empfinden“[73].

Dem Körper wohnt somit zwar einerseits etwas Gegenständliches inne – er öffnet sich dem forschenden Blick und explorativen Ertasten des Subjekts, so wie er für den Naturwissenschaftler als distinkte Entität existiert, die anatomisch beschrieben und physiologischen und biochemischen Experimenten unterzogen werden kann. Auf der anderen Seite ist der Leib eben auch *meiner*, mein Sein in der Welt, meine Möglichkeit, mit meiner Umgebung zu interagieren und diese wahrzunehmen. In diesem Sinne ist der Leib-Körper Verbindungsstück zwischen mir und meiner Welt – es ist in diesem Sinne, in dem ihn Merleau-Ponty als „Leib“ bezeichnet. Um der Einheitlichkeit und Stringenz willen soll im Folgenden weiterhin die Terminologie Merleau-Pontys verwendet werden.

Aus dem Gesagten wird auch deutlich, dass die Grenzen des Leibes nicht so klar umrissen sein können wie die des Körpers. Es handelt sich hierbei eben um keine hermetisch abgeschlossene Einheit, sondern um eine Entität, die sowohl nach innen als auch nach außen ein Kontinuum formt, die Vollzug und nicht Gegenständlichkeit ist und somit einen Konnex bildet:

> „Auf der anderen Seite jedoch bin ich nicht mein Körper, ich bin auch etwas anderes als mein Körper; denn er ist mir auch eine Gegebenheit, auf die ich mich in gegenständlicher Weise beziehen kann. Genau in diesem Sinne gehört mein Leib zu meiner Welt; .... Mein Leib bildet so ein Kontinuum mit der mir gegenständlichen Welt, ohne dass er mir allerdings dadurch fremd würde. Mein Leib

---

[71] Ebd., S. 141.

[72] Vgl. Helmuth Plessner, *Gesammelte Schriften in zehn Bänden.* Bd. VII: *Ausdruck und menschliche Natur*, 2. Aufl. 2003, Frankfurt am Main, S. 241.

[73] Merleau-Ponty, *Phänomenologie der Wahrnehmung*, S. 118; vgl. Husserl, *Ideen zu einer reinen Phänomenologie und phänomenologischen Philosophie. Zweites Buch*, S. 55–56.

> – das bin ich, und mein Leib gehört zu meiner Welt, die ich nicht bin, sondern zu der ich gehöre.“[74]

Der gegenseitige Einfluss von Schmerz auf die Art und Weise, wie die Ausdehnung des Leibes wahrgenommen wird, wird Thema des folgenden Kapitels sein.

Im Gegensatz zum explorierten, bewusst wahrgenommenen und betrachteten Körper bleibt der Leib transparent. Ihm wohnt ein Paradoxon inne: er ist uns ständig gegeben, er ist immer da und doch nehmen wir ihn – zumindest im gesunden Zustand – nicht oder doch nur am Rande des Bewusstseins wahr:

> „Der Leib für sich genommen, der Leib im Ruhezustand, bleibt eine dunkle Masse, als bestimmtes und identifizierbares Sein nehmen wir ihn erst wahr, wenn er sich auf die Dinge zu bewegt, sich intentional dem Außen entwirft, und auch dann noch immer nur aus dem Augenwinkel und am Rande eines Bewußtseins, dessen Zentrum von den Dingen und der Welt besetzt ist.“[75]

Erneut ist zu betonen, dass es sich bei Körper und Leib nicht um zwei unterschiedliche Substanzen handelt, sondern vielmehr um unterschiedliche Gesichtspunkte auf die gleiche Entität. Diese changierende Sichtweise findet sich unter anderem auch bei Husserl als Differenzierung einer naturalistischen Einstellung, bei der es um das Etwas, das Körperding, ein Ding unter anderen geht und einer personalistischen Einstellung, in der Jemanden, der fungierende Leib als das Hier des In-der-Welt-Seins im Vordergrund steht.[76] Dieser fungierende Leib repräsentiert einen als normal erlebten, gesunden Zustand, in dem diesem auch eine instrumentelle Rolle zukommt: zum einen als rezeptive Entität, die die Umwelt wahrnimmt, andererseits aber auch als agierende, motorische Einheit, derer sich das Subjekt zum Erreichen seiner Ziel bedient. Je mehr diese Instrumentalität – zum Beispiel durch Krankheit – eingeschränkt wird, umso eher wandelt sich der Blickwinkel des Individuums und aus dem dienenden Leib, der man ist, wird der beschwerende Körper, den man hat. Dieser Perspektivwechsel ist auch im Kontext von Schmerz höchst relevant, wie in folgenden Kapiteln näher ausgeführt wird.

Im Hinblick auf das Wesen der Welt vertritt Merleau-Ponty weder eine idealistische noch eine naturalistische Annahme. Vielmehr ist die Welt nicht das Ergebnis einer individuellen Reflexion, sondern sie ist auf eine präreflektive Weise bereits gegeben: „Die Welt ist da, vor aller Analy-

---

74 Röttgers, Bedorf, *Französische Philosophie der Gegenwart I*, S. 55–56.

75 Merleau-Ponty, *Phänomenologie der Wahrnehmung*, S. 372.

76 Vgl. Waldenfels, *Das leibliche Selbst. Vorlesungen zur Phänomenologie des Leibes*, S. 248–250.

se;...“[77]. Dieses präanalytische Sein, die „vorwissenschaftliche Naivität“[78] ist das, was Merleau-Ponty als Zur-Welt-sein – im Original L'ětre-au-monde – bezeichnet.[79] Mit dem Modus des Zur-Welt-seins verwendet Merleau-Ponty einen Begriff, der die vermittelnde Funktion des Leibes betont – vermittelnd sowohl im Hinblick auf Individuum und Umwelt als auch bezüglich Bewusstsein und Körperlichkeit:

> „Es gibt also eine gewisse von allen Reizen relativ unabhängige Konsistenz unserer „Welt“, die eine Reduktion des Zur-Welt-sein auf eine Summe von Reflexen ausschließt; es gibt eine gewisse von allem willentlichen Denken relativ unabhängige Kraft des Pulsschlages der Existenz, die ebenso eine Reduktion des Zur-Welt-seins auf einen Akt des Bewußtseins ausschließt. Die ihm eigene präobjektive Sicht unterscheidet das Zur-Welt-sein ..., von jederlei Modus der res extensa, wie auch von jederlei cogitatio, ...: so vermöchte es zwischen „Psychischem“ und „Physiologischem“ eine Brücke zu schlagen.“[80]

Weder bedarf die Welt einer Konstruktion durch das Bewusstsein, noch ist sie in einer vollkommen fixen Art und Weise gegeben, die gänzlich unabhängig vom Subjekt wäre: „Die Philosophie des reinen Objekts und des reinen Subjekts sind gleichermaßen terroristisch“[81].

Es ist also der Leib, der die Vermittlung des Subjekts mit der Welt unternimmt. In seiner Zwitterrolle zwischen Subjekt und Objekt *ist* der Leib auf der einen Seite in der Welt, auf der anderen *verhält* er sich aber auch zu ihr. Dies bedeutet, dass das Leib-Konzept die intrasubjektiven Grenzen zwischen Wahrnehmen und Handeln bzw. zwischen Sensorik und Motorik verwischt: „In Merleau-Pontys Worten muss das In-der-Welt-Sein des Subjekts mit seinem Zur-Welt-Sein einhergehen. Darum muss das Subjekt bei Merleau-Ponty ein leibliches sein, denn nur der Leib vermag jene Doppelauflage zu erfüllen: der Leib ist sowohl *in* der Welt als auch *zur* Welt, ...“[82]. Der Leib nimmt diese Vermittlereigenschaft mittels eines untrennbar miteinander verwobenen Geflechts aus Wahrnehmung und Motorik im Sinne einer intentionalen Hinbewegung zu dieser Welt wahr: „Der Leib ist das Vehikel des Zur-Welt-seins, und einen Leib haben

---

77 Merleau-Ponty, *Phänomenologie der Wahrnehmung*, S. 6.

78 Christian Bermes, *Maurice Merleau-Ponty zur Einführung*, 2012, Hamburg, S. 90.

79 Vgl. Merleau-Ponty, *Phänomenologie der Wahrnehmung*, S. 104.

80 Ebd., S. 104.

81 Maurice Merleau-Ponty, *Die Abenteuer der Dialektik*, 2. Aufl. 1974, Frankfurt am Main, S. 118.

82 Stefan Kristensen, „Maurice Merleau-Ponty I – Körperschema und leibliche Subjektivität“, in: Emmanuel Alloa u. a., *Leiblichkeit: Geschichte und Aktualität eines Konzepts*, 2. verb. u. erw. Aufl. 2018, Tübingen, S. 24 (kursiv JW).

heißt für den Lebenden, sich einem bestimmten Milieu zugesellen, sich mit bestimmten Vorhaben identifizieren und darin beständig zu engagieren“[83]. Durch diese aktive Funktion des Leibes, welcher der unsrige ist, welcher eine Welt rekonstruiert, die ihm präanalytisch bereits innewohnt, erhält die Welt ihr individuelles Gefüge:

> „Einen Leib haben, heißt über ein umfassendes Gefüge verfügen, das die Typik sämtlicher perzeptiver Entfaltungen und sämtlicher intersensorischer Entsprechungen über das wirklich je wahrgenommene Weltstück hinaus umfaßt und ausmacht. Ein Ding ist also in der Wahrnehmung nicht wirklich gegeben, sondern von uns innerlich übernommen, rekonstituiert und erlebt, insofern es einer Welt zugehört, deren Grundstrukturen wir in uns selbst tragen und von der es nur eine der möglichen Konkretionen darstellt.“[84]

Das So-Sein des Leibes und das der Welt bedingen sich somit reziprok. Eine Alteration der Leiblichkeit hat daher erhebliche Auswirkungen auf die Art und Weise, wie sich die Welt dem Individuum darbietet und wie es sich in dieser bewegt. Diese wiederum wird in der Eigenwahrnehmung des Subjekts reflektiert und hat weitreichende Auswirkungen auf dessen Autonomie. Dieser Zusammenhang – sowie der Einfluss von Schmerz– sollen in weiterer Folge unter anderem anhand der Begriffe des Körperbildes und Körperschemas weiter erläutert werden.

Das Hinzufügen des Leib-Konzepts zu den dichotomen Entitäten Subjekt und Objekt erweitert die Wahrnehmung von Welt und Individuum. Diese sind nicht als distinkte Konzepte zu denken, welche in steriler Beziehung zueinander einfach nur da-sind. Das Subjekt ist nicht in die Welt hineingesetzt wie eine Matrjoschka-Puppe in die nächstgrößere – zwar passend, aber ohne Interaktion, mit einem hauchdünnen, aber undurchdrungenem Luftschild. Vielmehr besteht ein engmaschiges Netz zwischen beiden, ein Netz, das durch den Leib gespannt wird:

> „Eines ist mein Arm als Träger dieser und jener mir geläufigen Gesten, mein Leib als Vermögen bestimmten Tuns, dessen Feld und Reichweite ich zum Voraus kenne, und meine Umgebung als die Gesamtheit der möglichen Angriffspunkte dieses Vermögens; und ein anderes ist mein Arm als Muskel- und Knochenmaschine, als Beuge- und Streckapparat, als artikuliertes Objekt, und die Welt als ein reines Schauspiel, das ich betrachte und worauf ich mit dem Finger weise, ohne daran teilzunehmen.“[85]

Diese verbindende Funktion, die der Leib zwischen Subjekt und Umwelt ausübt, gilt auch für seine Beziehung mit anderen Subjekte: „So wie der

---

[83] Merleau-Ponty, *Phänomenologie der Wahrnehmung*, S. 106.
[84] Ebd., S. 377.
[85] Ebd., S. 131.

Leib das Kontinuum zwischen mir und meiner Welt von Dingen bildet, ebenso bildet er das Kontinuum der Intersubjektivität“[86].

Das zirkuläre Geist-Leib-Umwelt-Modell des Enaktivismus

Die Annahme einer untrennbaren Trias aus Kognition, Körper und Umwelt stellt die Basis einer weiteren philosophischen Strömung dar, welche erst in den vergangenen 30 Jahren aufgekommen ist.[87] Wechselnd benannt als „Verkörperung“ (oft mit dem englischen Terminus „embodiment“) oder Enaktivismus vereint sie phänomenologische und biomedizinische Ansätze, um zu einer Theorie des Leib-Körpers und seiner Interaktion mit dem Geist („mind“) einerseits und seiner Umwelt andererseits zu gelangen.[88] Es ist in dieser Interaktion, in der Kognition entsteht und stattfindet.[89] Der Enaktivismus definiert sich daher als Kognitionstheorie. Seine multiperspektivische Herangehensweise macht den Enaktivismus zur Untersuchung des Phänomens des Schmerzes besonders attraktiv: „The body, the world around it ..., and the mind are a pain-making whole“[90]. Die Basis dieser Theorie ist die Charakterisierung von Kognition anhand der vier ‘E’: embodied (verkörpert), embedded (eingebettet), enactive (hineinhandelnd) und extended (ausgedehnt), die im Folgenden kurz erläutert werden sollen.[91]

‚Embodied‘ bedeutet, dass Kognition abhängig vom Körper in seiner Gesamtheit ist, nicht bloß vom Gehirn. Als Beispiel sei die dreidimensionale visuelle Wahrnehmung eines Objekts genannt. Diese wird entscheidend davon beeinflusst, ob man sich bei der Betrachtung um dieses Objekt herumbewegt oder still auf einer Stelle stehenbleibt. ‚Embedded‘ beschreibt die Perspektive auf das Nervensystem, den Körper und die Umwelt als eine dynamische Einheit. Diese Einbettung von Körper und

---

86 Röttgers, Bedorf, *Französische Philosophie der Gegenwart I*, S. 56.

87 Der Begriff geht auf Humberto Maturana und Francisco Varela zurück, s. Maturana, Varela, *Der Baum der Erkenntnis: Die biologischen Wurzeln menschlichen Erkennens*.

88 Für eine ausgezeichnete Übersicht zu diesem Thema s. Joerg Fingerhut, Rebekka Hufendiek, Markus Wild, *Philosophie der Verkörperung*, 2017, Frankfurt am Main, S. 9–102.

89 Es soll im Folgenden die Definition von „Kognition“ durch Fingerhut et al. (2013), S. 10, übernommen werden: „Der Begriff der ‚Kognition‘ umfasst alle intelligenten Vermögen und Fähigkeiten von Lebewesen, die von Sinneswahrnehmung über bildliche Vorstellung bis zur Entscheidungsfindung reichen“

90 Boddice, *Pain: A Very Short Introduction*, S. 103.

91 Vgl. Evan Thompson, *Context Matters: Steps to an Embodied Cognitive Science of Mindfulness* (20. Februar 2024), URL: https://www.youtube.com/watch?v=OJHCae1liAI&t=834s.

Geist in eine bestimmte Umwelt wird zum Beispiel bei der Navigation deutlich: die sensorische Wahrnehmung der Umgebung beeinflusst die Art und Weise unserer Bewegung innerhalb dieser Umwelt, was wiederum die Perzeption derselben modifiziert. Die Plastizität der Grenzen des Leibes, die wie oben beschrieben bereits bei Merleau Ponty eine große Rolle spielt, wird insbesondere im Konzept des ‚extended mind' deutlich, welches davon ausgeht, dass Kognition als etwas gedacht werden muss, das sich nicht nur in den Körper, sondern auch in die Umwelt ausdehnt. So könnte zum Beispiel Erinnerung nicht nur über die im Gehirn abgespeicherte Sachverhalte definiert werden, sondern auch diejenigen umfassen, die etwa auf einem Notizzettel aufgeschrieben oder in einem Computer gespeichert sind. In der Zusammenschau der drei Begrifflichkeiten – embodied, embedded, extended – wird bereits deutlich, dass Kognition im Enaktivismus nicht als isolierte Computation in einem abgeschotteten neuronalen System gesehen wird, sondern als ein in die Umwelt Hineinhandeln (enact). Erst durch dieses Handeln gelingt es, eine Welt der Bedeutung und Relevanz hervorzubringen.

Die klassische Juxtaposition von Subjekt (Geist) und Objekt (Umwelt), mit einer von der jeweiligen Denkschule abhängigen Zuordnung des Körpers zu einer der beiden Seiten wird somit zu Gunsten einer intrinsischen Verbundenheit dieser Entitäten aufgegeben. Die daraus resultierende „kognitive Pointe der Philosophie der Verkörperung"[92] besteht darin, dass sowohl körperliche Fähigkeiten als auch die Umwelt eine modifizierende Wirkung auf die Kognition haben:

> „In its prenoetic roles the body functions to make perception possible and to constrain intentional consciousness in various ways. .... The body and its natural environment work together to deliver an already formed meaning to consiousness. .... These conditions are both constraining and enabling factors produced in the ecological interaction between body and environment,...."[93]

Dies impliziert eine Wende hinsichtlich der traditionellen Auffassung, dass der Geist unidirektional den Körper und mittels dieses Körpers die Umwelt beeinflusst – wobei der Enaktivismus (dieser Terminus soll im Folgenden für die hier beschriebene philosophische Richtung beibehalten werden) auch diese Flussrichtung zulässt. So besteht laut Fingerhut et al. das Verständnis, das im Enaktivismus von Kognition herrscht, gerade darin, „dass der Organismus sich die Welt aus der Perspektive seiner Iden-

[92] Fingerhut, Hufendiek, Wild, *Philosophie der Verkörperung*, S. 16.

[93] Shaun Gallagher, *How the Body Shapes the Mind*, Illustrated Edition 2006, Oxford, S. 138–141.

tität erschließt und damit Bedeutung *aktiv* hervorbringt“[94]. Somit gelangt der Enaktivismus schlussendlich zu einer zirkulären Konstitution von Organismus und Umwelt: die Gestaltung der Umwelt erfolgt aktiv durch den Organismus vor dem Hintergrund seiner ökologischen Nische. Die Beschaffenheit dieser Nische wiederum wirkt auf den Organismus zurück. Es besteht eine „strukturelle Koppelung“[95] zwischen beiden. Dieser Zirkel, in dem Sensomotorik und Kognition mit all ihren Komponenten nahtlos ineinander übergehen, ist die Antwort auf das von Susan Hurley so bezeichnete „Sandwich-Modell“. Hier wird eine lineare Abfolge von sensorischem Input, Computation des Wahrgenommenen und motorischem Output postuliert, innerhalb derer die Kognition das Bindeglied zwischen Wahrnehmen und Handeln formt.[96]

Eine enge Verflechtung von Umwelt, Sensorik und Motorik findet sich ebenso in neurowissenschaftlichen Erklärungsmodellen wieder. Anatomische Strukturen, die diese reflektieren, sind zum Beispiel die Assoziationskortizes mit ihren engen Verbindungen zu den primären sensorischen kortikalen Projektionsfeldern, den Basalganglien und dem limbischen System. Hierauf wird am Beispiel des parietalen Assoziationskortex (s. Neglect, S. 50 ff) näher eingegangen.

---

94 Fingerhut, Hufendiek, Wild, *Philosophie der Verkörperung*, S. 85; Hervorhebung durch JW.

95 Ebd., S. 85.

96 Vgl. Susan Hurley, „Wahrnehmen und Handeln. Alternative Sichtweisen“, in ebd., S. 379.

Schmerz und Leibesgrenze: eine wechselseitige Abhängigkeit

Schmerz und die Modifikation der Leibesgrenze

Die folgende Abhandlung geht von der Grundthese aus, dass der Leib als im Sinne des Enaktivismus „verkörperte Subjektivität"[97] das eigentliche Subjekt des Schmerzes darstellt. So wie es keinen Leib ohne Schmerz gibt[98], so ist auch ein Schmerz ohne Leib nicht vorstellbar:

> „It seems impossible to describe, or even imagine, a pain without reference to the body: disembodied pain does not make sense. But it is harder to say in what, precisely, the embodiment, of pain consists. All sensations are trivially linked to the body in the sense that the originating sensory receptors lie within the body; but in the case of pain, the object of the sensation appears to be the body itself. This makes a sharp contrast with most examples of visual and even tactile perception, in which the sensation ultimately contributes to perceiving an object in the external world. External stimuli may cause pain, but the pain itself is about the body, not about the external stimulus"[99].

Während die Körpergrenze eine fixe Entität darstellt, welche für den eigenen Körper zumindest in Teilen visuell, vor allem aber sensibel über Berührung – sei sie taktil, thermisch oder nozizeptiv – wahrnehmbar ist, ist die Grenze des Leibes weniger eindeutig definiert und in seiner Interaktion mit der Umwelt wandelbar. Raum ist gemäß Merleau-Ponty kein objektives Charakteristikum der Dinge, sondern durch die spezifische Perspektive des Wahrnehmenden und seine Beziehung zu den Dingen in der Welt bedingt; dies bezieht sich auch auf das ‚body-image', das Körperbild, das natürlicherweise gegebene einheitliche Bewusstsein, welches das Individuum von all seinen Körperteilen in ihrer Gesamtheit und in ihrer Position zueinander hat.[100] Wie auf S. 26 dargestellt, bildet der Leib ein Konti-

---

97 Saulius Geniusas, „Phänomenologie chronischen Schmerzes und ihre Auswirkungen auf die Medizin", in: Bozzaro, Eichinger, Maio, *Leid und Schmerz: Konzeptionelle Annäherungen und medizinethische Implikationen*, S. 180.

98 Eine Ausnahme bildet die äußerst seltene kongenitale Analgesie, eine komplette Schmerzunempfindlichkeit aufgrund einer Genmutation

99 Haggard, Iannetti, Longo, „Spatial sensory organization and body representation in pain perception", S. 1; die Zuordnung des englischen Begriffs „body" zu „Körper" oder „Leib" muss oft kontextabhängig getroffen werden, sofern er nicht als „lived body" eindeutig spezifiziert wird.

100 Vgl. Abraham Olivier, *Being in Pain*, 2007, Frankfurt am Main/New York, S. 15–16.

nuum nach innen und außen, er ist das Sine qua Non von Räumlichkeit und Zeitlichkeit[101] und wird in seiner Begrenzung somit sowohl durch extrinsische als auch durch intrinsische Vorgänge beeinflusst. Diese Plastizität des Leibes wird in einem späteren Kapitel auch unter dem Schlagwort „aktueller versus habitueller Körper“ behandelt.

Auch die neurowissenschaftliche Perspektive legt einen engen Zusammenhang von räumlicher und leiblicher Wahrnehmung, Motorik und Schmerzperzeption nahe: „...the perceptual quality of pain ... [is]...profoundly linked to the spatial structure of the body. Thus, representations of the body and peripersonal space are important not only for motor responses to pain, but also for functional sensory organisation of pain itself“[102]. Durch Kombination taktiler – inklusive schmerzhafter – Stimuli auf der Hautoberfläche mit propriozeptiven Reizen, die die Stellung des Körpers im Raum fortleiten, findet beispielsweise eine Transformation von somatotopen in spatiotope Koordinaten statt. Hierdurch wird die Lokalisation von Reizen im Raum und eine gerichtete motorische Reaktion ermöglicht.[103]

Ein weiterer interessanter Aspekt der Schmerzempfindung ist, dass sie sowohl der sogenannten protopathischen als auch der epikritischen Sensibilität zugeordnet werden kann. Als protopathisch werden die Empfindungen zusammengefasst, die eine körperliche Bedrohung darstellen können („Grobempfindung“). Epikritische Sensibilität – oder „Feinwahrnehmung“ umfasst die diskriminatorische Wahrnehmung – also die Unterscheidung eng zusammenliegender – externer sensibler Reize.[104] Die Perzeption eines Schmerzreizes verläuft über die neuronale Schmerzbahn via Spinalganglien, Rückenmark bis in den Thalamus. Hier fächert sich die Bahn auf. Projektionen zur Inselrinde (Teil des Großhirns, welcher von Bereichen des Stirn-, Schläfen- und Scheitellappens gebildet wird) und zum Cingulum als Teil des limbischen Systems tragen zur protopathischen Körperrepräsentation bei. Sie generieren nicht-räumliche Aspekte des Schmerzes, wie zum Beispiel autonome und affektive Reaktionen. Projektionen zum Scheitellappen und zum somatosensorischen Kortex bedingen die epikritische Repräsentation des Körpers.[105] Die Attribution von Schmerz zu einem externen, die epikritische Sensibilität ansprechen-

---

[101] Vgl. ebd., S. 21.

[102] Haggard, Iannetti, Longo, „Spatial sensory organization and body representation in pain perception“, S. 1.

[103] Vgl. ebd., S. 6.

[104] Vgl. Wolfgang Zenker u. a., *Anatomie, 2 Bde.* Bd. 2: *Niere, Reproduktionsorgane, endokrine Drüsen, Nervensystem, Sinnesorgane, Haut*, 15, 1994, München/Wien/Baltimore, S. 439.

[105] Vgl. Haggard, Iannetti, Longo, „Spatial sensory organization and body representation in pain perception“, S. 1.

den Objekt im Gegensatz zur leiblichen, protopathischen, interozeptiven Wahrnehmung ist keine fixe Qualität, sondern durch den Stimulationskontext gegeben. Haggard et al. machen dies an der unterschiedlich schmerzhaften Wahrnehmung eines thermischen Reizes fest, je nachdem ob dieser dynamisch, also verbunden mit einem epikritischen Reiz oder statisch dargeboten wurde. Dass Ersterer als weniger schmerzhaft wahrgenommen wird, könnte mit der Zuschreibung des Schmerzes zu einem externen Objekt, welchem mit einer motorischen Fluchtreaktion ausgewichen werden kann, begründet werden. Der statische Reiz hingegen wird eher interozeptiv, auf den eigenen Körper bezogen interpretiert und somit als unausweichlicher, bedrohlicher.[106] Der Schmerz nimmt daher eine intermediäre Position in der Wahrnehmung zwischen protopathischer und epikritischer Sensibilität, zwischen Intero- und Exterozeption ein. Er eignet sich somit in idealer Weise als Modell für die Untersuchung der wechselseitigen Einwirkung zwischen ihm und der Leibesgrenze.

Im Folgenden soll die Hypothese untersucht werden, dass Schmerz die leiblichen Grenzen modifizieren kann. Auf welche Art und Weise alteriert der Schmerz die Leibesgrenzen? Erweitert er sie, lässt er sie schrumpfen oder verzerrt er sie? Für jede dieser Annahmen finden sich Argumente. Zum anderen soll aber auch die Frage gestellt werden, ob eine Alteration dieser Grenzen Schmerz zu erzeugen oder zu lindern vermag. Sollte dies der Fall sein, könnten daraus therapeutische Konsequenzen erwachsen: eine bewusste Manipulation der Leibesgrenzen müsste dann das Schmerzempfinden beeinflussen.

1) Schmerz distendiert die Leibesgrenze

Der Schmerz lässt die betroffene Körperstelle hervortreten, er lenkt nahezu die gesamte Aufmerksamkeit auf sie. Sie sticht hervor, tritt aus der Transparenz heraus und lässt den restlichen Körper zurück:

> „Schmerz ist wehrloses Zurückgeworfensein auf den eigenen Körper, so zwar, dass kein Verhältnis mehr zu ihm gefunden wird. Die schmerzende Region scheint übergroß ausgebreitet und die übrigen Regionen zu überlagern und gänzlich zu verdrängen. … . Brennend, bohrend, schneidend, stechend, klopfend, ziehend, wühlend, flimmernd wirkt der Schmerz als Einbruch, Zerstörung, Desorientierung, als eine in bodenlose Tiefe einstrudelnde Gewalt.“[107]

Dieses Empfinden kann auch empirisch erhoben werden. In phänomenologisch orientierten ‚elicitation interviews‘ mit Fibromyalgie-Patienten

[106] Vgl. ebd., S. 7.

[107] Helmuth Plessner, *Gesammelte Schriften in zehn Bänden.* Bd. VII: *Ausdruck und menschliche Natur*, S. 352.

finden sich Aussagen dahingehend, dass das betroffene Körperteil oder auch der ganze Körper als vergrößert wahrgenommen werden. Interessanterweise verläuft die Wahrnehmung des ‚near-space' (peripersonaler Raum, gewöhnlich definiert als der Raum, der sich in Armreichweite befindet) konträr. Dieser wird als konstringiert wahrgenommen, zum Teil mit dem oppressiven Gefühl der Bedrängung und der Atemlosigkeit.[108]

Umgekehrt führt die lokale Betäubung eines Körperteils mitnichten dazu, dass dieser Teil als nicht mehr vorhanden wahrgenommen wird. Vielmehr wird er als verzerrt, eher vergrößert empfunden – ein Phänomen, welches die meisten Menschen bereits im Rahmen eines Zahnarztbesuches festgestellt haben dürften. Eine mögliche neurowissenschaftliche Erklärung für dieses Phänomen ist der Wegfall von inhibitorischen Impulsen schmerzleitender C-Fasern auf den primären somatosensorischen Kortex mit dem Resultat größerer Überlappung benachbarter Areale kortikaler somatosensorischer Repräsentation. Dies könnte unter anderem zu einem Gefühl der Schwellung der betroffenen Gliedmaße führen.[109]

2) Schmerz verengt die Leibesgrenze

Diese These scheint vor allem auf den von außen kommenden Schmerz zuzutreffen. Stellen wir uns die Situation vor, in der uns ein Schlag trifft oder ein medizinischer Eingriff vorgenommen werden soll, bevor die lokale Betäubung ihre komplette Wirkung entfaltet hat. Die Reaktion ist Flucht – und wenn es keine Flucht im eigentlichen Sinne, aus der Situation heraus geben kann, dann ist es eine Flucht nach innen. Der Körper kann seine Ausmaße nicht ändern, so dass es der Leib ist, der sich in sich selbst zurückzieht, weg vom externen Aggressor, auf dass die Angriffsfläche so klein wie möglich werde.

Im Gegensatz dazu erscheint die Kontaktfläche mit der Welt zu nah, zu aufdringlich, zu penetrant, eine Intrusion der äußeren Welt in das Selbst.[110] Dietrich beschreibt den Schmerz als Störung einer Ordnung – so auch der Ordnung des Raums – im Sinne einer Erfahrung des Getroffenseins mit folgender zentripetaler Rückzugsbewegung bzw. Abwendung von der Welt. Es besteht eine Unangemessenheit im Kontakt zwischen

108 Vgl. Camila Moguillansky, „Pain and Body Awareness An Exploration of the Bodily Experience of Persons Suffering from Fibromyalgia", in: *Constructivist Foundations* 8 (2013), S. 339.

109 Vgl. Haggard, Iannetti, Longo, „Spatial sensory organization and body representation in pain perception", S. 9; vgl. X. Paqueron u. a., „The phenomenology of body image distortions induced by regional anaesthesia", in: *Brain: A Journal of Neurology* 126/Nr. Pt 3 (2003), S. 702–712, 702.

110 Vgl. Rysewyk, *Meanings of Pain*, S. 4.

mir und der Welt: ein zu nah, zu heftig, zuviel.[111] Dieser Effekt ist nicht nur temporär, sondern projiziert über das Schmerzgedächtnis in die Zukunft[112]:

> „Im Unterschied zu anderen Emotionen stumpft Schmerz nicht ab, im Gegenteil – der Leib sensibilisiert sich und versucht sich daher zu schützen, sei es durch vorweg-nehmende Anspannung, Einkrümmung, Rigidität, durch Schonhaltungen, Rückzug oder implizite Vermeidung gefährlicher Situationen. All dies betont die Abgrenzung gegenüber der Umwelt. Der Leib entwickelt ein Gedächtnis seiner Verletzbarkeit und damit seiner Grenzen“[113].

Hier scheint sich ein Widerspruch aufzutun: zum einen soll Schmerz Leibesgrenzen erweitern, gleichzeitig jedoch verengen. Dieser lässt sich jedoch durch differente Betrachtung der verschiedenen Räume – des leiblichen und des peripersonalen Raums sowie der erweiterten Umwelt – auflösen, indem die Verengung auf den peripersonalen Raum sowie die erweiterte Umwelt, die Expansion auf die tatsächlichen Leibesgrenzen bezogen wird. Für diese Interpretation sprechen insbesondere auch die Daten aus den oben geschilderten ‚elicitation interviews‘.

Nicht nur die Grenzen des Leibes schrumpfen. Auch der auf die Objektwelt projizierte metrische Horizont wandelt sich. So beschreibt Carel am Leitsymptom der Dyspnoe – der Atemnot – an der sie aufgrund einer chronisch progredienten Lungenerkrankung leidet, wie ihre Welt schrumpft, ihr Bewegungsradius zunehmend kleiner und somit die Notwendigkeit, eigene Ziele anzupassen, immer größer wird: „The loss of freedom to act is experienced as the terrifying shrinking of one's world. ...this replacement world is anchored in a painful sense of wanting to inhabit another world, wanting another life, another body“[114]. Dies lässt sich ohne Weiteres auf den Schmerz übertragen: ein Rückenschmerz beispielsweise, der jeden Schritt zur Überwindung werden lässt, wird die in der Welt zurückzulegenden Distanzen ebenso um ein Vielfaches länger erscheinen lassen wie schwere Atemnot.

Durch Krankheit wird die Welt kleiner, unfreier, verschlossener. Dies limitiert einerseits die physische Bewegung: „Ich fühle mich wie ein Geschöpf aus der Mythologie, dessen Oberkörper von Holz und Stein um-

---

[111] Vgl. Julia Dietrich, „‚Ich habe Schmerzen.‘ Anthropologische Grundlagne des Verhältnisses von Schmerz und Sprache“, in: Bozzaro, Eichinger, Maio, *Leid und Schmerz: Konzeptionelle Annäherungen und medizinethische Implikationen*, S. 364–366.

[112] Näheres zur Zeitlichkeit des Schmerzes s. Kapitel „Schmerz und Zeitlichkeit“, S. 62 ff.

[113] Thomas Fuchs, „Zur Phänomenologie des Schmerzgedächtnisses“, in: *Sinn und Form* 60 (2008), S. 319–328, S. 321.

[114] Havi Carel, *Phenomenology of Illness*, Reprint 2018, Oxford, S. 118.

fangen ist, nach und nach empfindungslos wird und dann erstarrt“[115]. Im Sinne verkörperter Kognition verwehrt sich Carel zudem gegen eine dualistisch geprägte Ansicht, dass der Geist unabhängig vom Körper funktionieren bzw. im Sinne einer Kompensation den eingeschränkten Körper sogar übertreffen könne: „Our embodiment determines our possibilities and delineates with extreme clarity that one is and is not permitted to do and be. The spirit is tethered to the body and its limitations cut deep into spiritual life“[116]. Vielmehr beeinträchtigt eine Limitation des motorischen Schenkels der auf einem sensomotorischen Zirkel fußenden Kognition eben auch diese in ihrer Gesamtheit: „...there are instances, such as extreme or chronic pain, in which it is not possible to enjoy one's freedom or imagination. In those cases one's ability to be is indeed radically and inconsolably curtailed“[117].

Der Schmerz beschränkt mit der Handlungsfreiheit, mit der Möglichkeit „Selbstgestalter der Welt“[118] zu sein, somit in letzter Instanz auch die Optionen, Entscheidungen zu treffen und zu realisieren: „Unsere Wünsche schränken sich in dem Maße ein, wie der Raum sich verengt“[119]. In Rückgriff auf Heidegger limitieren Krankheit und Schmerz damit auch den Lebensvollzug des Menschen, dessen existentielle Möglichkeiten: „Das Sein selbst, zu dem das Dasein sich so oder so verhalten kann und immer irgendwie verhält nennen wir Existenz. .... Die Existenz wird in der Weise des Ergreifens oder Versäumens nur vom jeweiligen Dasein selbst entschieden“[120]. Die Möglichkeiten, Entscheidungen zu treffen und Handlungen zu setzen, unterscheiden die menschliche Existenz vom reinen Vorhandensein, sie machen sein „Seinkönnen“ aus. Eine Limitation dieser Möglichkeit bedeutet daher unausweichlich eine existentielle Beeinträchtigung: „It is not only physical possibility that suffers at the hands of illness. It is ways of being and ways of being-with“[121]. Wie mit dieser Beeinträchtigung der Existenz umgegangen werden kann, wie Autonomie wiedergewonnen werden kann, soll Thema des Kapitels „Möglichkeiten der Wiedereroberung der Autonomie im Schmerz“ (s. S. 155 ff.) sein.

---

[115] Daudet, Hemjeoltmanns, Barnes, *Im Land der Schmerzen*, S. 58.

[116] Carel, *Phenomenology of Illness*, S. 110.

[117] Ebd., S. 84.

[118] Giovanni Maio, „Der Schmerz als Widerfahrnis. Die Kontrollierbarkeitserwartung als Problem“, in: Bozzaro, Eichinger, Maio, *Leid und Schmerz: Konzeptionelle Annäherungen und medizinethische Implikationen*, S. 171.

[119] Daudet, Hemjeoltmanns, Barnes, *Im Land der Schmerzen*, S. 34.

[120] Martin Heidegger, *Sein und Zeit*, 1972, Tübingen, S. 12.

[121] Carel, *Phenomenology of Illness*, S. 78.

Wechselwirkungen zwischen Raum und Schmerz

Im Folgenden soll auf die Reziprozität von Schmerz und Raum eingegangen werden. An dieser Stelle soll noch einmal betont werden, dass Schmerz keine reine Sensation ist, die den Verstand im Sinne eines streng linearen und unidirektionalen Leib-Seele-Modells passiv affiziert, sondern eine Wahrnehmung qua sinnhaften Erfassens äußerer Eindrücke oder von Leibesempfindungen, welche durch zirkuläre sensomotorische Prozesse interpretiert und modifiziert wird. Wie der Enaktivismus postuliert, ist Wahrnehmung mitnichten passiv, sie ist keine reine Repräsentation äußerer oder auch leiblicher Zustände im Gehirn des Individuums, auf die lediglich reagiert wird. Vielmehr ist Wahrnehmung ein aktiv-kreativer Prozess, der unter anderem durch die körperliche Bewegung mitgestaltet wird. Aufgrund dieser Zusammenhänge ziehen Veränderungen des Körpers auch Veränderungen im Sich-seiner-selbst-Bewusstsein und im Sein-in-der-Welt nach sich.[122] Aber der Wahrnehmungsvektor zwischen Leibesgrenzen und Schmerz kann in beide Richtungen weisen. So wie Schmerz diese Grenzen zu verändern oder aufzulösen vermag, kann eine Veränderung bzw. Auflösung derselben den Schmerz begünstigen oder lindern. Hierfür sprechen auch experimentelle Daten, unter anderem zur visuellen Analgesie. Dies beschreibt den Effekt, dass allein die Beobachtung eines schmerzenden Körperteils den Schmerz lindern kann. Es konnte gezeigt werden, dass eine scheinbare, durch Spiegel induzierte Vergrößerung der eigenen Hand den Effekt der visuellen Analgesie verstärkt, während eine Verkleinerung ihn vermindert.[123]

Zum anderen tragen Beobachtungen an chronischen Schmerzpatienten zu der Überlegung, inwiefern das Grenzerleben des Leibes schmerzmodifizierend wirken kann, bei. Viele dieser empirischen Daten wurden an Patienten gewonnen, die an einem sogenannten chronic regional pain syndrome (CRPS) leiden. Das CRPS ist ein hinsichtlich seiner Ätiologie noch nicht vollständig verstandenes Syndrom, welches in der Regel die Extremitäten betrifft. In Folge einer – zum Teil leichten – Verletzung kommt es zu einem überproportionalen, andauernden Schmerz, der oft von sichtbaren Symptomen in der betroffenen Region begleitet wird. Hierzu gehören Veränderungen der Haut, Alterationen des Nagelwachstums oder auch Kontrakturen der Muskeln. Eine CRPS-Patientin beschrieb ein Fremdheitsgefühl und Alterationen des Lagesinns in einem

---

[122] Vgl. ebd., S. 27.

[123] Vgl. Haggard, Iannetti, Longo, „Spatial sensory organization and body representation in pain perception“, S. 10; vgl. Matteo Martini u. a., „The body fades away: investigating the effects of transparency of an embodied virtual body on pain threshold and body ownership“, in: *Scientific Reports* 5/Nr. 1 (2015), S. 13948, S. 2.

gebrochenen Arm *vor* Einsetzen des klassischen CRPS-Schmerzes. Zwar beweist diese Beobachtung noch keine Kausalität hinsichtlich einer Schmerzinduktion durch Verzerrung des leiblichen Empfindens. Andererseits konnte auch für das CRPS eine Modulation des Schmerzempfindens durch ein Spiegel-Experiment gezeigt werden: eine visuelle Vergrößerung der betroffenen Extremität verstärkte den Schmerz, eine Verkleinerung linderte ihn.[124]

Dieser aktiven Beeinflussbarkeit des Schmerzes durch Alterationen des Raums nähert sich Olivier von einer phänomenologischen Warte. Er wählt den Ansatz des embodiments wenn er sagt „perception is no epiphenomenon, but a bodily capacity. A change of perception means a change of our bodily state“[125]. Wahrnehmung ist ganz und gar an den Leib gebunden, er ist der Mittler zwischen Innen und Außen. Beide – fungierender Leib und Wahrnehmung – wirken wechselseitig aufeinander ein. Schmerz reduziert den Raum und löst ihn auf.[126] Die Konstriktion des peripersonalen Raumes trägt zu dieser Reduktion bei, ebenso wie der Rückzug des Körpers vom Schmerz: „...the body takes a safeguarding position or flees into sheltering rooms and closed corridors ...“[127]. Dieses Entfliehen kann das leidende Subjekt in die Isolation und die Vereinsamung führen: „Ich selbst wäre lieber allein, ein Jahr lang draußen auf dem Land; niemanden sehen, ... Am liebsten möchte ich wie ein Maulwurf unter der Erde leben, allein, ganz allein. ...Das Leben, so hart seit meiner Vereinsamung im Schmerz“[128].

Aber die Möglichkeit der Einflussnahme ist eben auch in der gegensätzlichen Richtung denkbar: eine bewusste Modulation des In-die-Welt-Hineinhandelns vermag Schmerzen zu lindern. Olivier postuliert hier am Beispiel des französischen Schriftstellers Alphonse Daudet, der jahrelang stark unter den Folgen einer Syphilis-Erkrankung litt und diese in dem Buch „Im Land der Schmerzen“ festhielt, dass durch eine bewusste Verhaltensänderung gegenüber Raum und Ort auch die Art und Qualität des Schmerzes verändert werden kann: „Taking the perspective outward, the capturing onset of his pain changed. The pain lost something of its all-absorbing quality“[129]. Die aktive Distanzierung zum Schmerz bewirkt nicht, dass sich der Schmerz auflöst, sie ändert jedoch die Haltung zu ihm, beeinflusst die Einfärbung der Emotionen durch den Schmerz, macht ihn kontrollierbarer.

---

[124] Vgl. Haggard, Iannetti, Longo, „Spatial sensory organization and body representation in pain perception“, S. 10.

[125] Olivier, *Being in Pain*, S. 188.

[126] Vgl. ebd., S. 134.

[127] Ebd., S. 138.

[128] Daudet, Hemjeoltmanns, Barnes, *Im Land der Schmerzen*, S. 51, 57, 63.

[129] Olivier, *Being in Pain*, S. 138.

Allerdings ist die willentliche Formbarkeit der Wahrnehmung limitiert. Auch Olivier schränkt ein: „A change of perception cannot remove pain indefinitely. Ultimately we remain limited bodies, ...“[130]. Auch bleibt uns Olivier die Antwort, wie genau diese Loslösung des Selbst vom Schmerz vor sich gehen soll, schuldig. Vielmehr entzieht er sich diesem Problem: „The way that one works out the details is up to practical management“[131]. Möglicherweise ist diese Herausforderung, eine aktive Distanz zum Schmerz aus sich selbst heraus zu finden, mit ein Grund dafür, dass diese Distanz in der unverwandten Inanspruchnahme medizinischer diagnostischer und therapeutischer Leistungen gesucht wird. Die Externalisierung, Verdinglichung, Objektifizierung des Schmerzes bildet einen wesentlichen Teil des Umgangs mit Schmerz in der Medizin[132]: die Diagnose, die Benennung des Schmerzes macht ihn zu einem Ding, einem vom Subjekt getrennten Faktum, welches mit den Augen der Wissenschaft betrachtet und kontrolliert werden kann: „A change of perception means a change of the quality of our pain“.[133]

Dieser Perspektivwechsel kann im Sinne einer Kontrollüberzeugung eine therapeutische Funktion haben: „Diagnostic labels are hard currency for people living with persistent pain“[134]. Er kann jedoch auch eine Entfremdung vom eigenen Leib bewirken. Es besteht das Risiko, dass der Schmerz zu einer Entität wird, einem ‚Es‘, das zu einem unabhängigen –

---

130 Ebd., S. 178.

131 Ebd., S. 167.

132 Der Prozess der Konversion von Schmerz in eine Diagnose spiegelt auch eine interessante medizinhistorische Entwicklung wider, die David Morris in seiner Abhandlung *The Culture of Pain* (Berkeley, 1993) darlegt: „Pain on this view (of Western medicine, JW) is a message composed, sent, and delivered by illness. ... alongside this familiar view it (the medical revolution, JW) introduces a basic change in perspective from which we see that pain is sometimes completely illegible. ... Now the message *is* the illness. ... We might think of the transformation of pain from symptoms to diagnosis ... as representing a kind of Copernican revolution within medicine.“ Für Morris geht diese Kopernikanische Wende Hand in Hand mit dem Perspektivwandel einher, dass es sich bei Schmerz um eine Perzeption, keine Sensation handelt (vgl. S. 74-76). Die Verdinglichung des Schmerzes ist eine Bewältigungsstrategie, die auch Daudet nutzte, wenn er seinen Schmerz als „Vogel-Kobold“ (S. 44) oder „Wespen“ (S. 47) bezeichnet.

133 Olivier, *Being in Pain*, S. 166; Olivier lehnt sich hier an Spinoza an: „Ein Affekt, der ein Leiden ist, hört auf, ein Leiden zu sein, sobald wir eine klare und deutliche Idee von ihm bilden.“ (Ethik, 5. Teil, 3. Lehrsatz); zu hinterfragen wäre hier allerdings, ob Spinozas Gebrauch des Affektbegriffs im Rahmen seiner Emotionslehre den Schmerz im Sinne eines – auch – physischen Ereignisses inkludiert.

134 Bronwyn Lennox Thompson, „Making Sense: Regaining Self-Coherence“, in: Rysewyk, *Meanings of Pain*, S. 312.

und somit unkontrollierbaren – Handelnden mutiert. Angesichts der Heerscharen chronischer Schmerzpatienten, deren Zahl mit zunehmender schmerztherapeutischer Infrastruktur nicht etwa ab- sondern zuzunehmen scheint, ist nicht auszuschließen, dass letzterer Effekt überwiegt, dass die Objektivierung des Schmerzes Leid nicht mindert, sondern vielmehr verstärkt.

Zusammenfassend lässt sich sagen, dass die Wahrnehmung von Schmerz und der Leibesgrenzen in einem engen, wechselseitigen Verhältnis stehen. Aus diesem Zusammenhang lässt sich die Hoffnung ableiten, dass die Schmerzintensität durch eine bewusste Manipulation des Raumes modifizierbar sein könnte: „Being-in-pain is not a happening – that is, something that impinges upon a person independent of context or ‚from outside'. It is an event, in the sense that people are active in its construction …"[135].

[135] Bourke, *The Story of Pain: From Prayer To Painkillers*, S. 15–16.

Der Leib: Transparenz und Ständigkeit

Der Leib changiert zwischen zwei scheinbar widersprüchlichen Attributen. Zum einen wohnt ihm die Eigenschaft der *Ständigkeit* inne. Im Unterschied zu den Gegenständen, die uns umgeben, kann ich mich von diesen abwenden, nicht aber vom Leib. Im Gegensatz zu einem außerhalb meiner selbst liegenden Gegenstand ist der Leib nicht als abwesend denkbar: „Seine Ständigkeit ist keine solche der Welt, sondern Ständigkeit ‚meinerseits'". Diese Ständigkeit besagt, „(d)aß ich niemals ihn eigentlich vor mir habe, daß er ... immer am Rand meiner Wahrnehmung bleibt und dergestalt mit mir ist". Im Gegensatz dazu sehe ich den außerhalb meiner selbst gelegenen Gegenstand auch nur aus einer Perspektive zu einem definierten Zeitpunkt, doch dies „resultiert aus einer Notwendigkeit lediglich physischer Art, ..., die aber nicht mich gefangen setzt..."[136]. Ich kann um einen Gegenstand herumgehen und aus verschiedenen Perspektiven betrachten, während der Leib sich mir immer unter dem gleichen Blickwinkel darstellt, sich jeder Variation der Perspektive widersetzt: „Mein Leib selbst zeigt sich mir dagegen immer nur aus derselben Perspektive, er liegt stets am Rand meines Wahrnehmungsfeldes. Als das, womit ich Welt wahrnehme, ist der Leib als wahrgenommener immer nur mit im Feld und nie als eigenständiger Gegenstand"[137].

Auf der anderen Seite nehmen wir als Handelnde die Präsenz des Leibes – so er nicht an seine Grenzen stößt – nur marginal wahr: der Leib ist *transparent*. Im gesunden Zustand ist unser Körper das Vehikel, das es uns ermöglicht, die Welt zu erleben. Hierbei bleibt er unsichtbar[138], das Erleben des Selbst erfolgt letztlich durch die Interaktion – Aktion und Reaktion – mit der Umwelt: „...bodily presence is of a highly paradoxical nature. While in one sense the body is the most abiding and inescapable presence in our lives, it is also essentially characterized by absence. That is, one's own body is rarely the thematic object of experience"[139]. In der Krankheit und im Schmerz wird der Körper in-transparent, er präsentiert sich uns im Sinne eines aufgezwungenen Bewusstseins: „...in addition to

---

136 Merleau-Ponty, *Phänomenologie der Wahrnehmung*, S. 115 .

137 Stefan Kristensen, „Maurice Merleau-Ponty. I – Körperschema und leibliche Subjektivität", in: Alloa u. a., *Leiblichkeit: Geschichte und Aktualität eines Konzepts*, S. 24.

138 Hier wird eine idealisierte Sicht auf den gesunden Körper vorausgesetzt. Auch im gesunden Zustand ist der Körper allenfalls selten transparent: Mal fühlen sich die Muskeln nach längerem Verharren in einer Position etwas steif an, der Gürtel einer zu engen Hose drückt ein wenig, der Wind streift über Haare und Gesicht, die Sonne brennt auf der ihr zugewandten Körperstelle etc.

139 Drew Leder, *The Absent Body* (1990), Chicago, S. 1.

deliberate reflection on one's own body, the body manifests itself in consciousness in certain ‚limit-situations' ...“[140].

Wir nehmen vorrangig die Folgen unseres Handelns wahr – die Veränderung der Umgebung, eine Berührung mit umliegenden Objekten – der Leib als Instrument dieses Handelns bleibt dabei stumm: „Für menschliches Dasein scheint es konstitutiv, dass der Leib in der alltäglichen Existenz stumm bleibt, wir seiner vergessen können, er sich gewissermaßen darin vollendet, dass wir dank seiner uns ganz an die Welt und unsere Aufgaben darin weggeben können“[141]. Diese Auflösung des Leibes im Handeln zieht nach Merleau-Ponty einen besonderen Bewusstseinszustand nach sich:

> „Jede Empfindung trägt in sich den Keim eines Traumes und einer Entpersönlichung: wir erleben es an dem Betäubungszustand, in den wir geraten, wenn wir uns gänzlich einem Empfinden überlassen. Gewiß lehrt die Erkenntnis mich, daß die Empfindung nicht statthätte ohne die Anpassung meines Leibes, daß es z.B. keine bestimmte Berührung gäbe ohne die Bewegung meiner Hand. Doch diese Aktivität spielt sich ab an der Peripherie meines Seins, ich habe so wenig Bewußtsein davon, das wahre Subjekt meiner Empfindung zu sein, wie von meiner Geburt oder meinem Tod.“[142]

Für Gadamer ist diese Transparenz sogar integraler Bestandteil einer Definition von Gesundheit. Sie ist etwas, das sich entzieht, „(S)sie gehört zu dem Wunder der Selbstvergessenheit“[143]. Krankheit hingegen ist „das, was sich aufdrängt, als das Störende, das Gefährliche mit dem es fertig zu werden gilt“[144]. In dieser Aufdringlichkeit ganz vorne steht der Schmerz.[145]

Schmerz und die leibliche Transparenz

Wie wirkt die Empfindung von Schmerz auf dieses Zwitterdasein des Leibes zwischen Ständigkeit und Transparenz ein? Auf welche Art und Weise greift er in die raumzeitliche und soziale Wahrnehmung und Inter-

---

[140] Gallagher, *How the Body Shapes the Mind*, S. 28–29.

[141] Hermann Lang, „Nachwort“, in: Andreas Barth u. a.: *Schmerz. Einschätzungen aus medizinischer, philosophischer und therapeutischer Sicht*, 2003, Heidelberg, S. 43.

[142] Merleau-Ponty, *Phänomenologie der Wahrnehmung*, S. 253.

[143] Hans-Georg Gadamer, „Über die Verborgenheit der Gesundheit“, in: ders., *Aufsätze und Vorträge*, 3. Aufl. 2021, Frankfurt am Main, S. 126.

[144] Ebd., S. 135.

[145] Vgl. Hermann Lang, „Nachwort“, in: Barth u. a., *Schmerz. Einschätzungen aus medizinischer, philosophischer und therapeutischer Sicht*, S. 43.

aktion ein und verändert diese? Im Folgenden soll der Hypothese nachgegangen werden, dass im Schmerz der Körper – im Sinne seiner Objekthaftigkeit, seiner Biologie – in den Vordergrund und der Leib – das Verbindende zwischen Innen und Außen – zurücktritt. In der Folge kommt es zu einer Verschiebung hinsichtlich der raumzeitlichen und zwischenmenschlichen Wahrnehmung und Interaktion.

Thomas Fuchs sieht Körper und Leib in Anlehnung an Erich Fromm als zwei Enden einer polaren Beziehung zwischen „Körper haben" und „Leib sein". Im Zustand des Leib-Seins ist der Körper transparent, selbstverständlich, nicht-gegenständlich – er ist letztendlich „die Bewegung des Lebens selbst", unwillkürlich in ständiger Wechselbeziehung zu seiner natürlichen und sozialen Umwelt stehend.[146] Zum Körper jedoch „wird der Leib (...) vor allem in den Störungen des gewohnten Lebensvollzugs,...", als „affizierbarer oder pathischer Leib"[147]. Beispiele sind Regungen wie Hunger, Durst, oder eben auch Schmerz, die dazu führen, dass wir den Körper bewusst erleben – und uns selbst somit als biologische, verletzliche und sterbliche Kreaturen. Eine Störung der Transparenz des Körpers durch Krankheit oder Schmerz führt nicht nur zur Gewahrwerdung des Körpers. Vielmehr wird die Stelle der Dysfunktion Zentrum der Aufmerksamkeit, sie macht sich über die Maße bemerkbar und drängt sich in den Vordergrund.[148] Die Ausrichtung der Aufmerksamkeit ändert sich von einer zentrifugalen, auf die Umgebung gerichteten zu einer zentripetalen, introspektiven.[149] Hier werden wir unserer Fragilität gewahr und wandeln uns von Kreaturen, die in ihrer Interaktion mit der Umgebung überhaupt erst entstehen und wachsen zu isolierten, auf sich selbst bezogenen Wesen. Diese Umkehr geht mit einer Entfremdung von der sozialen wie dinglichen Umwelt einher. Indem der schmerzende Körper zum einzigen wahrnehmenden, emotionalen und konzeptionellen Objekt wird, ist der Zugang zu anderen Objekten der Erfahrung, zu anderen Subjekten verwehrt.[150] Vielleicht ist es diese schmerzinduzierte Distanz, die Hannah Arendt den extremen Schmerz als Weltverlust bezeichnen

[146] Vgl. Thomas Fuchs, „Zwischen Leib und Körper", in: Tobias Schulte u. a., *Leib und Leben. Perspektiven für eine neue Kultur der Körperlichkeit*, 2013, Darmstadt, S. 86.

[147] Thomas Fuchs, „Zwischen Leib und Körper", in ebd., S. 86.

[148] Vgl. Carel, *Phenomenology of Illness*, S. 55-60.

[149] Vgl. Agustín Serrano de Haro, „Pain Experience and Structures of Attention: A Phenomenological Approach", in: Rysewyk, *Meanings of Pain*, S. 175–176.

[150] Saulius Geniusas, „Phänomenologie chronischen Schmerzes und ihre Auswirkungen auf die Medizin", in: Bozzaro, Eichinger, Maio, *Leid und Schmerz. Konzeptionelle Annäherungen und medizinethische Implikationen*, S. 185.

ließ.[151] Dieser erzwungene Rückbezug auf den eigenen Körper hat zwei Konsequenzen:

1.) Eine Isolation von der dinglichen und interpersonellen Außenwelt mit der Folge der Vereinsamung des Individuums
2.) Der Verlust der Selbstverständlichkeit der Leiblichkeit mit der Folge der Zerstörung des Vertrauens in das Selbst

Die Totalisierung des Leibes im Schmerz

Während der Leib-Körper im Gesunden transparent ist und als Vehikel für unser Erleben dient, ist er nicht der Fokus, das explizite Thema dieses Erlebens: „The body tries to stay out the way so that we can get on with our task; it tends to efface itself on its way to its intentional goal"[152]. In dem Maße, in dem der schmerzende Körper in den Vordergrund tritt und die Kapazitäten der Wahrnehmungen auf sich zieht, wird er zum Tyrann, der die Kontaktaufnahme mit dem Außen nicht mehr stattfinden lässt: „Überallhin dringt der Schmerz vor, in meine Wahrnehmung, meine Gefühle, mein Urteilsvermögen: eine Infiltration"[153]. Maio spricht hier von einer Totalisierung durch den Schmerz, wenn er jeden Raum okkupiert und keinen Gedanken an die Zukunft und an ein Sein außerhalb des Seins im Schmerz zulässt.

Diese wird auch dadurch bedingt, dass der Schmerz eine der wenigen Wahrnehmungen ist, die keine Habituierung, keine Gewöhnung zulassen. Wenn ich morgens ein T-Shirt überstreife, spüre ich die Berührung durch den Stoff und nehme sie als solche aktiv wahr. Diese Wahrnehmung hält jedoch in der Regel nur Sekunden oder Minuten lang an und verschwindet anschließend – vielleicht könnte man sagen, dass sie sich durch Inkorporation des T-Shirts in meine Leib-Körperlichkeit in der leiblichen Transparenz auflöst. Das Tragen meines T-Shirts wird mir erst wieder bewusst, wenn etwas nicht stimmt – wenn es z.B. zu eng ist, ein lästiges Waschetikett aufweist oder nass wird. Anders verhält es sich mit dem Schmerz – die Intensität seiner Wahrnehmung mag fluktuieren, aber er ist für das ihn erleidende Individuum – nicht hingegen für seine soziale Umgebung – immer da: „Denn an diesen, für uns ständig neuen Schmerz hat sich unse-

[151] Vgl. Hannah Arendt, *Vita activa oder Vom tätigen Leben*, 12. Aufl. 2001, München/Zürich, S. 135; Eine alternative Möglichkeit, sich der Isolation durch Schmerz zu nähern, ist der sprachphilosophische. Diese soll hier nicht gewählt werden, es soll jedoch auf andere Schriften hingewiesen werden, die genau dies tun (genannt sei z. B. Elaine Scarry, *Der Körper im Schmerz*).

[152] Shaun Gallagher und Dan Zahavi, *The Phenomenological Mind*, 3rd. ed. 2020, Abingdon, Oxon/New York, NY, S. 164.

[153] Daudet, Hemjeoltmanns, Barnes, *Im Land der Schmerzen*, S. 39.

re Umgebung längst gewöhnt, er wird rasch ermüdend für alle anderen, selbst für jene, die uns am meisten lieben“[154].

Diese phänomenologische Beobachtung kann auch mittels funktioneller Bildgebung gestützt werden. Ein fronto-parieto-cinguläres Netzwerk, von welchem aus Voruntersuchungen bekannt ist, dass diese Hirnregion auf die Relevanz und Neuheit sensorischer Reize reagiert und somit mutmaßlich mit der Salienz dieser Umgebungsinformationen korreliert, zeigte bei nicht schmerzhaften Reizen lediglich eine passagere Antwort, bei schmerzhaften jedoch eine anhaltende.[155]

Die Folgen bestehen in einer Vereinsamung des Schmerz erleidenden Individuums, dessen Normalität außer Kraft gesetzt wird, das aus der Teilhabe an sozialen Prozessen ausgegrenzt wird. Der Mensch fällt aus der Ordnung heraus.[156] Die Fähigkeit, Möglichkeiten zu verfolgen, sich für Projekte zu engagieren, Ziele zu verfolgen, Bedürfnisse auszuagieren, der zu werden, der man sein möchte – all das was Carel „transparency of well-being“[157] nennt – wird empfindlich gestört: „Schmerz, du mußt mir alles sein. Laß mich in dir all die fernen Länder finden, die zu besuchen du mir nicht mehr erlauben wirst. Sei du meine Philosophie, meine Wissenschaft“[158].

Leiblicher Transparenzverlust als existentielle Verunsicherung

An die Stelle des Vertrauens in den Körper, des ‚bodily trust‘, des ‚Ich kann‘, rücken Zweifel – ‚bodily doubt‘. Das Erleben der Selbstunwirksamkeit zieht eine Sensation von Entfremdung, Unsicherheit, Angst, Isolation, Hilflosigkeit, Verletzlichkeit und Abhängigkeit nach sich und veranlasst grundlegende Zweifel an der Verlässlichkeit, Vorhersagbarkeit und Gutartigkeit der Welt.[159]

Mit dem Verlust der Transparenz des Körpers geht ein Kontrollverlust einher. Die Annahme, dass der Körper als garantiert angesehen werden kann, muss aufgegeben, die eigene Verwundbarkeit und Verletzlichkeit akzeptiert werden.[160] Es ist nun der Körper, der über das Subjekt

---

[154] Ebd., S. 88.

[155] Vgl. Jonathan Downar, David J. Mikulis, Karen D. Davis, „Neural correlates of the prolonged salience of painful stimulation“, in: *NeuroImage* 20/Nr. 3 (2003), S. 1540–1551, S. 1543–1546.

[156] Vgl. Giovanni Maio, „Schmerz als Widerfahrnis. Die Kontrollierbarkeitserwartung als Problem“, in: Bozzaro, Eichinger, Maio, *Leid und Schmerz. Konzeptionelle Annäherungen und medizinethische Implikationen*, S. 170–173.

[157] Vgl. Carel, *Phenomenology of Illness*, S. 77.

[158] Daudet, Hemjeoltmanns, Barnes, *Im Land der Schmerzen*, S. 57.

[159] Vgl. Carel, *Phenomenology of Illness*, S. 87–96.

[160] Vgl. ebd., S. 42–45.

verfügt – das Subjekt, welches zuvor mittels seines Leibes zur-Welt-war, mit ihr in Kontakt getreten ist: „Krämpfe im rechten Fuß mit Ausstrahlung bis in die Seiten. Ziehen an allen Fäden der Instrumente von einem Einmannorchester. ... Fäden am Ellenbog, Fäden am Fuße ... Das Einmannorchester der Schmerzen, das bin ich“[161].

Der Körper widersetzt sich dem Willen, dem Ausdruck, der Bewegung, er drängt sich auf. Der Vertrauensverlust, die Verunsicherung durch die Opakifikation des Leibes wird auch dadurch befördert, dass in jedem Schmerz Körperlichkeit mitschwingt, das Bewusstsein, dass wir biologische, sterbliche, endliche Entitäten sind. Der Schmerz ist also immer auch ein Hinweis auf unseren eigenen Tod als Extremum der Verunsicherung: „Das größte Übel, das Schlimmste, was überall gedroht werden kann, ist der Tod, die größte Angst Todesangst“[162]. Wenn der Leib in Rückgriff auf Husserl die präreflektive Instanz des Selbst, der Nullpunkt der Orientierung, Willensorgan und Instrument freier Bewegung ist und somit das Sein definiert[163], bedeutet sein Zurücktreten hinter den Körper im Rahmen schwerster Erschütterungen oder starker Schmerzen zwangsläufig Desorientiertheit, Einschränkung des Willens und seiner Ausübung und letztlich Auflösung des Selbst-Seins. Dieses Problem der Depersonalisierung fasst Rilke in einer einzigen Frage zusammen: „Wir, sind wir von einem gewissen Grade unsinniger Schmerzen an noch wir?“[164].

Im Rahmen der Introspektion, der Selbstschau auf den eigenen Körper tritt dieser vor den Leib und wird zum untersuchbaren Objekt, möglicherweise gar zum Fremdkörper: „Kranksein besteht also in einer Störung und Entfremdung des Leibes. Eben dadurch wird er zum Körper, an den ich gebunden bin; das ‚Sein‘ wird zum ‚Haben‘“[165]. Diese Verobjektivierung des Körpers, in die die freie Bewegungsmöglichkeit des Leibs mit eingeht, wird in der Diagnosestellung auf die Spitze getrieben, wodurch die Krankheit einerseits einen fremdartigen, aber auch zu kontrollierenden, eben ‚be-handel-baren‘ Charakter erhält: „The most common metaphor in pain-speech reifies pain as an independent entity. In this way, pain ... could still be fought while leaving the ‚self‘ intact“[166]. Diese Intaktheit des Selbst kann durchaus in dem Sinne verstanden werden, dass nicht der eigene Körper als Agens des Schmerzes, als Angreifer definiert

---

161 Daudet, Hemjeoltmanns, Barnes, *Im Land der Schmerzen*, S. 42.

162 Arthur Schopenhauer, *Sämtliche Werke.* Band II: *Die Welt als Wille und Vorstellung II*, 11. Aufl. 1986, Frankfurt am Main, S. 593.

163 Vgl. Saulius Geniusas, „Phenomenology of Chronic Pain: De-Personalization and Re-Personalization“, in: Rysewyk, *Meanings of Pain*, S. 151.

164 Rainer Maria Rilke in einem Brief an Nanny Wunderly (8.12.1926).

165 Thomas Fuchs, „Zwischen Leib und Körper“, in: Schulte u. a., *Leib und Leben: Perspektiven für eine neue Kultur der Körperlichkeit*, S. 87.

166 Bourke, *The Story of Pain: From Prayer To Painkillers*, S. 60.

wird, sondern eine äußere Macht, so diffus diese auch sein mag: „We all secretly prefer the old Homeric notion of pain as the intrusion of an outside force: the arrows of the gods“[167]. Der Schmerz wird in der Folge zu einem Eindringling, welcher aus dem Unbekannten entspringt und die körperliche Integrität zerstört. Diese Objektivierung mag ein Ansatz zur Bekämpfung des Schmerzes sein. In der Benennung, der Diagnosestellung bekommt der Feind einen Namen, er wird angreifbar, besiegbar. Der Preis hierfür ist jedoch der Schmerz als Bruch[168]: Bruch der Beziehung zwischen dem Selbst und dem Leib, die durch Dienlichkeit des Leibes gegenüber dem Selbst geprägt ist, als „uneasy balance which is struck between seeing the condition as an outside force and yet feeling its invasion of all aspects of life“[169]. Der Körper und damit der leibliche Umgang mit ihm wird als etwas Fremdes erlebt, das sich weigert, durch das Selbst bestimmt zu werden: „Pain alienates sufferers from themselves. There is a disconnection between ‚me' and ‚my body-in-pain'“[170]. Die Entfremdung kann bis hin zu Ablehnung des eigenen Körpers und Ekel ihm gegenüber reichen.[171] Sie ist kein isoliertes Phänomen des schmerzenden Körpers, sondern kann Folge einer Reihe von Krankheitssymptomen sein, die den Körper spürbar machen: „The body is a problem, an obstacle, a stranger. I never befriended that stranger“[172].

Rysewyck fasst diese Aspekte zusammen und gibt ihnen eine positive Wendung. Er sieht chronischen Schmerz zunächst als de-personalisierendes Erlebnis, da er fundamentale Beziehungen der Person zu ihrem Körper im Sinne der Dienstbarkeit des Körpers, zu ihrer Umgebung, zu anderen Personen und zu sich selbst zerrüttet. Allerdings könne sich auch ein re-personalisierendes Erlebnis einstellen, da es die Person zwingt, diese

---

167 David B. Morris, *The Culture of Pain*, Reprint Edition 1993, Berkeley, Calif., S. 168.

168 Vgl. Saulius Geniusas, „Phänomenologie chronischen Schmerzes und ihre Auswirkungen auf die Medizin“, in: Bozzaro, Eichinger, Maio, *Leid und Schmerz: Konzeptionelle Annäherungen und medizinethische Implikationen*, S. 183–184.

169 M. Bury, „Chronic illness as biographical disruption“, in: *Sociology of Health & Illness* 4/Nr. 2 (1982), S. 167–182, S. 173.

170 Bourke, *The Story of Pain: From Prayer To Painkillers*, S. 29.

171 Vgl. Claudia Bozzaro, „Schmerz und Leiden als anthropologische Grundkonstanten und als normative Konzepte in der Medizin“, in: Bozzaro, Eichinger, Maio, *Leid und Schmerz. Konzeptionelle Annäherungen und medizinethische Implikationen*, S. 17.

172 Carel, *Phenomenology of Illness*, S. 116; die Autorin schildert diese Erfahrung im Kontext von Atemnot aufgrund einer chronisch progredienten Lungenerkrankung.

Beziehungen wiederherzustellen.[173] In dieser Aussage deutet sich bereits eine gewisse Bidirektionalität zwischen Schmerz und persönlichem Erleben an, welche analog der oben diskutierten Kausalität zwischen Alteration der Leibesgrenzen und Schmerz interpretiert werden kann. Die Ursächlichkeit von Schmerz und Aufhebung der leiblichen Transparenz ist keine unilaterale. Vielmehr kann eine Änderung der Transparenz des Körpers Einfluss auf das Schmerzempfinden haben. Beispielhaft soll dieses Phänomen am sogenannten Neglect, einer komplexen Störung sensorischer Wahrnehmungen aufgrund bestimmter Verletzungen des Gehirns aufgezeigt werden.

Der Neglect als Beispiel der Bidirektionalität leiblicher Transparenz und Schmerz

Normalität bedeutet, dass wir uns, unseren Körper und unsere Umgebung als einzige, kohärente Einheit empfinden: „We subjectively experience our surrounding space as well as our body in space as a single and coherent multisensory unit, including imagined space and back space as well"[174]. Diese Einheit wird im Neglect durchbrochen. Der Neglect ist ein detailliert und häufig beschriebenes, jedoch noch nicht völlig verstandenes Phänomen, welches nach kortikalen (d. h. die Hirnrinde betreffenden), seltener auch nach subkortikalen (d. h. tiefer gelegene Strukturen des Großhirns betreffenden) Schädigungen auftritt, insbesondere nach Läsionen des rechten parietalen Kortex. Der Neglect äußert sich in einer Vernachlässigung des der betroffenen Hemisphäre gegenüberliegenden Raums, ohne dass die primären sensorischen bzw. motorischen Bahnen bzw. Kortexareale geschädigt wären. Häufigste Ursache ist ein Schlaganfall im Versorgungsbereich der mittleren Hirnarterie (Arteria cerebri media). Somit tritt der Neglect in der Regel einseitig auf und wird daher als Hemineglect bezeichnet. Der Neglect kann monosymptomatisch sein und nur eine sensorische Modalität – visuell, auditiv, somatosensorisch, propriozeptiv – betreffen. Meist jedoch erscheint er als multi- bzw. supramodaler Neglect – d. h. mehr als eine sensorische Modalität und / oder die Motorik sind gleichzeitig betroffen (perzeptiver vs. motorischer Neglect).[175] Eine weitere Unterform stellt der intentionale Neglect dar:

---

[173] Vgl. Saulius Geniusas, „Phenomenology of Chronic Pain: De-Personalization and Re-Personalization", in: Rysewyk, *Meanings of Pain*, S. 149, S. 153–154.

[174] G. Kerkhoff, „Spatial hemineglect in humans", in: *Progress in Neurobiology* 63/Nr. 1 (2001), S. 1–27, S. 10.

[175] Vgl. G. Rode u. a., „Semiology of neglect: An update", in: *Annals of Physical and Rehabilitation Medicine* 60/Nr. 3 (2017), S. 177–185, S. 179; vgl. G. R.

hier kommt es trotz intaktem motorischen System zu verzögerten bzw. verlangsamten Bewegungen beider Arme (also auch des ipsilateralen, von der Läsion nicht betroffenen) und / oder Augen in den kontralateralen Raum hinein.[176] Klinisch zeigen Neglect-Patienten oft eine Allästhesie – eine Fehllokalisation sensorischer Reize, die sich u. a. dadurch manifestiert, dass der Patient nach rechts schaut, wenn er von links angesprochen wird – und eine Somatoparaphrenie, die pathologische Vorstellung, dass die vom Neglect betroffene Körperhälfte jemandem anderen gehört. Hier zeigt sich die Objektifizierung und Entfremdung des Körpers (bzw. eines Körperteils) in voller Ausprägung.[177] Häufig geht der Neglect mit einer – zum Teil deutlich – verminderten Wahrnehmung des Defekts einher, einer sogenannten Anosognosie.[178] Aus noch nicht gänzlich geklärter Ursache ist der Hemineglect nach rechts nach einer linkshemisphärischen Läsion meist transient bzw. primär nur gering ausgeprägt, nach einer rechtshemisphärischen Läsion jedoch anhaltend und ausgeprägt. Daher erscheint der Neglect meist als Hemineglect nach links.

Der Neglect kann sich dissoziiert auf einzelne oder kombiniert auf mehrere Koordinatensysteme erstrecken: zum einen auf das egozentrische Koordinatensystem, welches auf die handelnde Person Bezug nimmt. Hier wurden verschiedene konkrete Bezugspunkte beschrieben, zum Beispiel die Mitte des Körperstammes, die Kopf- oder auch die Augenposition. Abzugrenzen hiervon ist ein allozentrisches Koordinatensystem, welches die räumliche Beziehung eines Objekts zu einem anderen Objekt oder Punkt im Raum definiert und ein objektzentriertes System, welches die auf ein Objekt bezogene Links-rechts-Orientierung – unabhängig von dessen Lage im Raum – beschreibt. Die Dissoziation von allozentrischem und objektzentriertem System kann durch Experimente verdeutlicht werden, bei denen Neglect-Patienten immer nur die linke Seite (also den Anfang) eines Wortes nicht erkannten, unabhängig davon, ob dieses Wort von links nach rechts, rechts nach links oder von oben nach unten präsentiert wurde. Hier handelt es sich also um eine isolierte Störung des objektzentrierten Koordinatensystems, das allozentrische ist (zumindest soweit mit diesem experimentellen Aufbau gezeigt werden kann) nicht betroffen.[179]

Weiterhin kann sich der Neglect auf verschiedene Räume erstrecken. Unterschieden werden der personale, der peripersonale, der weiter gefasste extrapersonale sowie der repräsentationale Raum. Letzterer betrifft die

---

Fink und W. Heide, „Spatial neglect", in: *Der Nervenarzt* 75/Nr. 4 (2004), S. 389–408; quiz: 409–410, S. 393.

176 Vgl. Fink, Heide, „Spatial neglect", S. 393.

177 Vgl. Gallagher, „Lived Body and Environment", S. 149.

178 Vgl. Fink, Heide, „Spatial neglect", S. 393–394.

179 Vgl. Kerkhoff, „Spatial hemineglect in humans", S. 4, 7.

mentale Vorstellung einer dem Patienten gut bekannten geographischen Umgebung. Wird er gebeten, den Raum von einem bestimmten Standpunkt aus zu beschreiben, wird er bei repräsentationalem Neglect vorwiegend die rechts von sich gelegenen Charakteristika beschreiben. Wird er aufgefordert, den gleichen Raum von einem um 180° gedrehten, gegenüberliegenden Punkt zu schildern, so berichtet er von den zuvor vernachlässigten Orientierungspunkten, übersieht jedoch die vorher berichteten, nun links von ihm liegenden.[180] Dissoziationen zwischen den verschiedenen Ausprägungen des Neglects – z. B. bestehender extrapersonaler Neglect bei ungestörter Körperrepräsentation – sind beschrieben. Dies wird auf unterschiedliche anatomische Korrelate zurückgeführt: ein ventrales (vorderes) Netzwerk für exogene und ein dorsales (hinteres) Netzwerk für die egozentrische Lokalisation bzw. Repräsentation.[181]

Pathophysiologisch ist der Neglect noch nicht vollständig erklärt. Mehrere Theorien wurden vorgeschlagen. Diese bilden mutmaßlich jeweils nur einen Teil der Wirklichkeit ab und ergänzen sich eher, als dass sie sich gegenseitig ausschließen. Eine häufig postulierte Annahme ist die „Vektorentheorie". Diese besagt, dass die zerebralen Hemisphären jeweils einen zur kontralateralen Seite ausgerichteten Aufmerksamkeitsvektor kodieren. Dabei ist der nach rechts gerichtete Vektor der linken Hemisphäre stärker ausgeprägt, so dass es bei Ausfall des nach links gerichteten Vektors zu einem deutlichen Überwiegen der Aufmerksamkeit nach rechts kommt. Alternativ wird der Neglect mit einer Dominanz der rechten Hemisphäre für räumliche Aufmerksamkeit mit einem Ansprechen auf Stimulation sowohl aus der linken als auch der rechten Raumhälfte erklärt, während die linke Hemisphäre nur für rechtsseitige Reize rezeptiv ist.[182]

Obwohl die prä-attentionale Prozessierung von somatosensorischen Stimuli bei Neglect-Patienten zumindest partiell erhalten zu sein scheint, ist die Überführung von sensorischen Afferenzen – vestibulär, somatosensorisch, propriozeptiv, visuell – in eine komplexe Raumrepräsentation gestört.[183] Dies könnte zu einer linearen Verschiebung oder einer Rotati-

---

180 Vgl. Fink, Heide, „Spatial neglect", S. 391-392; vgl. Rode u. a., „Semiology of neglect: An update", S. 180.

181 Vgl. Rode u. a., „Semiology of neglect: An update", S. 180; G. Kerkhoff, „Spatial hemineglect in humans", S. 10–11. Siehe auch Corbetta M. Shulman, „Control of goal-directed and stimulus-driven attention in the brain", in: *Nature Reviews Neuroscience*, 2002 Mar, 3(3), S. 201-15. Diese anatomische Repräsentation kann weiter auf ein neuronales, zelluläres Korrelat hinuntergebrochen werden.

182 Vgl. Fink, Heide, „Spatial neglect", S. 396–397.

183 Vgl. Giuseppe Vallar, „Spatial frames of reference and somatosensory processing: a neuropsychological perspective", in: *Philosophical Transactions of the*

on des subjektiven Geradeaus – also die Richtung, die ein Individuum bei Ausschaltung visueller Information als von der Körperachse nach geradeaus weisend angibt – führen und somit zu einer Fehlrepräsentation des Raums. Hierfür spricht, dass eine asymmetrische Stimulation des vestibulären, optischen bzw. optokinetischen oder auch des propriozeptiven Systems zu einer Gegenrotation des rotierten egozentrischen Raumkoordinatensystems und damit zu einer (temporären) Abnahme des Neglects führen kann, ebenso wie eine kontraläsionale Rotation oder Verschiebung von Kopf bzw. Körper: „This suggests plasticity and continuous reorganization of space maps by sensory or motor experience, ...“[184]. Der Neglect scheint vorwiegend die attentionale Prozessierung zu betreffen. Reize in der kontralateralen Raumhälfte können weiterhin zu Verhaltensmodifikationen führen, so dass ein Erhalt der präattentionalen Verarbeitung angenommen wird.[185] Unabhängig vom exakten Pathomechanismus resultiert beim Neglect-Patienten ein Nicht-Bemerken eines Teils der auf den eigenen Körper bezogenen und der ihn umgebenden Welt in Verbindung mit einem Nicht-Bemerken dieses Defizits: „Patients with neglect, acting as if the world-space they perceive is full, do not phenomenally experience the omissions or absences so patently obvious to an observer“[186].

Ein Zusammenhang von Neglect und Schmerz lässt sich anhand des auf S. 39-40 beschriebenen CRPS darstellen. Diverse Autoren beschreiben bei ihren CRPS-Patienten sogenannte „neglect-like symptoms“ wie beispielsweise eine Fremdartigkeit der betroffenen Gliedmaße – als gehöre diese nicht zum eigenen Körper – aber auch einen Neglect für visuelle Reize in unmittelbarer Nähe der betroffenen Hand.[187] Hinsichtlich der Kausalität dieser Symptome sind zwei Richtungsvektoren denkbar. Einige Autoren argumentieren, dass die Schmerzsymptomatik zu einer Reorganisation der zentralen sensorischen Perzeption und spatiotemporale Verar-

---

Royal Society of London. Series B: Biological Sciences 352/Nr. 1360 (1997), S. 1401–1409.

184 Kerkhoff, „Spatial hemineglect in humans“, S. 10; vgl. auch Fink, Heide, *[Spatial neglect]*, S. 397; vgl. Kerkhoff, „Spatial hemineglect in humans“, S. 5.

185 Vgl. Fink, Heide, „Spatial neglect“, S. 399.

186 Karen G. Langer, Bartlomiej Piechowski-Jozwiak, Julien Bogousslavsky, „Hemineglect and Attentional Dysfunction“, in: *Frontiers of Neurology and Neuroscience* 44 (2019), S. 89–99.

187 Vgl. Jule Frettlöh, Michael Hüppe, Christoph Maier, „Severity and specificity of neglect-like symptoms in patients with complex regional pain syndrome (CRPS) compared to chronic limb pain of other origins“, in: *Pain* 124/Nr. 1–2 (2006), S. 184–189, S. 184–189; vgl. Lieve Filbrich u. a., „Shaping visual space perception through bodily sensations: Testing the impact of nociceptive stimuli on visual perception in peripersonal space with temporal order judgments“, in: *PLOS ONE* 12/Nr. 8 (2017), S. e0182634, S. 1.

beitung mit daraus resultierenden Neglect-Symptomen führt.[188] Interessanter für unsere aktuelle Argumentation, dass nicht nur Schmerz die Leib-Körper-Wahrnehmung drastisch verändern kann, sondern eben auch umgekehrt eine Induktion von Schmerz durch ein alteriertes Leib-Erleben denkbar ist, sind jedoch solche Forschungsansätze, die Modifikationen der Schmerzperzeption bei Neglect-Patienten[189] oder auch die Entstehung eines CRPS bei Patienten mit initialem zentralen Neglect (zum Beispiel aufgrund eines Schlaganfalls[190]) beschreiben.

Häufig wird postuliert, dass auch bei Schlaganfallpatienten letztlich periphere Traumata der Auslöser für das CRPS sind.[191] Andererseits gibt es starke Hinweise für eine Beteiligung zentraler neuronaler Strukturen. Hierfür spricht zum Beispiel eine Beobachtung von Bultitude et al. anhand eines experimentellen Aufbaus, in dem CRPS-Patienten die temporale Ordnung von Lichtreizen, die an eine neutrale Oberfläche projiziert wurden, beurteilen sollten.[192] Lichtpunkte wurden rechts bzw. links von einem Fixationsziel auf einer Tafel gezeigt. Die Probanden hatten während der Aufgabe, die darin bestand zu beurteilen, auf welcher Seite der Lichtreiz zuerst erschienen war, keine visuelle Information über ihren Körper (z.B. die Position der Hände). Es fand sich ein signifikantes Bias zu Ungunsten der betroffenen Seite. Die Untersucher zogen hieraus den Schluss, dass CRPS-Patienten eine Verlagerung der Aufmerksamkeit von der betroffenen zur nicht-betroffenen Seite zeigen und dass diese Verlagerung den umgebenden Raum auch unabhängig von auf den eigenen Körper bezogenen Informationen betrifft. Einen ähnlichen Ansatz verfolgen Moseley et al. in einem einfachen, aber hochinteressanten Experiment. Die Gruppe untersuchte Patienten, die unter einem CRPS eines Arms

---

188 Vgl. Jörg Trojan u. a., „Altered tactile localization and spatiotemporal integration in complex regional pain syndrome patients“, in: *European Journal of Pain* (London, England) 23/Nr. 3 (2019), S. 472–482, S. 472–482.

189 Vgl. Haggard, Iannetti, Longo, „Spatial sensory organization and body representation in pain perception“, S. 10.

190 Vgl. Wannapha Petchkrua, David J. Weiss, Rakesh R. Patel, „Reassessment of the Incidence of Complex Regional Pain Syndrome Type 1 Following Stroke“, in: *Neurorehabilitation and Neural Repair* 14/Nr. 1 (2000), S. 59–63, S. 61.

191 Vgl. Younbyoung Chae u. a., „Decreased peripheral and central responses to acupuncture stimulation following modification of body ownership“, in: *PloS One* 9/Nr. 10 (2014), S. e109489, S. 151–162; ursächlich werden unter anderem Gelenkveränderungen im Schultergürtel durch die statische Imbalance aufgrund von Lähmungen.

192 Vgl. Janet H. Bultitude und Karin Petrini, „Altered visuomotor integration in complex regional pain syndrome“, in: *Behavioural Brain Research* 397 (2021), S. 112922.

litten.[193] Bei regulärer Körperhaltung priorisierten sie sensible Reize am nicht-betroffenen Arm gegenüber dem kontralateralen, vom CRPS betroffenen Arm. Hielten sie hingegen die Arme gekreuzt, zeigte sich ein umgekehrter Effekt und die Probanden priorisierten taktile Stimuli an der betroffenen Extremität. Dies zeigt zum einen, dass CRPS-Patienten ein Bias hinsichtlich der sensiblen Wahrnehmung aufweisen. Dieses scheint jedoch nicht durch den personalen, sondern vielmehr den extrapersonalen Raum definiert zu sein. Diese Konstellation findet sich auch bei Neglect-Patienten, eine Analogie, die die Autoren durch Darlegung früherer psychophysiologischer und funktionell bildgebender Befunde untermauern.

Welche Erklärungsmodelle für diese scheinbare Dissoziation von Körper- und Raumwahrnehmung und ihren Konnex zur Schmerzwahrnehmung bieten sich an? Eine mögliche Erklärung knüpft an die in auf S. 34-35 beschriebene Theorie der Interaktion von protopathischer und epikritischer Sensibilität an, gemäß derer die Integration dieser unterschiedlichen sensiblen Reize durch eine Transformation der Stimuli von der Körperoberfläche in Raumkoordinaten geschieht und verbindet diese mit der motorischen Koordination. Als relevante Struktur hierfür wird unter anderem der posteriore parietale Kortex postuliert. Dieser ist essenziell für die Integration diverser sensorischer Stimuli und die Konstruktion des personalen und extrapersonalen Raums. Hier laufen etliche Informationen zusammen, die in ein kohärentes, sinnvolles Bild der Umwelt und des Selbst in dieser Umwelt integriert werden. Das gezielte Abwehren von Schmerz erfordert eine Integration von Nozizeption, Propriozeption bzw. Raumwahrnehmung und Efferenzkopien motorischer Signale, was die Lokalisation sensorischer Reize im Raum erlaubt und gezielte Bewegungen – zum Beispiel auch Abwehrbewegungen – ermöglicht.[194] Es wird postuliert, dass eine Inkongruenz zwischen sensorischer Wahrnehmung und motorischer Intention beziehungsweise zwischen erwartetem und tatsächlichem Effekt motorischer Impulse schmerzhafte Empfindungen induzieren kann.[195] Hieraus ergibt sich die Hypothese, dass Schmerz nicht nur Ursache, sondern auch Resultat einer veränderten Körperrepräsentation ist. Untermauert wird diese These mittels reproduzierbarer

---

[193] Vgl. G. Lorimer Moseley, Alberto Gallace, Gian Domenico Iannetti, „Spatially defined modulation of skin temperature and hand ownership of both hands in patients with unilateral complex regional pain syndrome", in: *Brain: A Journal of Neurology* 135/Nr. Pt 12 (2012), S. 3676–3686.

[194] Vgl. ebd.; vgl. Haggard, Iannetti, Longo, „Spatial sensory organization and body representation in pain perception".

[195] Vgl. Janet H. Bultitude u. Robert D. Rafal, „Derangement of body representation in complex regional pain syndrome: report of a case treated with mirror and prisms", in: *Experimental Brain Research. Experimentelle Hirnforschung. Experimentation Cerebrale* 204/Nr. 3 (2010), S. 409–418, S. 416.

therapeutischer Effekte durch das Tragen von Prismengläsern, die einen lateralen visuellen Verschub zur nicht-betroffenen Seite auslösen: „The sensory-motor discordance that is induced by prism lenses may provide an error signal that initiates the normalisation of body representation, reducing that component of pain that is driven by incongruence in motor intention, proprioception and vision“[196].

Die Kausalitätsreihe, anhand derer gezeigt werden sollte, dass eine Modulation der leiblichen Transparenz zu Schmerzsymptomen führen kann, lässt sich wie folgt zusammenfassen:

- Der Neglect könnte phänomenologisch als erhöhte Transparenz einer Körperhälfte bzw. des sie umgebenden Raums interpretiert werden
- Das CRPS als Beispiel eines Schmerzsyndroms geht mit Neglect-artigen Symptomen einher, die der Schmerzsymptomatik zum Teil vorausgehen
- Eine Alteration (in diesem Fall Verstärkung) des Transparenzempfindens des Leibes kann somit Schmerzen auslösen
- Ursächlich bezüglich des Zusammenhangs von Schmerz und Körper- bzw. Leibesrepräsentation könnte die Dyskongruenz zwischen sensorischer Wahrnehmung und motorischer Intention sein

In diesem Kapitel wurde die Dichotomie leiblicher Transparenz und Ständigkeit aufgezeigt. Als essentielles Merkmal des gesunden Leibes wurde dessen allenfalls periphere Wahrnehmung beschrieben, die sich weniger durch ein Fühlen des Leibes selber als vielmehr über den Effekt seiner Aktionen einstellt. Krankheit und Schmerz bewirken hingegen ein Hervortreten des biologischen Körpers vor den fungierenden Leib und damit einen überproportional großen Fokus auf seine Dysfunktionalität. Die Folge sind Rückzug und Vereinsamung des Individuums sowie Verlust des Vertrauens in die bis dahin als selbstverständlich wahrgenommene leibliche Funktionalität. In der Folge wird das Vertrauen in das Selbst erschüttert – eine Tendenz, die durch den medizinischen Akt der Diagnosestellung unter Umständen noch verstärkt wird.

Das Konzept der Re-Personalisierung als Möglichkeit der positiven Beeinflussung dieses durch Schmerz induzierten Depersonalisationserleben führte uns zu Überlegungen, inwiefern eine Modifikation der leiblichen Transparenz zu einer Entstehung bzw. Verschlimmerung oder umgekehrt einer Minderung des Schmerzerlebens führen könnte. Diese Überlegungen nahmen ihren Ausgang von der biomedizinischen Warte

---

[196] Ebd., S. 416; vgl. auch M. Sumitani u. a., „Pathologic pain distorts visuospatial perception“, in: *Neurology* 68/Nr. 2 (2007), S. 152–154.

am Beispiel des Neglects, von dem ausführlich dargelegt wurde, wie er die subjektive multisensorische Einheit, welche sowohl die individuelle Leiblichkeit als auch den umgebenden Raum umfasst, durchbricht und schmerzhafte Missempfindungen bedingen kann.

Eine gegenläufige Kausalität im Sinne einer Wiederherstellung der ‚normalen' Transparenz zur Therapie chronischer Schmerzen wäre denkbar – ganz im Sinne der von Rysewyck postulierten Repersonalisierung. Kritisch anzumerken ist jedoch, dass mittels der obigen Darstellung nicht zweifelsfrei bewiesen werden konnte, dass die phänomenologische Transparenz der Erscheinungsform des Neglects entspricht. Vielmehr scheinen die phänomenologische und die biomedizinische Argumentationsstruktur auf den ersten Blick konträr zu sein. Während die Phänomenologie die leibliche Transparenz als Normalzustand postuliert, die Störung durch Schmerz und Krankheit als Pathologie, ist es beim Neglect die gesteigerte Transparenz, die den außernormalen Zustand kennzeichnet und zu schmerzhaften Missempfindungen führt. Diese scheinbare Diskrepanz könnte durch die These aufgelöst werden, dass die Abwesenheit von Schmerz eben genau vom ‚richtigen' Maß an Transparenz abhängt. Der Leib soll sich im Normalzustand allenfalls marginal bemerkbar machen, er sollte jedoch jederzeit in der Lage sein, es zu tun.[197] Gesundheit ist also nicht nur von leiblicher Transparenz, sondern auch von der ständigen Disposition zur Intransparenz abhängig. Gerade diese ist aber beim Neglect – den der Patient auch nicht durch eine Willensanstrengung überwinden kann – nicht mehr gegeben. Alternativ könnte man argumentieren, dass bei Auftreten eines Neglects aufgrund einer körperlichen Schädigung die Bedingung für die Transparenz des Leibes – der gesunde Körper – fehlt. Dies würde zu der Schlussfolgerung führen, dass in diesem Fall gar nicht von Transparenz gesprochen werden kann und somit auch keine Störung derselben vorliegt.

Am Beispiel des Neglects wurde die – mögliche – Dissoziation der diversen sensorischen Modalitäten als auch von personalem, peripersonalem und extrapersonalem Raum sowie des ego-, allo- und objektzentrierten Koordinatensystems deutlich. Statt durch die pathologische Transparenz könnte Schmerz also auch durch das Auseinanderweichen dieser im gesunden Zustand kohärenten Bezugsräume erklärbar sein.

Nach diesen Überlegungen zu Schmerz und Räumlichkeit soll nun die andere unabdingbare Dimension ins Auge gefasst werden: die Zeit. Wie kann man sich Zeit und Zeitlichkeit auf einer philosophischen Weise nähern und welchen Einfluss hat der Schmerz auf sie? Dies wird im folgenden Kapitel thematisiert werden.

[197] Diese Konstellation ist gemeint, wenn Gallagher vom „absently available lived body" spricht (vgl. Gallagher, *Lived Body and Environment*).

Schmerz und Zeitlichkeit

Pain — has an Element of Blank —
It cannot recollect
When it begun — or if there were
A time when it was not —

It has no Future — but itself —
Its Infinite contain
Its Past — enlightened to perceive
New Periods — of Pain.[198]

Im folgenden Kapitel soll die Beziehung von Schmerz und Temporalität aufgegriffen werden. Nicht nur die räumlichen Grenzen spielen hinsichtlich des Schmerzerlebens eine fundamentale Rolle, auch das zeitliche Erleben ist verändert. Ebenso wie in der räumlichen Erfahrung kommt es zu einer Verschiebung von Grenzen, zum Auftreten von Brüchen und zum Verschwimmen vormals getrennter Zeitabschnitte. Ebenso wie für die leiblichen Grenzen aufgezeigt, kann es zu einer wechselseitigen Einflussnahme von Zeit und Schmerz kommen. Im eingangs zitierten kurzen Gedicht „Pain has an Element of Blank“ von Emily Dickinson wird bereits deutlich, dass sich die Totalisierung durch Schmerz nicht nur auf das leibliche Empfinden im Raum beschränkt, sondern auch auf das Erleben der Zeit erstreckt. Der massive Schmerz bedingt ein Element der Auslöschung – der Auslöschung der Vergangenheit, die schmerzlos nicht mehr erinnert, sowie die Auslöschung der Zukunft, die nicht anders als schmerzerfüllt vorgestellt werden kann. Das Individuum ist im Jetzt fixiert: während die äußere Zeit weiterläuft, bleibt die innere stehen.

Zeit und Zeitlichkeit in der Phänomenologie

Laut Merleau-Ponty ist das Subjekt „(z)eitlich … nicht infolge irgendeiner zufälligen menschlichen Konstitution, sondern auf Grund einer inneren Notwendigkeit“[199]. Was ist mit dieser inneren Notwendigkeit gemeint? Eine der bekanntesten phänomenologischen Beschreibungen der Zeit ist Husserls Konzept der Gegenwart als protentional-retentionale Ausdehnung. Er exemplifiziert seine Theorie am Hören einer Melodie:

---

[198] Emily Dickinson, „Pain – has an Element of Blank –“, in: *www.americanpoems.com*, URL: https://www.americanpoems.com/poets/emilydickinson/pain-has-an-element-of-blank/ (Stand: 11.07.2021).

[199] Merleau-Ponty, *Phänomenologie der Wahrnehmung*, S. 466.

neben der Wahrnehmung des aktuellen Tons fließen – in abgeschwächter Intensität – die Erinnerungen unmittelbar vorausgegangener Momente (Retention) als auch die Antizipation, wie die Melodie weitergehen mag (Protention) mit ein. Die Gegenwart hat somit keinen punktuellen, sondern vielmehr ausgedehnten Charakter, sie erfährt durch ihre Verankerung in der Vergangenheit und die Orientierung in die Zukunft eine Bedeutungsaufladung.[200]

Aufbauend hierauf betont auch Merleau-Ponty die enge Umklammerung des gegenwärtigen Augenblicks durch Vergangenheit und Zukunft, wodurch verhindert wird, dass dieser sich in der Beliebigkeit verliert. Diese Klammer bildet ein „doppelter Horizont von Retention und Protention“:

> „Die Gegenwart hält ... das soeben Vergangene noch an sich, ... Ähnlich steht es mit der unmittelbar bevorstehenden Zukunft, die ihrerseits ihren Horizont des noch ferner Bevorstehenden hat. Mit meiner unmittelbaren Vergangenheit habe ich aber auch den Zunftshorizont, der *sie* umgab, habe ich also meine wirkliche Gegenwart unter dem Blickwinkel der Zukunft dieser Vergangenheit. Mit der unmittelbaren Zukunft habe ich den Vergangenheitshorizont, der ihr anhängen wird, habe ich also meine wirkliche Gegenwart als Vergangenheit dieser Zukunft.“[201]

Die Zeit ist laut Merleau-Ponty ebenso wenig wie der Raum ein objektives Charakteristikum der Dinge, sondern durch die spezifische Perspektive des Wahrnehmenden und seine Beziehung zu den Dingen in der Welt bedingt. In Analogie zum natürlicherweise gegebenen einheitlichen Bewusstsein, welches mein Körper von all seinen Teilen hat – eine Synthese, die bereits im sensorischen Erleben verankert ist, nicht erst in der Reflektion – besteht ein ähnliches Verhältnis der Sinne zur Zeitlichkeit: diese entfaltet sich vor meiner wechselnden Perspektive.[202] Durch seine Position in der Klammer des doppelten Horizonts kann der subjektiv erlebte Augenblick in einer objektiven, Abschnitte lokalisierenden Zeitschiene konsekutiver, biographischer Ereignisse verankert werden und erhält so eine Kontinuität – analog zur Kontinuität des Gegenstandes, welcher von verschiedenen Seiten, aus unterschiedlichen Perspektiven betrachtet wird und dennoch der gleiche Gegenstand bleibt.[203] Ebenso wie der Leib den Angelpunkt der räumlichen Wahrnehmung darstellt, ist er auch Gesichts-

---

200 Vgl. Edmund Husserl, *Zur Phänomenologie des inneren Zeitbewußtseins.* Mit den Texten aus der Erstausgabe und dem Nachlaß, 1. Aufl. 2013, Hamburg, S. 21–79.

201 Merleau-Ponty, *Phänomenologie der Wahrnehmung*, S. 93.

202 Vgl. Olivier, *Being in Pain*, S. 15–17.

203 Vgl. Merleau-Ponty, *Phänomenologie der Wahrnehmung*, S. 93.

und Referenzpunkt für die sich entfaltende Zeit. Die Erfahrung des Nacheinander-Erlebens gebiert die Wahrnehmung eines kontinuierlichen Zeitverlaufs, des extendierten Moments: „Vergangenheit und Zukunft sind nur allzu gegenwärtig in der Welt, sie existieren in der Tat in Gegenwart; ...“[204]. Die objektive, d.h. messbare Zeit – oder mit Merleau-Ponty ‚Universalzeit‘ – stellt dem gegenüber eine Abstraktion der erlebten Zeit bzw. eine Ableitung hiervon dar.[205]

Ebenso wie die Zeit nicht in den Objekten an sich zu finden ist, liegt sie auch nicht allein in abfolgenden Bewusstseinszuständen des Subjekts. Eine derartige Annahme würde zu einem infiniten Regress führen: „...wäre das Zeitbewußtsein aus aufeinanderfolgenden Bewußtseinszuständen aufgebaut, so bedürfte es eines weiteren Bewußtseins, um ein Bewußtsein von dieser Sukzession zu haben, und so immerfort“[206]. Vielmehr postuliert Merleau-Ponty in Anlehnung an Husserl ein originäres Bewußtsein, also eine vorprädikative Form der Zeitlichkeit. Diese Wahrnehmung von Temporalität ermöglicht auch das Empfinden seiner selbst als ständiges Subjekt in einem Lebenszusammenhang:

> „Für mich selbst aber bin ich nicht zu dieser Stunde, bin ich ebensosehr am Morgen dieses Tages und in der kommenden Nacht, und meine Gegenwart ist zwar, wenn man so will, dieser Augenblick, aber ebensosehr dieser Tag, dieses Jahr, mein ganzes Leben. Es bedarf keiner Synthese, die die tempora von außen her zu einer einzigen Zeit vereinigte, da ein jedes der tempora schon übers sich selbst hinaus die offene Reihe der anderen tempora mit begreift, ...“[207]

So wie sich das Subjekt räumlich seine ökologische Nische strukturiert, strukturiert es auch seine Zeit. Zeitlichkeit und Subjekt bedingen sich somit wechselseitig: so wie das Subjekt in der Zeit lebt, existiert die Zeit aufgrund der Perspektive des Subjekts, welche den Wandel beschreibt. Blankenburg weist auf diese Doppeldeutigkeit hin: „Zeit wird erlebt, das Erleben ist wiederum selbst zeitlich oder gar ‚zeitigend‘“[208].

Der Mensch *hat* somit nicht nur Zeit, er *ist* in der Zeit[209], in einem verkörperten Zeiterleben, welches wesentlich als kinästhetisches Bewusst-

---

204 Ebd., S. 468.

205 Vgl. ebd., S. 95; Vgl. Yvonne Förster, *„Die Zeit als Subjekt und das Subjekt als Zeit“: Zum Zeitbegriff Merleau-Pontys* (2008), Saarbrücken, S. 4.

206 Merleau-Ponty, *Phänomenologie der Wahrnehmung*, S. 480.

207 Ebd., S. 478-479.

208 Wolfgang Blankenburg, *Psychopathologie des Unscheinbaren: Ausgewählte Aufsätze*, 2007, Berlin, S. 255.

209 Vgl. Maren Wehrle, „Being a body and having a body. The twofold temporality of embodied intentionality“, in: *Phenomenology and the Cognitive Sciences* 19/Nr. 3 (2020), S. 499–521, S. 506.

sein durch die Bewegungen des Körpers mit ihrer Ahnung des Vorvergangenen und der Antizipation der Zukunft konstituiert ist: „…temporal constitution concretely takes place in the lived body's actual performance of movements, which integrate, in turn, the dimensions of past, presence and future by means of an intentional arc (...)“[210]. Hieraus lässt sich leicht ableiten, dass auch zukünftiges Erleben durch den gelebten Moment – und indirekt durch den vergangenen Augenblick – beeinflusst wird.

Macro- und microtime: die neurowissenschaftliche Perspektive auf Zeitlichkeit

Eine Parallele zu den Elementen von Retention und Protention finden sich auch in der neurowissenschaftlichen Annäherung. Sogenannte ‚time cells' sind Neurone, die vorwiegend im Bereich des Hippocampus, einem Teil des Gehirns, der mit der Abspeicherung episodischer Gedächtnisinhalte in Verbindung gebracht wird, lokalisiert sind. Diesen wird die Kodierung des temporalen Aspekts von Erinnerungen zugeschrieben, indem sie jeweils zu einem bestimmten Zeitpunkt eines Erlebnisses aktiviert werden.[211] Hier kann eine ‚microtime' von einer ‚macrotime' unterschieden werden.[212] Zeiträume über 10 bis 20 Sekunden (microtime) werden durch Verbände von Neuronen kodiert, die sukzessive in immer der gleichen Reihenfolge aktiviert werden, d.h. jedes Neuron feuert zum gleichen Zeitpunkt einer mehrsekündigen Aktivität. Über längere Zeiträume – sprich Stunden oder Tage (macrotime) – zeigt sich eine Modifikation der Neuronenverbände, d.h. während eine Teilmenge der Gruppe von Nervenzellen über den längeren Zeitverlauf konstant aktiviert wird, fallen jeweils einige Zellen weg, andere kommen hinzu. Somit werden neue Erinnerungsstücke integrieren, während der unmittelbar vorherige Kontext erhalten bleibt. Ferner könnte die konstant bleibende Reihenfolge der Aktivierung des Nervenensembles dazu beitragen, Vorhersagen bezüglich der Zukunft zu treffen.[213] Die Microtime wäre somit als Korrelat der ge-

[210] Ebd., S. 508.

[211] Vgl. Gray Umbach u. a., „Time cells in the human hippocampus and entorhinal cortex support episodic memory“, in: *Proceedings of the National Academy of Sciences* 117/Nr. 45 (2020), S. 28463–28474, S. 1.

[212] Vgl. William Mau u. a., „The Same Hippocampal CA1 Population Simultaneously Codes Temporal Information over Multiple Timescales“, in: *Current biology: CB* 28/Nr. 10 (2018), S. 1499–1508.e4, S. 2; vgl. Andrew S. Alexander u. a., „Neurophysiological coding of space and time in the hippocampus, entorhinal cortex, and retrosplenial cortex“, in: *Brain and Neuroscience Advances* 4 (2020), S. 239821282097287, S. 3.

[213] Vgl. Mau u. a., „The Same Hippocampal CA1 Population Simultaneously Codes Temporal Information over Multiple Timescales“, S. 7.

lebten Gegenwart, die Macrotime als Korrelat von ‚Protention' und ‚Retention' zu sehen.

Zudem wird der zeitliche Verlauf nicht isoliert codiert, sondern im Kontext mit Bewegungs- und räumlichen Informationen – zum Beispiel Ort eines Ereignisses bzw. Richtung und Geschwindigkeit einer Bewegung, die zu einem bestimmten Zeitpunkt vollführt wurde.[214] Es konnte gezeigt werden, dass einzelne hippocampale Zellpopulationen sowohl zeitliche als auch räumliche Information kodieren, die Zusammenführung dieser Qualitäten also schon auf neuronaler Ebene stattfindet.[215] Ferner findet eine Integration interner (z. B. Herzschlag) und externer (z. B. die langsamere Veränderung der visuellen Umgebung) Stimuli statt.[216] Hier zeigt sich – in Analogie zur Komplementarität des philosophischen Konzepts von Leib und Körper mit dem Postulat einer subjektiven, erlebten und einer objektiven, gemessenen Zeit – auch aus neurowissenschaftlicher Perspektive die enge Zusammengehörigkeit raumzeitlicher Informationen. Die egozentrische Orientierung hinsichtlich Lokalisation, Laufrichtung und Laufgeschwindigkeit ist mnestisch, d. h. die Erinnerung betreffend, eng mit der intrinsischen Zeitwahrnehmung gekoppelt. Dies erlaubt es, eine Abfolge von Ereignissen tatsächlich als deren Sukzession wahrzunehmen und diese nicht als bloße Folge von Erinnerungsfragmenten, sondern als raumzeitliche Trajektorie abzuspeichern.[217] Es liegt somit nahe, dass Modifikationen des leiblichen Empfindens auch die Zeitwahrnehmung beeinflussen. Dies kann leicht am Beispiel von Rücken- oder Gelenkschmerzen verdeutlicht werden: jede Wegstrecke wird in dieser Situation länger und mühsamer erscheinen und nicht nur eine angepasste Zeitplanung erfordern, sondern sich im Vergleich mit einem unbeschwerten Zustand auch in der Erinnerung bzw. der zukunftsorientierten Vorstellung als ausgedehnter darstellen.

Zusammenfassend wird das Erleben von Vergangenheit und Zukunft immer auch durch den aktuell gelebten gegenwärtigen Moment einge-

---

214 Vgl. Alexander u. a., „Neurophysiological coding of space and time in the hippocampus, entorhinal cortex, and retrosplenial cortex", S. 1.

215 Vgl. Benjamin J. Kraus u. a., „During Running in Place, Grid Cells Integrate Elapsed Time and Distance Run", in: *Neuron* 88/Nr. 3 (2015), S. 578–589, S. 19.

216 Vgl. Georg Northoff und Giovanni Stanghellini, „How to Link Brain and Experience? Spatiotemporal Psychopathology of the Lived Body", in: *Frontiers in Human Neuroscience* 10 (2016), S. 8.

217 Vgl. Shaun Gallagher und Francisco J. Varela, „Redrawing the Map and Resetting the Time: Phenomenology and the Cognitive Sciences", in: *Canadian Journal of Philosophy Supplementary Volume* 29 (2003), S. 93–132, S. 36–37; vgl. Alexander u. a., „Neurophysiological coding of space and time in the hippocampus, entorhinal cortex, and retrosplenial cortex", S. 1.

färbt. Zeitempfinden entsteht – analog der Raumwahrnehmung – in der reziproken Interaktion von Subjekt und Objekt und ermöglicht so die Erfahrung des eigenen Lebenszusammenhangs und die Schaffung einer sinnhaften ‚ökologischen Zeitnische'. Die subjektive, intrinsische Zeit bedingt die messbare, objektive Zeit. Das intrinsische Zeiterleben wiederum ist eng an räumliche Zusammenhänge und somit an das Leibempfinden geknüpft. Wie wirkt nun der Schmerz auf diese Strukturen zurück? Aus dem oben Gesagten ergeben sich diverse Konsequenzen für das Erleben von Zeit und den Einfluss, den Schmerzen hierauf haben. Die Differenzierung von expliziter und impliziter Zeit und die Wandelbarkeit letzterer sollen Thema des folgenden Abschnitts sein.

Schmerz als Bruch in der impliziten Zeitlichkeit

So wie Merleau-Ponty eine von der erlebten Zeit abstrahierte Universalzeit postuliert, stellen auch die Protagonisten des Enaktivismus eine objektive und eine subjektive Zeit gegenüber. So unterscheidet zum Beispiel Gallagher eine messbare Zeit – ‚timing' – und eine intrinsische Zeit – ‚temporality' – als inhärentes Verständnis einer schon geschehenen und einer zukünftigen Bewegungsabfolge. [218] Letztere hält er für angeboren, analog zu Merleau-Pontys These vom originären Bewusstsein der Zeit (s. S. 63). Diese Annahme illustriert er unter anderem an dem Beispiel, dass schon der Fetus im Mutterleib eine Koordination bzw. Antizipation von Handbewegung (im Sinne des Führens von der Hand zum Mund) und Mundöffnung zeigt. Gallagher postuliert, dass sich hier ein inhärentes Bewusstsein von ‚davor' und ‚danach' manifestiert. Diese Theorie zeigt, wie stark das Konzept von Zeitlichkeit an Leiblichkeit, Körperschema und Motorik gebunden ist.

So überrascht es nicht, dass Parallelen zwischen der binären Daseinsform der Zeit und dem wechselnden Hervortreten von Leib und Körper zu finden sind. Eine davon ist die durch Akzentuierung des Körpers respektive der objektiven Zeit bedingte Isolation des Individuums von seinem Gegenstandsbezug und seiner intersubjektiven Umwelt.[219] Wenn das Agieren in der impliziten Zeit im Sinne der momentorientierten Selbstvergessenheit, des unbewussten, leichtfüßigen Zeitflusses, interpretiert werden kann, wäre die explizite Zeit als bewusst, fragmentiert, vielleicht auch schwerfällig zu denken. Der Wechsel vom einen in den anderen Modus wird durch ein Grenzerleben provoziert, durch das Erleben des Ver-

---

[218] Vgl. Shaun Gallagher, „Time in Action", in: *The Oxford Handbook of Philosophy of Time*, hg. von Craig Callender, 2011, o.O., S. 421 .

[219] Vgl. Thomas Fuchs, „Implicit and Explicit Temporality", in: *Philosophy, Psychiatry, & Psychology* 12 (2006), S. 195–198, S. 196–197.

lustes, des Nichterreichens, des Herbeisehnens. In Analogie zur Gewahrwerdung des Körpers als Objekt im Schmerz kann das Unerwartete, Unerwünschte auch zu einem Bruch in der Zeit führen:

> „In contrast to implicit time, then, an explicit experience of time is deemed secondary. It appears on the scene when actions are either interrupted or fail, that is, when an experience or perception seems to be incomplete or fragmentary, or something unexpected happens. In this sense, one could argue that explicit time is motivated by a deviation from the concordant or normal structure of experience."[220]

So wie der Körper vor den Leib tritt, drängt sich die Noch-nicht- oder Nicht-mehr-Zeit der Zukunft und der Vergangenheit vor den gelebten Moment. Die implizite Zeit mit ihrem unbeschwerten Fluss des Augenblicks wird dem Schmerzgeplagten genommen. Hier wird die enge Verbindung des transparenten Leibes mit der impliziten Zeitlichkeit deutlich: „Lived time may be regarded as a function of the lived body, …"[221]. In der gelebten, impliziten Zeit kommt es zu einer vollständigen Synchronisation mit der Umwelt, welche durch die Explikation gestört wird. Fuchs unterscheidet zwei Tendenzen: die Akzeleration respektive Dezeleration der ‚eigenen' im Vergleich zur ‚äußeren' Zeit. Als Extrem eines durch dezelerierte Zeitlichkeit bedingten Gemütszustände sieht Fuchs die Melancholie (im aktuellen psychiatrischen diagnostischen System würde diese wohl als Depression tituliert) mit ihrem qualvoll langsamen Verstreichen der Zeit: „Desynchronization, explication of time, and corporalization of the body are joint characteristics of the melancholic state"[222]. Das erzwungene Verharren im Moment sei für einige Depressive das leidvollste, schreibt Blankenburg, da es sowohl das Vergehen der Qual als auch das Ausschreiten in die Zukunft verhindere.[223]

Dieser Dreiklang kann so auch für den Zustand des Schmerzes angenommen werden und betont somit seine phänomenologische Nähe zur Depression. Im Extremfall kommt die implizite Temporalität gänzlich zum Stillstand. Im Sinne der Totalisierung durch den Schmerz[224] mit seiner Inanspruchnahme jeder Aufmerksamkeit und allen Denkens, mit der

---

220 Wehrle, „Being a body and having a body. The twofold temporality of embodied intentionality", S. 507.

221 Fuchs, „Implicit and Explicit Temporality", S. 196.

222 Ebd., S. 196.

223 Vgl. Blankenburg, *Psychopathologie des Unscheinbaren: Ausgewählte Aufsätze*, S. 254.

224 Vgl. Giovanni Maio, „Schmerz als Widerfahrnis. Die Kontrollierbarkeitserwartung als Problem", in: Bozzaro, Eichinger, Maio, *Leid und Schmerz. Konzeptionelle Annäherungen und medizinethische Implikationen*, S. 170–173.

Unmöglichkeit, sich vom schmerzenden Körper zu distanzieren, vergeht auch jegliches Zeitempfinden:

> „In such cases of intense pain, we are not only unable to distance ourselves from our body, ..., we also lose every sense of time ..., because neither do we experience change and movement on the level of implicit time or intentional temporality, nor can we refer to our body as a temporal or perceived object anymore."[225]

Verloren geht so auch jede echte Intentionalität, die Möglichkeit, mit der subjekt- oder objekthaften Umwelt in Beziehung zu treten. Diese ist nur denkbar, wenn der jetzige Moment überschritten werden kann und wird durch die Verhaftung in demselben verunmöglicht.[226]

Ebenso wie das intrinsische, subjektive – oder auch ‚persönliche'[227] – Zeiterleben empfänglich für Dehnungen und Beschleunigungen ist, so ist es auch zugänglich für Brüche und Interferenzen. Während die objektive – die ‚unpersönliche' – Zeit konstant verfließt, ist die persönliche Zeitlichkeit determiniert durch die Spezifika des Erlebens und des Individuums:

> „..., die unpersönliche Zeit fließt weiter fort, die persönliche Zeitlichkeit aber stockt. ...Insofern ich nicht nur einer geschichtlichen Welt, deren Situationen stets unvergleichlich bleiben, sondern auch einer „physischen Welt" zugehöre, in der konstante „Reize" und typische Situationen immer wiederkehren, durdringt meinen Leib ein Rhythmus, der ... seine Bedingung in meiner banalen Umwelt hat."[228]

Vor diesem Hintergrund beschreibt Dietrich den Schmerz im Sinne einer Grenzverletzung: zum einen der räumlichen, aber auch der zeitlichen. Der Schmerz durchbricht den üblichen Lebensrhythmus. Einerseits oktroyiert er dem betroffenen Subjekt seinen eigenen Rhythmus des Pochens und Pulsierens, des An- und Abschwellens auf.[229] Er bewirkt aber auch einen Bruch der intrinsischen Zeit: er lässt den Atem stocken, die Bewegung

[225] Wehrle, „Being a body and having a body. The twofold temporality of embodied intentionality", S. 516.

[226] Vgl. Olivier, *Being in Pain*, S. 105.

[227] Vgl. Merleau-Ponty, *Phänomenologie der Wahrnehmung*, S. 108.

[228] Ebd., S. 108.

[229] Vgl. Julia Dietrich, „‚Ich habe Schmerzen.' Anthropologische Grundlagne des Verhältnisses von Schmerz und Sprache", in: Bozzaro, Eichinger, Maio, *Leid und Schmerz. Konzeptionelle Annäherungen und medizinethische Implikationen*, S. 364-366.

verharren, die Kommunikation verstummen: „Der Schmerz beherrscht die Ordnung der Zeit…“[230].

Die Änderung des Zeiterlebens führt auch zu einem biographischen Bruch. Das vorbewusste Leben in der Zeit ändert sich in Richtung eines bewussten Hervortretens zeitlicher Strukturen im Sinne eines ‚so war es vorher‘ und einem ‚so ist es nachher‘. Es kommt zu einem Perspektivwechsel: das Leben ist zweigeteilt in ein Davor und ein Danach im Hinblick auf den Schmerz – er ist nun nicht mehr Indikator für ein Problem, er ist das Problem selbst. Das alleinige Andauern des Schmerzes, das erzwungene Anerkenntnis, dass das Passagere zum Permanenten geworden ist, bewirkt seine Unerträglichkeit: „Und auch ich sage wie der Blinde: ‚Alles ist schwarz, vollkommen schwarz.‘ Das ganze Leben nunmehr in dieser Farbe. Mein Schmerz berührt den Horizont, füllt alles aus“[231].

Der schmerzgeplagte Mensch ist aus seiner Normalität herausgefallen, die Rückkehr in diese wird zum drängendsten Ziel[232]: „Im Schmerz ist immer auch viel Angst, dass der Schmerz übermächtig sei, nicht mehr aufhören werde, die Gegenwart und die Zukunft bedroht seien“[233]. In diesem Sinne belegt auch Fuchs den Wechsel vom impliziten zum expliziten Zeiterleben tendenziell negativ als Herbeisehnen einer Zeit, die *noch nicht* bzw. als Betrauern einer Zeit, die *nicht mehr* ist.[234] Schmerz ist ein Paradebeispiel für ein einen solchen Bruch herbeiführendes Ereignis. Der chronische Schmerzpatient erinnert bedauernd die Vergangenheit vor Beginn der Symptomatik, auch wenn das Gefühl der Schmerzfreiheit vermutlich so weit verblasst ist, dass ein echtes körperliches Erinnern im Sinne eines Nachspürens kaum noch möglich ist, und er sehnt sich eine schmerzfreie oder doch zumindest -arme Zukunft herbei: „participants[235] continued to refer to ‚then‘ and ‚now‘ with little future orientation…. … overwhelming sense of loss of a previous, valued self and rejection of a present self“[236].

Dieser zeitliche Bruch lässt sich auch in einem klinischen Kontext nachvollziehen. Bury entwickelt – ausgehend von Interviews mit Patien-

---

230 Vgl. Julia Dietrich, „‚Ich habe Schmerzen.‘ Anthropologische Grundlagen des Verhältnisses von Schmerz und Sprache“, in ebd., S. 364.

231 Daudet, Hemjeoltmanns, Barnes, *Im Land der Schmerzen*, S. 77.

232 Vgl. Christian Grüny, „Zwischen Aspirin und Algodizee. Zum Problemfeld Schmerz und Sinn“, in: Bozzaro, Eichinger, Maio, *Leid und Schmerz. Konzeptionelle Annäherungen und medizinethische Implikationen*, S. 97–99.

233 Marcus Schiltenwolf, „Schmerz und Medikalisierung“, in ebd., S. 240.

234 Vgl. Fuchs, „Implicit and Explicit Temporality“, S. 195.

235 Mit „participants“ sind chronische Rückenschmerz-Patienten gemeint, welche in phänomenologisch orientierten Interviews befragt wurden

236 Sherrill Snelgrove, „An Interpretative Phenomenological Analysis of Non-Malignant Chronic Low Back Pain“, in: Rysewyk, *Meanings of Pain*, S. 140.

ten mit chronischer Polyarthritis, einer Erkrankung die sowohl mit progredienter Behinderung als auch Schmerzen einhergeht – eine Theorie von chronischer Erkrankung als Disruption, als „biographical break".[237] Bury beschreibt diesen Bruch zunächst als Alteration des Selbstverständlichen, der bisher unhinterfragt hingenommenen Annahmen über den Gang des täglichen Lebens. Diese geht mit einem Bruch des Konzepts des Selbst einher, insbesondere auch dem Verständnis der eigenen Biographie, der eigenen Lebenstrajektorie. Hier wird noch einmal deutlich, dass der gelebte Moment auf Vergangenheit und Zukunft abfärbt: „Und wieder vergingen Minuten um Minuten, Stunden um Stunden, es war immer wieder dasselbe, dasselbe ohne Ende, …"[238]. Diesem Aspekt soll im nächsten Abschnitt noch genauer nachgegangen werden.

Einfluss des gegenwärtigen Erlebens auf Vergangenheit und Zukunft

Der „doppelte Horizont" vermag der subjektiven Zeit Kontinuität und Zusammenhang zu verleihen, in einem zirkulären Zusammenspiel wird jedoch auch der Horizont – die Zukunft, die ich erwarte, als auch die Vergangenheit, die im extendierten Gegenwärtigkeitsmoment mitschwingt – durch das Erleben der Gegenwart modifiziert. Die Befindlichkeit des Leibes spielt hierbei eine wesentliche Rolle, er „ist das Mittel unserer Kommunikation mit der Zeit wie mit dem Raume"[239]. Auch das Wiedererinnern der Vergangenheit ist somit kein rein mentales Geschehen, sondern ein inhärent körperliches: „Die Bedeutung des Leibes für das Gedächtnis ist vielmehr nur dann zu verstehen, wenn das Gedächtnis nicht ein konstitutives Bewußtsein der Vergangenheit ist, sondern ein Streben nach Wiedererschließung der Zeit im Ausgange von den Implikationen der Gegenwart, …"[240]. Das gegenwärtige Erleben induziert die leibliche Vergegenwärtigung eines vergangenen Erlebens und färbt die Vergangenheit ein in das Licht der Befindlichkeit des aktuellen Moments. Es kann sich hier allerdings nur um ein Einfärben handeln, denn die körperliche Erinnerung bleibt schemenhaft. Der erinnerte Schmerz ist nicht gleich dem akut erlebten, er kann nicht in gleicher Form induziert werden wie tatsächlich erlebter Schmerz: „Ebenso, wie er notwendig ‚hier' ist,

[237] Vgl. Bury, „Chronic illness as biographical disruption", S. 167–182.
[238] Tolstoi, *Der Tod des Iwan Iljitsch*, S. 91.
[239] Merleau-Ponty, *Phänomenologie der Wahrnehmung*, S. 215.
[240] Ebd., S. 215; vgl. auch Förster, *„Die Zeit als Subjekt und das Subjekt als Zeit": Zum Zeitbegriff Merleau-Pontys*, S. 24-25.

existiert der Leib notwendig ‚jetzt': nie kann er ‚vergangen' werden,…"[241]. Vielmehr beeinflusst aber ein aktuelles Schmerzerleben die Selektion der Momente, die aus dem Horizont des Vergangenen in die Gegenwart herausgehoben werden sowie den Blick auf diese.

Als konkretes Beispiel für diesen Effekt sei hier eine Studie zur Zeitperspektive bei chronischen Schmerzpatienten zitiert. Dany et al führten eine Fragebogen-basierte Studie an 264 Patienten mit chronischen Schmerzen durch, die sich erstmals an einer spezialisierten Schmerzambulanz in Marseille vorstellten.[242] Hier wurden neben der ‚time perspective' (TP)[243] auch sozioökonomischer Status, ‚pain beliefs'[244], Schmerzcharakteristika und soziodemographische Charakteristika abgefragt. Eine signifikante Korrelation wurde zwischen den Faktoren ‚sozioökonomische Benachteiligung', ‚Schmerzkonstanz', ‚Selbstvorwurf' und den zeitlichen Perspektiven ‚Past-negative' und ‚Future' mit Depression und / oder Angst festgestellt. Dies mag unter anderem durch den gefühlten Kontrollverlust bedingt sein, den Patienten spüren, wenn sie ihren Schmerz als ständig erleben.[245] Zudem könnte das Zeiterleben ‚Past-negative' ein ständiges Nachsinnen einer als schlecht empfundenen Vergangenheit und das Bedauern, solch schmerzhafte Erlebnisse gehabt zu haben, reflektieren.[246] Dieser Fokus auf einer negativ eingefärbten Vergangenheit hat wiederum Konsequenzen auf das aktuelle psychische Erleben mit dem möglichen

---

[241] Merleau-Ponty, *Phänomenologie der Wahrnehmung*, S. 169; vgl. auch Förster, *„Die Zeit als Subjekt und das Subjekt als Zeit": Zum Zeitbegriff Merleau-Pontys*, S. 28–29.

[242] Vgl. Lionel Dany u. a.: „Time perspective, socioeconomic status, and psychological distress in chronic pain patients", in: *Psychology, Health & Medicine* 21/Nr. 3 (2016), S. 295–308.

[243] Die TP wurde mit dem Zimbardo Time Perspective Inventory (Zimbardo & Boyd, 1999) abgefragt. Mittels 54 items werden fünf Subskalen überprüft: ‚Past-negative' (aversive Haltung gegenüber der Vergangenheit), ‚Past-positive' (positive Konstruktion der Vergangenheit), ‚Present-hedonistic' (Orientierung in Richtung von Genuss und Freude in der Gegenwart), ‚Present-fatalistic' (hoffnungslose, nihilistische Haltung gegenüber dem Leben), and ‚Future' (zukünftige Ziele werden geplant und erreicht)

[244] Mit ‚Pain Beliefs' sind Annahmen der Patienten über diverse Charakteristika ihrer Schmerzen gemeint, unter anderem ob sie glauben, dass ihre Schmerzen bestehen bleiben werden (‚permanence') und ob sie ständig vorhanden sind oder intermittierend (‚constancy'). Die Autoren verwendeten den Perceptions Inventory (Williams & Thorn, 1989).

[245] Vgl. Dany u. a., „Time perspective, socioeconomic status, and psychological distress in chronic pain patients", S. 303.

[246] Vgl. ebd., S. 303–305.

Resultat der Verstärkung des Schmerzempfindens.[247] An dieser Stelle kann sich ein Teufelskreis ergeben, vor allem wenn Depression und Angst resultieren und ein weiteres Gedankenkreisen befördern.

Durch den Verlust des Gefühls der Kontinuität bei chronischen Schmerzen oder anderweitigen Krankheiten ändert sich nicht nur die Wahrnehmung der Vergangenheit, sondern auch die Projektion in die Zukunft. Carel sieht diesen Kontinuitätsverlust als Komponente des leiblichen Zweifels, des ‚bodily doubt'.[248] Durch die Unterbrechung des normalen Flusses alltäglicher Aktivitäten und der resultierenden Diskontinuität des Erlebens sowie des Verlusts von zielorientiertem Handeln verweigert sich die Synthese von Gegenwart und Zukunft. Der schmerzende Körper ist ein nach Innen gekehrter, nicht-projizierender, dislozierter Körper – wiederum eher materielles Objekt statt intentionales Subjekt. Er verharrt in der Gegenwart, „aus der heraus keine leidfreie Zukunft möglich ist", die freie Weiterentfaltung ist blockiert.[249] Hier wird noch einmal das Konzept des Schmerzes als totalisierende, isolierende Erfahrung deutlich im Sinne einer Dominanz der ‚festnagelnden' Gegenwart, einer entzogenen Zukunft und eines ‚Zu-viels' an Vergangenheit.[250]

Schmerz wirkt aber nicht nur auf die im extendierten Moment stattfindende mentale und leibliche Projektion in die Zukunft, vielmehr formt er im Sinne eines Schmerzgedächtnis auch die Art zukünftiger Wahrnehmungen: „Schmerzen gehen ein in das Gedächtnis des Leibes und entfalten auf diese Weise eine nachhaltige Wirkung"[251]. Schmerzliche Erfahrungen sowie unsere Interpretation derselben, die unser Schmerzgedächtnis prägen, modifizieren unsere zukünftigen Wahrnehmungen, inklusive unseres Schmerzerlebens und unsere Reaktionen hierauf. Als mögliches anatomisches Korrelat dieses Schmerzgedächtnisses lassen sich in funktionellen Bildgebungsstudien eine kortikale Reorganisation bei chronischen Schmerzpatienten und insbesondere auch eine Verlagerung der Schmerzrepräsentation von sensorischen in emotional-affektive Hirnareale zei-

[247] Vgl. Eszter Simon u. a., „Negative time perspective predicts the self-perceived affective and physical components of pain independently from depression, anxiety, and early life circumstances", in: *Acta Psychologica* 224 (2022), S. 103536.

[248] Vgl. Carel, *Phenomenology of Illness*, S. 97–101.

[249] Vgl. Claudia Bozzaro, „Schmerz und Leiden als anthropologische Grundkonstanten und als normative Konzepte in der Medizin", in: Bozzaro, Eichinger, Maio, *Leid und Schmerz. Konzeptionelle Annäherungen und medizinethische Implikationen*, S. 18–19.

[250] Vgl. Boris Wandruszka, „Die Sinnfrage des Leidens im Lichte seiner Seinstruktur", in ebd., S. 77–79.

[251] Fuchs, „Zur Phänomenologie des Schmerzgedächtnisses", S. 319.

gen.[252] Hierdurch kommt es zum einen zu einer Persistenz des Schmerzes selbst in Abwesenheit des ursprünglichen Stimulus – sogar bei reiner Vorstellung der Bewegung der betroffenen Gliedmaße oder vermeintlicher, durch eine optische Illusion hervorgerufene Berührung derselben kann dieser ausgelöst werden.[253] Zusätzlich unterliegt der gefühlte Schmerz einer zunehmenden Emotionalisierung. Diese Änderung der Grundstimmung führt wiederum zu einer veränderten Einfärbung und somit Modifikation zukünftiger Erlebnisse.

Zusammenfassung und mögliche therapeutische Anwendung

Ähnlich wie für den Einfluss des Schmerzes auf den Raum konnten auch hinsichtlich seines Einwirkens auf die Zeitwahrnehmung gegenläufige Tendenzen gezeigt werden: einerseits kontrahiert die Zeit, das Individuum ist vollkommen im Moment gefangen. Andererseits extendiert der Schmerz den Moment, indem dieser seine Schatten sowohl auf die Vergangenheit als auch auf die Zukunft wirft.[254] Der selbstverständliche Verlauf der intrinsischen Temporalität, ihre natürliche Synchronisation mit der objektiven Zeit ist zerbrochen, das Individuum aus der Welt heraus- und auf sich selbst zurückgeworfen.

In Analogie zur gegenseitigen Einflussnahme von Schmerz und Leibesgrenzen kann auch das Verhältnis von Schmerz, Wahrnehmung und Zeit als ein zirkuläres gedacht werden.[255] Wie oben dargestellt, verändert Schmerz die Wahrnehmung der Zeit, zum Beispiel indem er eine Fixierung auf den gegenwärtigen Augenblick induziert. Diese Modifikation der Temporalität zieht unweigerlich eine Änderung aller übriger Wahrnehmungen – also auch des Schmerzes – nach sich. Olivier postuliert daher, dass eben diese temporale Verschiebung die Perspektive auf den Schmerz und die Qualität seines Erlebens einfärbt. Ein Einwirken auf diesen Kreislauf ist somit nicht nur direkt über den Schmerz möglich, sondern auch durch einen Perspektivwechsel auf die Zeit denkbar. Hierdurch kann die

---

[252] Vgl. Bill McCarberg und John Peppin, „Pain Pathways and Nervous System Plasticity: Learning and Memory in Pain“, in: *Pain Medicine (Malden, Mass.)* 20/Nr. 12 (2019), S. 2421–2437, S. 2421; diese Reorganisationsprozesse können durch intensive Therapie auch wieder rückgängig gemacht werden. Dieser Prozess geht mit einer Abnahme der Schmerzintensität und einer Verbesserung der motorischen Funktion der betroffenen Gliedmaße einher (s. a. Becerra et al. 2014).

[253] Vgl. Moseley, Flor, „Targeting cortical representations in the treatment of chronic pain: a review“, S. 647.

[254] Vgl. Olivier, *Being in Pain*, S. 116.

[255] Vgl. ebd., S. 118, S. 122–123.

Monotonie des Schmerzes unterbrochen werden: „Such change might not alleviate or stop the pain, but it certainly removes its captivity."[256]

Über die Art und Weise, wie dieser Perspektivwechsel herbeizuführen ist und in welchem Ausmaß dies möglich ist, äußert sich Olivier verhalten. Hier hilft ein Blick in die neuere schmerztherapeutische Literatur, die sich ebenfalls die These einer zirkulären Interaktion von Wahrnehmung und Schmerz zu eigen gemacht hat. Ein aktives Gestalten des Zukunftserlebens könnte laut Dany in umgekehrter Weise zu einem gelasseneren Umgang mit dem Schmerz führen. Diese Annahme basiert auf dem Konzept der Akzeptanz[257]:

> „The ‚Future' perspective has a beneficial effect on depression. Future orientation can constitute an interesting way to analyze adaptation to chronic pain because it is associated to proactive coping (...). The future-oriented person always has an eye toward consequences, contingencies, and probable outcomes of present decisions and actions. Acceptance, in turn, includes awareness of pain with continuation of desired activities and without struggling for control over pain (...)."[258]

Auf der Basis dieser Erkenntnis schlägt Dany Herangehensweisen im Sinne der kognitiven Therapie vor. Da bei starkem Fokus auf der Vergangenheit durch kontinuierliches Wiedererleben negativer Erlebnisse eine pessimistische Grundstimmung auch in der Gegenwart entstehe, solle der Patient durch eine Analyse seiner kognitiven Gewohnheiten zu einer zukunftsoffeneren Haltung stoßen. Auf diesem Grundsatz beruht auch ein neuer Ansatz der Verhaltenstherapie, die Akzeptanz- und Commitment-Therapie. Hier wird der Schwerpunkt auf die Akzeptanz der Schmerzen und die Ausrichtung der Aufmerksamkeit auf alternative Ziele gelegt.[259] Die oben zitierten bildgebenden Daten lassen jedoch vermuten, dass Aufmerksamkeit nicht nur die Wahrnehmung eines schmerzhaften Stimulus modifizieren kann, sondern Schmerz umgekehrt auch die Auf-

---

256 Ebd., S. 123.

257 Der Zusammenhang von Zukunftsausrichtung und Akzeptanz ist hier im Rahmen des Studiendesigns zu sehen, in dem zeitliche Perspektiven anhand eines strukturierten Fragebogens abgefragt und korreliert wurden. Zukunftsausrichtung ist hier durchaus auch im Sinne einer Kontrollüberzeugung gemeint. Andere Lebensauffassungen – z. B. der Buddhismus – würden Akzeptanz gerade losgelöst vom Zukunftsbezug ansehen.

258 Dany u. a., „Time perspective, socioeconomic status, and psychological distress in chronic pain patients", S. 305.

259 Vgl. Deutsche Schmerzgesellschaft eV, *Geschichte der Schmerzmedizin* (11. Juli 2021), URL: https://www.schmerzgesellschaft.de/patienteninformationen/entwicklung-der-schmerzmedizin/geschichte-der-schmerzmedizin (Stand: 11.07.2021).

merksamkeit moduliert.[260] Für diesen Zusammenhang gibt es reichlich Hinweise aus psychophysischen Experimenten.[261] In der konkreten Ausführung wird dies daher für die meisten Schmerzpatienten ein kleinschrittiger Weg voller Rückschläge sein und nicht jeder wird eine privilegierte Sichtweise erreichen: „Critical illness offers the experience of being taken to the threshold of life, from which you can see where your life could end. From that vantage point you are both forced and allowed to think in new ways about the value of your life“[262].

In den obigen Ausführungen zu Raum, Zeit, Körper und Leib sowie ihren Interaktionen mit Schmerz wurde bereits mehrfach auf das Thema der Zirkularität im Sinne einer reziproken Beeinflussung verwiesen. Diese Zirkularität soll im Folgenden – vor allem in dem Sinne, wie sie der Enaktivismus kognitionstheoretisch als Wechselwirkung von Geist, Körper und Umwelt interpretiert – näher untersucht werden.

---

260 Vgl. Downar, Mikulis, Davis, „Neural correlates of the prolonged salience of painful stimulation“.

261 Für eine Zusammenfassung vgl. ebd.

262 Arthur W. Frank, *At the Will of the Body: Reflections on Illness*, 2002, Boston, S. 1; vgl. auch Carel, *Phenomenology of Illness*, S. 214.

Der Schmerz und das Körperschema

> *„If, ..., the languages of neuroscience and freedom-responsibility are irreducible to each other, that should not be a problem since we have both languages and we can say more with both than we can with only one.“*[263]

Im ersten Teil dieser Arbeit wurde der Leib-Körper im Wesentlichen unter dem Aspekt der Grenzen, der Grenzverschiebung und der Grenzverletzung betrachtet. In Zusammenschau mit dem Schmerz wurde eine vorwiegend zweidimensionale Sichtweise eingenommen – die Leibesgrenze als Trennlinie des Innen und Außen, der Schmerz als inneres oder äußeres verletzendes Agens. So wie es jedoch keine absolute Schnittstelle zwischen innen und außen bezogen auf den Organismus gibt, ist auch der Schmerz nicht gänzlich innerlich oder äußerlich. Die zuvor entwickelten Ideen sollen daher im Folgenden wieder aufgenommen und weiterentwickelt werden, um ein dreidimensionales Gebilde des in seiner Umwelt agierenden Subjekts und dessen Interaktionen mit dem Schmerz zu zeichnen.

Zu diesem Zweck wird zunächst eine ausführliche Begriffsklärung nötig sein. Verschiedenste Ansätze zur leiblichen Wahrnehmung, basierend auf multisensorischen Informationen, aber auch affektiven und semantischen Komponenten sind historisch vorgeschlagen worden. Die Benennung dieser Wahrnehmung ist sehr heterogen und oft nicht eindeutig definiert – Begriffspaare wie Körperschema und -bild, online bzw. offline body bzw. aktueller und habitueller Körper sind vorgeschlagen worden. Begonnen werden soll mit der Darstellung des Körperschemas, welches in der Verbindung des Subjekts mit seiner intersubjektiven und objekthaften Umgebung eine duale Rolle einnimmt: zum einen verleiht es leibliche Einheit. Zum anderen ist es in der externen Interaktion modifizierbar und wirkt – auf dem Wege dieser Modifikationen – auf die Umwelt formend zurück. Ausgehend von diesen Konzepten sollen dann auch die Grenzen des Individuums überschritten und die Interaktion von Kognition, Körper und Umwelt ins Blickfeld genommen werden, die – wie gezeigt werden wird – eine zirkuläre ist. Dies wird besonders hinsichtlich der Ausformung der ökologischen bzw. phänomenologischen Nische deutlich, in die das Individuum durch sensomotorische Regelkreise eingebunden ist und ausgehend von seinem Leib als Ankerpunkt gestaltend in

---

[263] Vgl. Shaun Gallagher, „Scanning the lifeworld: Toward a critical neuroscience of action and interaction“, in: Suparna Choudhury und Jan Slaby, *Critical Neuroscience. A Handbook of the Social and Cultural Contexts of Neuroscience*, 2016, Chichester, West Sussex, S. 92.

die Umwelt hineinhandelt. An dieser Stelle werden *self agency* und *body ownership* als Konzepte der Selbstwirksamkeit relevant. All diese Überlegungen sollen auf die Frage der Affektion durch Schmerz hin überprüft werden. Insbesondere sollen die reziproken Interaktionen von Schmerz und Autonomie, Individualisierung und Positionierung des Subjekts in seiner Umwelt untersucht werden.

Wie bereits im ersten Teil betont, soll als Sekundärziel dieser Arbeit auch im Folgenden die Vereinbarkeit und wechselseitige Relevanz der Neurowissenschaften und der Phänomenologie aufgezeigt werden. Der Enaktivismus bzw. die Theorie des Embodiment kann hier als Bindeglied angesehen werden: „...after years in which dualism and reductionism have been the only games in town, the idea of an embodied dynamicism is emerging in the field of cognitive science with support from substantial empirical evidence.“[264]

Das Körperschema

Der Begriff des Körperschemas[265] hat in seiner Historie eine heterogene Bedeutungszuschreibung erfahren, was auch daran liegt, dass sich unterschiedliche Fachrichtungen auf dieses Konzept beziehen. Neben der phänomenologischen Betrachtung sind dies vor allem die Neurowissenschaften, deren Fokus stark auf den sensorischen Quellen des Körperschemas liegt: „...multisensory bodily inputs are continuously present, and have thus been proposed as the basis for bodily self-consciousness – the nonconceptual and prereflective representation of body-related information“[266]. Unter neurowissenschaftlichen Gesichtspunkten wird das Körperschema durch multisensorische Einflüsse generiert, deren wichtigster – neben taktiler Sensibilität, visueller und vestibulärer (d. h. Gleichgewichts-) Wahrnehmung – die Propriozeption sein dürfte. Die Propriozeption bezeichnet die Wahrnehmung der Stellung der Gliedmaße bzw. des Körperrumpfes in Relation zueinander und hinsichtlich ihrer Stellung im Raum. Diese Wahrnehmung beruht auf Afferenzen, welche ihren Ur-

[264] Duccio Manetti und Silvano Caiani, „Agency: From Embodied Cognition To Free Will“, in: *Humana mente. Journal of Philosophical Studies*, vol 4, No 15 (2011), S. V.

[265] Vieles des bisher Gesagten deutet darauf hin, dass der Begriff „Leibschema“ möglicherweise ein passenderer wäre als der des Körperschemas. Dem allgemeinen Gebrauch in der Literatur folgend, soll jedoch der Begriff des Körperschemas beibehalten werden.

[266] Jane E. Aspell, Bigna Lenggenhager, Olaf Blanke, „Multisensory Perception and Bodily Self-Consciousness: From Out-of-Body to Inside-Body Experience“, in: *The Neural Bases of Multisensory Processes*, hg. von Micah M. Murray, Mark T. Wallace, 2012, Boca Raton (FL) (*Frontiers in Neuroscience*), S. 1.

sprung in Rezeptoren der Tiefensensibilität – z.B. in den Muskeln, Sehnen und Gelenken – haben, von dort über die Hinterstränge des Rückenmarks und den Thalamus in den sensiblen Kortex geleitet und mit anderen sensorischen Informationen im Parietallappen integriert werden. Beispiel für eine Störung des Körperschemas ist die häufig mit dem Neglect (s. S. 54 ff.) verknüpfte Asomatognosie, bei der Patienten einen Körperteil nicht mehr als sich selbst zugehörig empfinden.[267]

Diese eng gefasste Definition unterscheidet sich von der Art der Verwendung bei vielen psychologisch oder philosophisch orientierten Autoren, die andere sensorische Afferenzen unter den Begriff der Propriozeption subsummieren und ihm somit eine erweiterte Bedeutung im Sinne eines multisensorischen Körperbewusstseins zuordnen. Propriozeption und Körperschema wird in diesen Quellen quasi bedeutungsgleich verwendet.[268]

Das Körperschema bei Merleau-Ponty und im Enaktivismus

Der Begriff des Körperschemas ist bereits bei Merleau-Ponty zu finden. Die Art und Weise, auf die er diesen Begriff benutzt, stellt einerseits einen Wendepunkt in der Tradition der Phänomenologie dar, verbindet diese aber gerade damit mit der nachfolgenden enaktivistischen und neurobiologischen Literatur. Noch bei Husserl ist der Leib ein Paradox mit abnormalen Qualitäten. Anstatt diese Paradoxie jedoch als Hindernis anzusehen, nutzt Merleau-Ponty sie vielmehr als Ausgangspunkt, um eine neue Perspektive auf den Leib zu gewinnen, in dem es zu einem Ineinandergreifen transzendentaler und empirischer Dimensionen kommt.[269]

Merleau-Ponty bezieht das Körperschema sowohl auf ein präkognitives Wissen um die intrinsische Anordnung des Leibes als auch auf seine Möglichkeiten zur Interaktion mit der Welt:

> „Der Umriß meines Leibes bildet eine Grenze, die von den gewöhnlichen Raumbeziehungen unüberschritten bleibt. Der Grund

---

267 Vgl. Melita J. Giummarra u. a., „Central mechanisms in phantom limb perception: the past, present and future", in: *Brain Research Reviews* 54/Nr. 1 (2007), S. 219–232, S. 223.

268 Vgl. Vittorio Gallese und Corrado Sinigaglia, „How the Body in Action Shapes the Self", in: *Journal of Consciousness Studies* 18/Nr. 7–8 (2011), S. 117–143, S. 119; die Propriozeption wird mit der Wahrnehmung der Organe – der Viszerozeption – auch unter dem Begriff der Interozeption zusammengefasst.

269 Vgl. Jan Halák: „Merleau-Ponty on Embodied Subjectivity from the Perspective of Subject-Object Circularity" (2016), URL: https://philarchive.org/rec/HALMOE (Stand: 16.07.2023), S. 29.

> ist der, daß die Teile des Leibes in einem ursprünglich eigenen Verhältnis zueinander stehen: sie sind nicht nebeneinander ausgebreitet, vielmehr ineinander eingeschlossen. ... In gleicher Weise ist auch mein ganzer Körper für sich kein Gerüst räumlich zusammengestellter Organe. Ich habe ihn inne in einem unteilbaren Besitz, und die Lage eines jeden meiner Glieder weiß ich durch ein sie alle umfassendes Körperschema."[270]

Das Körperschema beinhaltet ein intrinsisches Wissen vom eigenen Leib, einem dem Leib selbst innewohnendes „vorprädikatives Können, das ‚Ich denke' wird durch das ‚Ich kann' ersetzt"[271], ein „knowing how" statt „knowing that."[272] Organe, Gelenke, Muskeln und Knochen sind also kein willkürlich angeordneter Haufen organischer Materie, welcher von einem Hautsack überzogen ist, sondern vielmehr Komponenten eines in die Welt hineinhandelnden Instruments, um deren intrinsischen Zusammenhang das Individuum in einer vorbewussten Weise weiß und somit über dieses Instrument nicht nur verfügt, sondern dieses Instrument *ist.*

Dieser Zusammenhang deutet darauf hin, dass der Begriff des Körperschemas dem des Leibes zumindest ähnelt bzw. diesem vorausgeht. Wie oben definiert, manifestiert und moduliert sich bei Merleau-Ponty das Körperschema in der Interaktion des Leibes mit der Umwelt. Der Leib ist in dieser Gleichung keine reine Summation von Objekt und Subjekteigenschaften, vielmehr liegt zwischen diesen ein Ineinanderwirken, eine zirkuläre, sich gegenseitig bedingende Abhängigkeit vor. Diese Zirkularität wird bei Merleau-Ponty durch das Konzept des Körperschemas als omnipräsenter, präkognitiver Bezugspunkt räumlicher Gegebenheiten begründet.[273] Mit Alloas Interpretation könnte somit das Körperschema in den Momenten dem Leib gleichgesetzt werden, in denen dieser in seine Umwelt hineinagiert und seine Räumlichkeit – gegenüber der reinen Interozeption – an Bedeutung gewinnt:

> „Bei Merleau-Ponty wird das Körperschema als das ‚Zur-Welt-Sein' des Leibes verstanden, d.h., es steht sowohl für die Einheit der gelebten Leiblichkeit als auch für die Einheit des Wahrgenommenen. ... Anhand dieses Begriffes (*des Körperschemas; Anmerkung JW*) soll die Einheit des Körpers als lebendiges, wahrnehmendes und sich bewegendes Wesen erklärt werden."[274]

---

270 Merleau-Ponty, *Phänomenologie der Wahrnehmung*, S. 123.

271 Vgl. ebd., S. 166.

272 Vgl. Bermes, *Maurice Merleau-Ponty zur Einführung*, S. 84.

273 Vgl. Halák, „Merleau-Ponty on Embodied Subjectivity from the Perspective of Subject-Object Circularity", S. 31–35.

274 Stefan Kristensen, „Maurice Merleau-Ponty I – Körperschema und leibliche Subjektivität", in: Alloa u. a., *Leiblichkeit. Geschichte und Aktualität eines Konzepts*, S. 23.

Die Annahme eines präkognitiv vorhandenen zentralen Körperschemas wird auch durch Variationen des „rubber hand illusions" (RHI) – Experiments gestützt. Hierzu wird eine künstliche Hand sichtbar vor den Probanden gelegt, während dessen eigene Hand verborgen ist. Durch simultane sensible Reize auf der künstlichen sowie der eigenen Hand wird die Illusion der Zugehörigkeit der bzw. der motorischen Kontrolle über die Kunststoffhand erzeugt, welche per Fragebogen eruiert werden. Die Illusion der Inkorporierung der künstlichen Hand lässt sich hier nur induzieren, wenn sich diese in der für die eigene Hand zu erwartenden anatomischen Ausrichtung befindet. Die räumliche Anordnung muss also im Abgleich mit einem präexistenten Schema Sinn ergeben.[275]

Um die enge Verbindung von Körperschema und Handlung – letztere sowohl in einem aktiv-motorischen als auch in einem intentional in die Welt hineinhandelnden Sinn verstanden – weiß auch die enaktivistische Tradition. Diese legt den Schwerpunkt der Definition des Körperschemas („body scheme") auf das Zusammenspiel von Sensomotorik und beschreibt es als „system of sensory-motor capacities that function without awareness or the necessity of perceptual monitoring"[276]. Dieses Schema ist die Basis der Automatisierung von Körperbewegungen. Bewegungsautomatisierung bedeutet, dass keine bewusste Körperwahrnehmung – dies ist mit perceptual monitoring gemeint – vorliegt und diese auch nicht nötig ist. Vielmehr werden erlernte und geübte Bewegungen durch pränoetische Mechanismen gesteuert, sie erscheinen automatisiert.[277] Das Körperschema ist daher eine Bedingung für die auf S. 47 ff. beschriebene Transparenz des Leibes: „...the body-in-action tends to efface itself in most of its purposive activities." Selbst unbewusst liegt es dem intentionalen Handeln zugrunde und „...allows the body actively to integrate its own positions and responses and to deal with its environment without the requirement of a reflexive conscious monitoring directed at the body"[278].

Diese Automatik motorischer Abläufe bedeutet daher nicht, dass die Bewegung willenlos, ungesteuert und ungeplant ist. Vielmehr dient das Körperschema der Intention des Subjekts – von diesem geht der Wille

275 Vgl. Manos Tsakiris, Simone Schütz-Bosbach, Shaun Gallagher, „On agency and body-ownership: phenomenological and neurocognitive reflections", in: *Consciousness and Cognition* 16/Nr. 3 (2007), S. 645–660, S. 649–650.

276 Gallagher, *How the Body Shapes the Mind*, S. 24.

277 Vgl. ebd., S. 24–26, S. 32. Für das neurowissenschaftliche Erklärungsmodell automatisierter Bewegungsabläufe spielt die sogenannte extrapyramidale Motorik eine wesentliche Rolle, die vor allem in den Tiefen des Großhirns – in den Basalganglien – angesiedelt ist, s. S. 143 ff.

278 Shaun Gallagher, „Neurophenomenological Research on Embodied Experience", in: *Essays in Celebration of the Founding of the Organization of Phenomenological Organizations.*, hg. von Ch.-F. Cheung u. a., 2002, o.O., S. 8.

aus, zum Beispiel einen Stift zu greifen und damit zu schreiben. Die dazu notwendigen Bewegungen der Hand und die Koordination des restlichen Körpers, um diese zu akkommodieren, fallen jedoch in den Bereich des Körperschemas. Multisensorische Informationen über die Gegebenheiten der Umwelt – zum Beispiel die Lage von Stift und Blatt, die Position des Stuhls relativ zum Schreibtisch – werden dabei integriert, ohne dass sich das Subjekt dessen notwendigerweise bewusst wird.[279] An diesem Beispiel lässt sich die Disposition des Subjekts in der Interaktion mit seiner Umwelt, auf die auf den Seiten 110 ff näher eingegangen wird, erkennen. Der Stift wird als Gegenstand erkannt, den ich *gebrauchen* kann, der für eine Tätigkeit *sinnvoll* ist. Bereits das Ansehen dieses Gegenstandes aktiviert motorische Zentren im Gehirn[280], schon in der Planungsphase, die dem Ergreifen des Stifts vorausgeht, nimmt die Hand eine Stellung ein, die das Halten des Schreibgeräts antizipiert.

Woher stammt das Körperschema, wie entwickelt es sich? Die Frage, ob es sich hierbei um eine angeborene Entität handelt oder vielmehr in der postnatalen Interaktion mit der Umwelt überhaupt erst entsteht, wird kontrovers diskutiert.[281] Im Gegensatz zu initialen Vorstellungen entsteht das Körperschema mutmaßlich nicht gänzlich passiv in einem Reiz-Reaktions-Muster, sondern beruht zumindest in den Grundzügen auf kongenital bereits bestehenden Notwendigkeiten. Schon Merleau-Ponty bettet den Begriff eng in seine Überlegungen zur frühkindlichen Entwicklung ein. Während seine Vorgänger noch von der Annahme ausgingen, dass das Körperschema durch wiederholte sensorische Erfahrungen und deren Verknüpfung in der Kindheit überhaupt erst entsteht, führte Merleau-Ponty die Hypothese ein, dass diese „intersensorische oder sensorisch-motorische Einheit des Leibes ... diesen (d. h. unseren Erfahrungsinhalten, Anm. d. Autorin) in gewissem Sinne vorgängig ist“[282] und die Assoziation der verschiedenen sensomotorischen Eindrücke vielmehr erst ermöglicht.

So postuliert auch Gallagher, dass das Körperschema – zumindest partiell – angeboren ist: „... the primitive senses of agency and ownership that accompany body-schematically controlled movement, and the self/non-self differentiation are sufficient to constitute a primary, embod-

---

[279] Vgl. Shaun Gallagher, „Dimensions of Embodiment: Body Image and Body Schema in Medical Contexts“, in: *Handbook of Phenomenology and Medicine*, hg. von S. Kay Toombs, 2001, Dordrecht, S. 147–175, S. 151.

[280] Vgl. S. T. Grafton u. a., „Premotor cortex activation during observation and naming of familiar tools“, in: *NeuroImage* 6/Nr. 4 (1997), S. 231–236, S. 231.

[281] Für einen Review zur Ontogenese des Körperschemas s. z. B. Assaiante et al., „Body schema building during childhood and adolescence: a neurosensory approach“, in: *Neurophysiol Clin.* 2014 Jan; 44(1): 3-12.

[282] Merleau-Ponty, *Phänomenologie der Wahrnehmung*, S. 124.

ied form self consciousness in the neonate, and likely in late-term fetus"[283].

Auf der Basis, dass bei Kindern mit kongenitaler Aplasie (d. h. dem Nicht-Angelegtsein) einer Extremität das Phänomen des Phantomglieds beobachtet werden kann, gehen auch Giummarra et al von einer teilweisen genetischen Determinierung eines archetypischen Körperschemas aus. Diese These würde eine top-down, d. h. eine von zentralen kortikalen Zentren ausgehende Generierung des Körperschemas – im Gegensatz zu einer passiven Entstehung auf dem Boden sich wiederholender sensorischer Afferenzen – stützen.[284]

Dies ist insofern ein Paradigmenwandel, als dass es sich beim Körperschema nicht um eine rein mechanische, auf Umweltreize passiv reagierende Ansammlung von Reiz-Reaktionsmustern handelt, sondern dem Leib bereits vorgegeben ist – wenn auch durch äußere Einwirkungen und sensorische Perzeptionen modifizierbar. Ein vorgegebenes Körperschema verleiht bestimmten motorischen Abläufen überhaupt erst Sinn und stellt eine wesentliche Voraussetzung dafür dar, dass sich das Individuum als leibliche Einheit erlebt (s. S. 99 ff.).

Das Körperschema in Abgrenzung zum Körperbild

Sowohl Merleau-Ponty als auch Gallagher verwenden den Begriff des Körperschemas als pränoetische, unbewusste Entität, die der automatisierten Aufrechterhaltung der Körperposition und dem Sich-in-und-zu-der-Welt-Bewegen zugrunde liegt. Der Begriff beschreibt ein komplexes, dynamisches, sensomotorisches Zusammenspiel aller Körperteile in einer fließenden, natürlichen, organischen Art und Weise im Raum. Es bewirkt, dass eine komplexere Bewegung keine Ansammlung von Einzelbewegungen, sondern ein harmonisches Ganzes darstellt.[285] Allerdings dringen die sensomotorische Kontrolle und Koordination des Körpers in bestimmten Situationen doch ins Bewusstsein – so zum Beispiel bei der Imagination von Bewegung[286], der bewussten Reflexion z.B. im Rahmen des Erlernens neuer Bewegungsmuster oder auch in ‚Grenzsituationen' im Sinne der

[283] Shaun Gallagher, „Neurophenomenological Research on Embodied Experience", in: *Essays in Celebration of the Founding of the Organization of Phenomenological Organizations.*, S. 29.

[284] Vgl. Giummarra u. a., „Central mechanisms in phantom limb perception: the past, present and future", S. 224.

[285] Vgl. Merleau-Ponty, *Phänomenologie der Wahrnehmung*, S. 123–124.

[286] Vgl. Frederique de Vignemont: „Body schema and body image – pros and cons", in: *Neuropsychologia* 48/Nr. 3 (2010), S. 669–680, S. 673.

Begegnung mit einem intrinsischen oder extrinsischen Hindernis, welches eine intendierte Bewegung verhindert oder erschwert.[287]

An dieser Stelle kommt der Begriff des Körperbilds ins Spiel. Die Definition des Körperbildes in der Juxtaposition zum Körperschema stellt sich jedoch oft diffus und uneinheitlich dar: „The notion of body image has attracted most attention (and controversy) because of its lack of unifying positive definition"[288]. Erhebliche Unterschiede zwischen verschiedenen Autoren zeigen sich auch hinsichtlich der Auffassung, inwiefern Körperschema und -bild überhaupt eindeutig abgrenzbar sind, sei es durch das Kriterium der Bewusstwerdung oder auch andere Charakteristika.[289] Ein Blick auf die Pathologie zeigt jedoch, dass es sich bei Körperschema und -bild sehr wohl um zwei – zumindest in ihrer Reinform – unterscheidbare Entitäten handelt.[290] Krankheitsbilder wie die sensiblen Deafferenzierung[291] veranschaulichen, dass die Dissoziation von Körperbild und -schema möglich ist. Während automatisierte, auf dem Körperschema beruhende Bewegungen hier nicht möglich sind, verfügt der Patient weiterhin über ein bewusstes Körperbild. Die hierauf beruhenden Bewegungen lassen allerdings die Selbstverständlichkeit vermissen, die sie beim Gesunden haben und wirken verlangsamt, ungelenk und unsicher. Der umgekehrte Fall liegt bei einem berühmten Fallbeispiel vor, der initial von Gelb und Goldstein beschrieben und von Merleau-Ponty wieder aufgegriffen wurde – dem Patienten Schneider.[292] Aufgrund einer traumatischen Hirnläsion war dieser nicht mehr in der Lage, auf Aufforderung auf eine bestimmte Körperregion zu deuten. Eine zielgerichtete, unbewusste

---

[287] Vgl. Jonathan P. Maxwell, Richard S. W. Masters, John van der Kamp, „Taking a conscious look at the body schema", in: *Behavioral and Brain Sciences* 30/Nr. 2 (2007), S. 216–217, S. 216.

[288] De Vignemont, „Body schema and body image – pros and cons", S. 671.

[289] Dementsprechend gibt es alternative Versuche, dieser Komplexität gerecht zu werden. Ein beispielhafter Ansatz findet sich bei Fotopoulou 2014. Er sieht die körperliche Wahrnehmung aus drei Quellen gespeist: aus dem externen Körper, welcher auf exterozeptiven Informationen (z. B. visueller Art) ruht, dem aus proprio- und interozeptiven Quellen gespeisten internen Körper und einem „impersonalized" Körper, welcher durch soziale Interaktionen generiert wird.

[290] Vgl. Gallagher, S. 153.

[291] Bei der sensiblen Deafferenzierung handelt es sich um eine Unterbrechung der die Gefühlsimpulse (v. a. auch die Propriozeption) leitenden Nervenfasern, z. B. durch eine Rückenmarksschädigung oder z. B. auch selektive Entzündungen dieser Neurone. Zum Neglect s. S. 54 ff.

[292] Vgl. Kurt Goldstein und Adhémar Gelb, „Psychologische Analysen hirnpathologischer Fälle auf Grund von Untersuchungen Hirnverletzter", in: *Zeitschrift für die gesamte Neurologie und Psychiatrie* 41/Nr. 1 (1918), S. 1–142; vgl. Merleau-Ponty, *Phänomenologie der Wahrnehmung*, S. 128–129.

Bewegung war jedoch möglich, wenn an gleicher Stelle beispielsweise ein abzuwehrender Schmerzreiz gesetzt wurde. Während Schneider also auf der Grundlage eines inhärenten Körperschemas agieren konnte, fehlte ihm ein explizites Begreifenkönnen seines Körpers, das Körperbild.

Auch anatomisch lässt sich eine Trennung zwischen Körperschema und Körperbild nachvollziehen, wobei ersteres als Endpunkt des für die Steuerung der Ausführung von Bewegungen zuständigen somatosensorischen Systems – also im Wesentlichen der Propriozeption – im posterioren parietalen Kortex (s. hierzu auch Neglect, out-of-body experiences) angesiedelt sein soll, letzteres im insulären Kortex.[293]

Trotz dieser Kontroverse sind zwei Aspekte den meisten Definitionen des Körperbildes gemein. Zum einen impliziert es zumindest die Möglichkeit der Bewusstwerdung. Das Körperbild ist gegenüber dem intrinsischen Körperschema explizit, potenziell bewusst, unter Umständen auch analysierbar. Es wird dann relevant, wenn das Handeln des Leibes im Sinne des Körperschemas an Grenzen stößt, wenn eine Diskrepanz zwischen dem impliziten Wissen und dem tatsächlichen Können auftritt:

> „Der Leib legt eine gewisse Norm für unsere Haltung und Bewegung fest, aber diese Norm bleibt implizit, solange keine Abweichung auftaucht .... Das Körperschema ist also nach Merleau-Ponty ein ‚Wissen ohne Begriff' und ‚der Grund einer Praxis'. Die Praxis ist die Einheit der Wahrnehmung und der Bewegung, kurz die Intentionalität als Sinnlichkeit. ... Anders formuliert könnte man sagen, dass das Körperschema die implizite Norm der Bewegung ist, während das Körperbild die explizite Form dieser Norm ist, in dem Moment in dem eine Abweichung auftaucht und so die Bewusstwerdung ermöglicht."[294]

Das Körperbild ist ein „system of perceptions, attitudes, and beliefs pertaining to one's own body", das durch die eigene Körperwahrnehmung, aber auch durch soziokulturelle Einflüsse geformt wird.[295] Thomas Fuchs rückt den Begriff des Körperbildes daher bereits in die Richtung des Verobjektivierens, des Sich-Bemächtigens, der Instrumentalisierung des Körpers – im Gegensatz zum „subjektiv gelebten Leib", zum Menschen, der

---

293 Vgl. Giovanni Berlucchi und Salvatore M. Aglioti, „The body in the brain revisited", in: *Experimental Brain Research* 200/Nr. 1 (2010), S. 25–35, S. 27; vgl. H. Chris Dijkerman und Edward H. F. de Haan, „Somatosensory processes subserving perception and action", in: *The Behavioral and Brain Sciences* 30/Nr. 2 (2007), S. 189–201; discussion 201–239, S. 189.

294 Stefan Kristensen, „Maurice Merleau-Ponty I – Körperschema und leibliche Subjektivität", in: Alloa u. a., *Leiblichkeit. Geschichte und Aktualität eines Konzepts*, S. 32–33.

295 Vgl. Gallagher, *How the Body Shapes the Mind*, S. 24.

„(i)n der Lebensweise des Seins ... in seinen Tätigkeiten (aufgeht)".[296] Auch bei Merleau-Ponty gibt es die Idee des Körperbildes als Sedimentierung, Objektivierung des Körperschemas.[297] Diese Sichtweisen auf Körperbild und -schema sind allerdings nicht als Juxtaposition von Objekt und Subjekt zu verstehen. Vielmehr bilden beide Konzepte ein „indivisible dynamic system of the establishment and shifting of norms and deviations from them".[298]

Das Körperbild entspricht aber nicht nur einer individuellen Bewusstmachung des Leibes, sondern auch der Wahrnehmung des Leibes durch das Gegenüber. Denn während das Körperschema nur auf den eigenen Körper bezogen werden kann, ist das Konzept des Körperbildes auch auf den Körper einer anderen Person anwendbar: „Das Schema als Bild ist also mein Leib als sichtbarer Leib für die Anderen. Damit ist dem Schema-Bild-Problem immer schon die Dimension der Intersubjektivität eingeschrieben"[299]. Das Körperschema fungiert hier als „Scharnier zwischen Für-sich und Für-andere", „einen Leib haben bedeutet, gesehen werden ..., es heißt, sichtbar sein"[300]. In diesem Gedanken manifestiert sich auch die Sichtweise Merleau-Pontys auf den Leib als dritte Ebene, auf der „...der Leib sehend und sichtbar zugleich ist"[301].

Körperschema und -bild bilden jedoch mitnichten lediglich zwei Seiten der gleichen Münze. Vielmehr besteht zwischen beiden eine Dynamik:

> „To the extent that one does become aware of one's own body in terms of monitoring or directing perceptual attention to limb position, movement, posture, pleasure, pain, kinaesthetic experience, and so on, then such awareness helps to constitute the perceptual aspect of a body image. Such awareness may then interact with a body schema in complex ways, but it is not equivalent to a body schema itself. ... So the difference between body image and body schema is like the difference between a perception (or conscious

---

[296] Vgl. Thomas Fuchs, „Zwischen Leib und Körper", in: Schulte u. a., *Leib und Leben. Perspektiven für eine neue Kultur der Körperlichkeit*, S. 82–83.

[297] Vgl. Halák, „Merleau-Ponty on Embodied Subjectivity from the Perspective of Subject-Object Circularity", S. 35.

[298] Ebd., S. 38.

[299] Stefan Kristensen, „Maurice Merleau-Ponty I – Körperschema und leibliche Subjektivität", in: Alloa u. a., *Leiblichkeit. Geschichte und Aktualität eines Konzepts*, S. 33; Vgl. de Vignemont, „Body schema and body image – pros and cons", S. 671.

[300] Waldenfels, *Das leibliche Selbst. Vorlesungen zur Phänomenologie des Leibes*, S. 121; im letzten Satz zitiert Waldenfels Merleau-Ponty, *Das Sichtbare und das Unsichtbare*, 2004, S. 244.

[301] Ebd., S. 257.

> monitoring) of movement and the actual accomplishment of movement."[302]

Aus dem bisher Gesagten kann gefolgert werden, dass weder Körperschema noch -bild rigide, sondern vielmehr adaptierbar an Veränderungen des Körpers bzw. an Anforderungen an diesen sind. In ihrer wechselseitigen Einflussnahme sind beide Entitäten dynamisch, wandel- und modifizierbar, wenn auch mit unterschiedlichen zeitlichen Perspektiven. Ein Beispiel hierfür ist z.B. die Amputation einer Gliedmaße. Diese sicht- und fühlbare sowie ‚gewusste' Veränderung führt zunächst zu einer Alteration des Körperbildes, während der Eingang in das Körperschema ein zeitabhängiger Prozess ist. Eine Grundlage für diese Anpassungsfähigkeit des Körperschemas bildet aus neurowissenschaftlicher Sicht der Abgleich aktueller sensorischer Afferenzen mit den Efferenzkopien intendierter Bewegungen. Die Efferenzkopie ist ein von motorischen Zentren zeitgleich mit einem neuronalen Bewegungsimpuls generierte Kopie desselben, die im Parietallappen ein inneres Bild der sensorischen Folgen der intendierten Bewegung erzeugt, eine Erwartungshaltung hinsichtlich der auf die Bewegung folgenden Situation des Individuums im Raum. Dieses wird mit durch die Bewegung induzierten Afferenzen – insbesondere sensible, propriozeptive, vestibuläre und visuelle Informationen – abgeglichen, ein Abgleich des ‚Soll' gegen das ‚Ist'. Im Falle einer Diskrepanz zwischen erwartetem und tatsächlichem sensorischem Resultat ermöglichen Impulse aus dem prämotorischen Kortex Korrekturbewegungen. In dieser Interaktion mit der Umwelt mittels sensomotorischer Kreisläufe, durch sich wiederholende, sedimentierende Erfahrungen des Versuchs-und-Irrtums ergeben sich Modifikationen des Körperschemas.

Die RHI ist ein weiteres Beispiel dafür, dass das Körperschema durch die Interaktion mit äußeren Reizen modulierbar ist, so dass es überhaupt zur Integration eines Fremdkörpers kommen kann. Diese Formbarkeit des Körperschemas ist eine wesentliche Voraussetzung für die Lernfähigkeit des Individuums und sein Potential, sich an die Umwelt – insbesondere auch eine sich wandelnde Umwelt – anzupassen. Das Ineinandergreifen von Körperschema und -bild sowie deren Modulierbarkeit durch sensorische Wahrnehmung und soziokulturelle Faktoren ist somit von großer Relevanz für die menschliche[303] Individualentwicklung. Dies legt Merleau-Ponty in seinen entwicklungspsychologischen Vorlesungen dar. Er

---

[302] Shaun Gallagher, „Dimensions of Embodiment: Body Image and Body Schema", in: Gallagher, *Medical Contexts*, S. 149–150.

[303] Diese Aussage trifft auf alle Lebewesen, die in einer Interaktion mit ihrer Umwelt stehen, sei diese bewusst oder unbewusst. Da der Mensch aber Thema dieser Arbeit ist, sollen andere Organismen hier nicht näher betrachtet werden.

betont, dass der Abgrenzungsprozess des Individuums von seiner Umwelt – inklusive seiner Mitmenschen – und die Distinktion zwischen Außen und Innen ein anhaltender Prozess ist, welcher auch im Erwachsenen weiterhin abläuft und somit eine Modifizierbarkeit der körperlichen Grenze bedingt.[304] Dieser Prozess führt zur Ausbildung des Leibes und somit zur Individualisierung des Menschen. Auch hier kommt es – z.B. in der Erfahrung, die das heranwachsende Kind mit seinem Spiegelbild macht – zu einer Interaktion zwischen Körperbild und Körperschema durch Internalisierung dieses durch den Blick von außen gewonnenen Bildes: „The image becomes an imaginary exteroception of the felt body, a view from outside; but this exteroception is in turn interocepted, and indeed it *shapes* the interoceptive body“[305].

Dieses Hineinwirken des Körperbildes in das Körperschema ist auch im Rahmen sozialer Interaktion und Empathie denkbar. Hier ergibt sich eine mögliche Rolle von Spiegelneuronen, welche z.B. bei Beobachtung der Bewegung eines Anderen ebenso reagieren wie bei eigener Durchführung der gleichen Bewegung, also sowohl für das Körperbild als auch das Körperschema relevant sind.[306] Multimodale Neurone des frontoparietalen Netzwerks könnten dazu beitragen, fremde, beobachtete Körperteile und deren Bewegungen bzw. dort stattfindende Berührungen auf Ebene der Spiegelneurone zusammenzubringen und dadurch auf das eigene Körperschema zu übertragen. Der eigene Körper dient somit als Referenzsystem für die Wahrnehmung des Körpers einer anderen Person. Diese Interaktion könnte somit u.a. Imitationslernen ermöglichen. Ferner wäre über diesen Mechanismus durch reine Beobachtung der sozialen Umwelt eine zumindest teilweise Modifizierung des eigenen Körperschemas denkbar.[307] Ähnliche Mechanismen der körperlichen Selbst- und der sich hierin spiegelnden Fremdwahrnehmung könnten auch für die Wahrnehmung des sozialen Raums und Empathie bedeutsam sein. Bimodale Neurone – also solche Nervenzellen, die auf zwei verschiedene sensorische Qualitäten, z.B. sensible und visuelle Stimulation reagieren – zeigen nicht nur bei Selbstberührung bzw. visuellen Reizen im eigenen peripersonalen Raum Aktivität, sondern auch bei beobachteten Reizen im peripersonalen

---

304 Vgl. Maurice Merleau-Ponty und Talia Welsh, *Child Psychology and Pedagogy: The Sorbonne Lectures, 1949-1952*, 2010, Evanston, Ill, S. 248–253.

305 Shiloh Whitney, „Merleau-Ponty on the Mirror Stage: Affect and the Genesis of the Body Proper in the Sorbonne Lectures“, in: *Journal of Phenomenological Psychology* 49/Nr. 2 (2018), S. 135–163, S. 147.

306 Für eine Übersichtsarbeit hierzu s. Rizzolatti & Craighero 2004.

307 Vgl. Giummarra u. a., „Central mechanisms in phantom limb perception: the past, present and future“, S. 225; Vgl. Hiroaki Ishida, Keisuke Suzuki, Laura Clara Grandi, „Predictive coding accounts of shared representations in parieto-insular networks“, in: *Neuropsychologia* 70 (2015), S. 442–454, S. 449.

Raum des Gegenübers. Dies könnte zur Optimierung der Interaktion im sozialen Raum bzw. auch zur Einschätzung des Nähe- bzw. Distanzbedürfnis der anderen Person beitragen.[308]

Angesichts dieser engen Verflechtung von Körperschema und -bild ist verständlich, dass verschiedene Autoren die einfache Juxtaposition eines unbewussten Körperschemas und eines bewussten Körperbildes anzweifeln.[309] In enger Analogie zur Unterscheidung von Leib und Körper lässt sich auf die Konzepte von Körperschema bzw. -bild jedoch übertragen, dass es sich hierbei eher um ein kontinuierlich ineinander übergehendes Spektrum handelt als um distinkte Entitäten, deren Berührungs- respektive Scheidepunkte klar definiert wären. Im Sinne der Systematik der Betrachtung ist es nützlich, diese Differenzierung zunächst zu treffen – immer mit der Einschränkung, dass dieser etwas Künstliches anhaftet. Zunächst soll daher die jeweilige Interaktion von Schmerz und Körperschema bzw. -bild analysiert werden. Im Weiteren soll dann das Körperschema als Grundlage der Wahrnehmung, mit der sich der Einzelne als Urheber der eigenen (motorischen und nicht-motorischen) Handlungen bestimmt und die Unterscheidbarkeit von habituellem und aktuellem Körper diskutiert werden. Diese Aspekte der identitätsstiftenden Einheit des Leibes in sich selbst und mit seiner dinglichen und interpersonellen Umwelt und die dadurch gewonnene Autonomie sowie deren Gefährdung durch Schmerz sollen im letzten Teil dieser Abhandlung thematisiert werden.

Einfluss von Schmerz auf Körperschema und -bild

Multiple empirische Erhebungen haben eine Verzerrung des Körperbildes und -schemas bei chronischen Schmerzpatienten gezeigt.[310] Aus dem oben Gesagten ergeben sich hinsichtlich des Zusammenhangs von Körperschema bzw. -bild und Schmerz diverse Fragen, die im Folgenden diskutiert werden sollen:

---

308 Vgl. Ishida, Suzuki, Grandi, „Predictive coding accounts of shared representations in parieto-insular networks“, S. 444.

309 Vgl. Vittorio Gallese: „Embodied simulation: From neurons to phenomenal experience“, in: *Phenomenology and the Cognitive Sciences* 4/Nr. 1 (2005), S. 23–48, S. 24.

310 Vgl. G. Lorimer Moseley, „Distorted body image in complex regional pain syndrome“, in: *Neurology* 65/Nr. 5 (2005), S. 773; vgl. Lorimer G. Moseley, „I can’t find it! Distorted body image and tactile dysfunction in patients with chronic back pain“, in: *Pain* 140/Nr. 1 (2008), S. 239–243; vgl. H. Bray und G. L. Moseley, „Disrupted working body schema of the trunk in people with back pain“, in: *British Journal of Sports Medicine* 45/Nr. 3 (2011), S. 168–173.

- Beeinflusst Schmerz den Übergang von Körperschema und Körperbild?
- Welche Interaktionen bestehen zwischen Schmerz und Körperschema?
- Lassen sich durch die Manipulation des Körperschemas therapeutische Anwendungen ableiten?
- Wie stellt sich der Zusammenhang von Schmerz und interpersonellen bzw. interindividuellen Grenzen dar?

Abschließend soll mit einer Darstellung des Körperschemas als Vorbedingung eines bewussten, intentionalen, in die Umwelt gerichteten Hineinhandelns ein Ausblick auf die Korrelation von Körperschema, Schmerz und Autonomie gegeben werden.

Beeinflusst Schmerz den Übergang Körperschema zum Körperbild?

Das Körperbild als bewusstes, durch sensorische Einflüsse, Erinnerungen und soziokulturelle Gegebenheiten beeinflusstes System offenbart sich in dem Moment, in dem das vorbewusste Körperschema Widerständigkeit erlebt.[311] Offensichtlich bedeutet das Empfinden von Schmerz Widerstand. Somit stößt das Körperschema an die Grenzen, die das Körperbild nach vorne treten lassen. Diese Widerständigkeit in Momenten des Interagierens, des in Kontakttretens mit der subjektiven Umwelt provoziert den leiblichen Umgang mit dem Körperschema. In diesem Sinn ist das Körperschema Grenze des Leiblichen. Aufgrund dieser Nähe von Leib und Körperschema ist der Übergang des Körperschemas in das Körperbild in wesentlichen Aspekten vergleichbar mit der Aufhebung der leiblichen Transparenz. Dieser Zusammenhang mit dem Schmerz wurde bereits auf S. 44 ff diskutiert, auf welches hier verwiesen werden soll.

Wie interagieren Schmerz und Körperschema?

Die weiteren Erläuterungen sollen sich auf die Beziehung zwischen Schmerz und Körperschema fokussieren. Wie oben geschildert bildet sich auf der Grundlage bereits pränatal vorhandener Schablonen in der Widerständigkeit der wechselseitigen multisensorischen und motorischen Interaktion mit der Umwelt das Körperschema als präreflektives Wissen um den Leib heraus. Schmerzhafte Empfindungen sind eine dieser Wechselwirkungen, über die das Subjekt mit der Welt in Kontakt tritt und die so

[311] Vgl. Camila Valenzuela-Moguillansky, „Role of Body Awareness“, in: *Journal of Consciousness Studies* 18/Nr. 9–10 (2011), S. 110–42, S. 111.

ihren Anteil am Prozess der Herausbildung des Körperschemas haben. Die Empfindung von Schmerz wiederum hängt unter anderem von einem intakten Körperschema ab, das es erlaubt, den Schmerzreiz an der korrekten Stelle auf der Körperoberfläche zu lokalisieren. Es liegt somit nahe, dass Veränderungen des Körperschemas die Schmerzwahrnehmung beeinflussen können. Aber auch das Agieren (z.B. Abwehr drohender schmerzhafter Reize) im peripersonalen Raum, also dem Raum, in dem sich meine unmittelbaren Handlungsoptionen realisieren, kann beeinträchtigt werden.[312] So scheint hier eine bilaterale Wechselwirkung auf: „Notably, pain and body perception are esentially two subjective mutually influencing perceptual experiences (...): the fast and accurate perception of pain is essential to protect the body, and the perception of body integrity is needed to avoid pain (...)“[313].

Hinweise auf eine gemeinsame Ebene der Konstruktion des Körperschemas und Schmerzwahrnehmung ergeben sich auch aus dem auf S. 39 diskutierten Phänomens der visuellen Analgesie bzw. Anästhesie. Dies illustriert den Zusammenhang von multimodaler Sensorik als Basis von Körperschema und Schmerz. Das Körperschema wird – wenn auch vermutlich nur zu einem kleinen Teil, da der eigene Körper dem visuellen System überhaupt nur partiell zugänglich ist – im Sinne dieser multisensorischen Modulation auch durch visuelle Informationen beeinflusst.[314] Als Beispiel hierfür kann die RHI angesehen werden, bei der die Illusion der Inkorporierung der künstlichen Hand erst durch die simultane Wahrnehmung sensibler (Bestreichen der eigenen Hand) und optischer Reize (sehen, wie die künstliche Hand simultan berührt wird) erzeugt wird. Die Tatsache, ob eine bestimmte Körperregion gesehen wird, während dort ein Schmerzreiz gesetzt wird, oder nicht, moduliert wiederum die Intensität des Schmerzempfindens und mutmaßlich auch die Differenzierung zwischen Schmerzreizen unterschiedlicher Stärke.[315] An dieser Stelle sei auch auf den bereits diskutierten Zusammenhang zwischen Schmerz und Neglect als ultimativer Störung des Körperschemas verwiesen.

---

312 Vgl. Elena Azañón u. a., „Multimodal contributions to body representation“, in: *Multisensory Research* 29/Nr. 6–7 (2016), S. 635–661, S. 650–651.

313 Antonello Viceconti u. a., „Explicit and Implicit Own's Body and Space Perception in Painful Musculoskeletal Disorders and Rheumatic Diseases: A Systematic Scoping Review“, in: *Frontiers in Human Neuroscience* 14 (2020), S. 2–3.

314 Vgl. Haggard, Iannetti, Longo, „Spatial sensory organization and body representation in pain perception“, S. R164.

315 Vgl. ebd., S. R171; vgl. Brianna Beck, Elisabetta Làdavas, und Patrick Haggard, „Viewing the body modulates both pain sensations and pain responses“, in: *Experimental Brain Research* 234/Nr. 7 (2016), S. 1795–1805, S. 1795.

Wenn das Körperschema durch multimodale sensorische Reize generiert und modifiziert wird, sind besonders solche psychophysischen Experimente relevant, die eine Änderung der Verarbeitung dieser Reize bei chronischen Schmerzpatienten zeigen. So wurde beispielsweise für die Propriozeption gezeigt, dass die Patienten propriozeptive Afferenzen aus schmerzenden Körperarealen geringer wichten als solche aus nicht schmerzhaften Regionen. Auch sind sie weniger sensitiv für Bewegungen des eigenen Körpers und unterliegen häufiger Fehleinschätzungen bezüglich des Ausmaßes der Anspannung einzelner Muskeln. Diese Effekte können zur posturalen Instabilität beitragen, wie sie vor allem bei Patienten mit chronischen Rückenschmerzen beobachtet werden kann.[316] Eine verminderte Diskriminationsschärfe für taktile Reize könnte eine Modifikation des Körperschemas bei chronischen Schmerzpatienten bedingen und somit den Teufelskreis aus alterierter Leiblichkeit und Schmerz verstärken.[317] Im Einklang hierzu zeigt sich eine verlängerte Latenz der mentalen Rotation einer chronisch schmerzhaften Extremität, was als Störung des Körperschemas gewertet wird.[318]

Bei Patienten mit CRPS konnte gezeigt werden, dass die wahrgenommene Mittellinie des Körpers in Richtung der betroffenen Seite disloziert ist. Diese Verlagerung konnte durch effiziente Schmerzreduktion mittels neuraler Blockade vermindert werden.[319] Der gleiche Effekt konnte bei Gesunden durch Setzen eines schmerzhaften thermischen Reizes reproduziert werden.[320] Auch das bewusste Körperbild ist von derartigen Dissoziationen betroffen, wie bei chronische Rückenschmerz-Patienten gezeigt werden konnte. Diese hatten im Vergleich zu gesunden Probanden deutliche Schwierigkeiten, die Umrisse ihres Rumpfes zu zeichnen. Im schmerzhaften Areal war zudem die taktile Sensibilität – gemessen als Fähigkeit, zwei simultane Berührungsreize als örtlich getrennt wahrzunehmen – signifikant reduziert.[321]

---

316 Vgl. A. Tsay u. a., „Sensing the body in chronic pain: a review of psychophysical studies implicating altered body representation", in: *Neuroscience and Biobehavioral Reviews* 52 (2015), S. 221–232, S. 223–224.

317 Vgl. ebd., S. 225.

318 Vgl. J. Schwoebel u. a., „Pain and the body schema: evidence for peripheral effects on mental representations of movement", in: *Brain: A Journal of Neurology* 124/Nr. Pt 10 (2001), S. 2098–2104, S. 2098.

319 Vgl. Sumitani u. a., „Pathologic pain distorts visuospatial perception", S. 152.

320 Vgl. Jason Bouffard, Martin Gagné, Catherine Mercier, „Effect of painful and non-painful sensorimotor manipulations on subjective body midline", in: *Frontiers in Human Neuroscience* 7 (2013), S. 77, S. 4.

321 Vgl. Moseley, „I can't find it! Distorted body image and tactile dysfunction in patients with chronic back pain", S. 239.

Evidenz für die gegenseitige Beeinflussung von Körperwahrnehmung und Schmerz ergibt sich auch aus Beobachtungen hinsichtlich des Phantomschmerzes, d. h. des Schmerzes, der in den Bereich einer amputierten Extremität projiziert wird. Dieser ist ein anschauliches Beispiel für die Entstehung von schmerzhaften Missempfindungen nach Disruption des Körperschemas. Ursächlich ist vermutlich u.a. die Ausbreitung benachbarter kortikaler Repräsentationsareale auf die Bereiche des sensorischen Kortex, die vormals den Bereich der amputierten Extremität versorgt haben.[322] Dieser Effekt konnte experimentell reproduziert werden. So beschreibt Paqueron, wie die Anästhesie – also die Unfähigkeit, sensible Reize inklusive Schmerz zu empfinden – das Körperschema verändert. Bei der Mehrheit einer Gruppe von Patienten, die im Rahmen einer Operation einer spinalen Anästhesie oder peripheren Leitungsblockade[323] unterzogen wurde, führte dies zu Änderungen der Wahrnehmung der betroffenen Extremität, ein Effekt, der bereits in Zusammenhang mit der Interaktion von Schmerz und Leibesgrenze beschrieben wurde (s. S. 40).[324] Einzelne Patienten beschrieben allerdings komplexere Phänomene, die über eine reines Schwellungsgefühl der Extremität hinausgingen, sondern auch die Wahrnehmung der Länge von Arm oder Bein betrafen. Diese Modifikationen betrafen in etwa der Hälfte der Patienten, bei denen ein Arm behandelt wurde, auch die nicht betäubten Lippen bzw. den Mund. Interessanterweise korrelierte der zeitliche Beginn der Fehlwahrnehmung mit dem – frühen – Beginn der Analgesie und Thermanästhesie, also der Abwesenheit von Schmerz- und Temperaturempfinden, nicht mit dem – späteren – Beginn der Reduktion von Berührungs- und Positionsempfinden.[325] Erstere werden durch die nicht bzw. dünn myelinisierten C- und Aδ-Fasern vermittelt. Die Autoren interpretieren diese Resultate dahingehend, dass sensible Afferenzen die kortikale Repräsentation der entsprechenden Körperteile kontinuierlich modulieren und insbesondere Schmerz- und Temperaturafferenzen an der Entstehung des Körperschemas (im Sinne der Perzeption von Größe und Form der Gliedmaßen) beteiligt sind. Hierbei stellen sich auch dynamische Interaktionen zwi-

322 Vgl. Tamar R. Makin und Herta Flor, „Brain (re)organisation following amputation: Implications for phantom limb pain", in: *NeuroImage* 218 (2020), S. 116943, S. 3–4.

323 Leitungsblockaden sind ein anästhesiologisches Verfahren, das vor allem im Rahmen von orthopädischen Operationen vorgenommen wird. Ein Lokalanästhetikum wird direkt an den Nerv bzw. das Nervengeflecht verbracht, der/ das die Zielregion innerviert. Das Schmerzempfinden an der entsprechenden Extremität wird somit vorübergehend ausgeschaltet.

324 Vgl. Paqueron u. a., „The phenomenology of body image distortions induced by regional anaesthesia", S. 702.

325 Vgl. ebd., S. 705.

schen benachbarten Kortexarealen ein, die das Übergreifen der alterierten Wahrnehmung auf andere, nicht anästhesierte Körperteile erklären.[326] Eine ähnliche Hypothese soll die Tendenz erklären, das betroffene Glied als vergrößert – und nicht, wie man spontan annehmen könnte – verkleinert oder gänzlich abwesend wahrzunehmen. C-Fasern scheinen einen tonischen inhibitorischen Effekt auf den somatosensorischen Kortex auszuüben. Fallen ihre Afferenzen weg, könnte dies eine Vergrößerung der kortikalen Repräsentation der entsprechenden Region zur Folge haben.[327]

Neben proprio- und exterozeptiven Stimuli nehmen auch interozeptive Reize Einfluss auf das Körperschema und vice versa. So konnte durch Induktion der RHI eine Abkühlung der ipsilateralen Hand bewirkt werden, eine Sensation, die auch CRPS-Patienten regelhaft hinsichtlich der betroffenen Hand berichten. Interessant ist hierbei, dass es nicht die absolute Lokalisation der Gliedmaße im Raum ist, die maßgeblich für diese Alterationen der Sensorik ist, sondern die relative gemessen an einem Leib-zentrierten Referenzrahmen.[328] So kam es bei CRPS-Patienten durch Kreuzen der Arme vor dem Körper im betroffenen Arm zu einer Zunahme der Temperatur, eine Verbesserung der Prozessierung taktiler Reize, einer Abnahme des Schmerzes und einer Zunahme des Gefühls des Im-Besitz-Seins des Körpers (zu Details des Konzepts der „body ownership“ s. S. 108 ff.).[329]

Es wird deutlich, dass eine enge Beziehung zwischen Körperschema und Schmerzempfinden besteht. Daraus ergibt sich die Frage, ob sich diese eventuell therapeutisch nutzen lässt. Dies soll im nächsten Abschnitt diskutiert werden.

---

326 Der Teil der Hirnrinde, in der die obere Extremität (v.a. die Hand) repräsentiert ist, liegt direkt benachbart zu dem Gebiet, welches das Gesicht (v.a. Zunge und Lippen) repräsentiert. Die Größe der kortikalen Repräsentanz dieser Körperteile entspricht ihrer Relevanz hinsichtlich der Feinmotorik bzw. sensible Differenziertheit, ihre Nachbarschaft betont die Bedeutung ihrer Interaktion (s. Gallaghers Beispiel von der inhärenten Temporalität der Hand-Mund-Koordination im Fetus).

327 Vgl. Paqueron u. a., „The phenomenology of body image distortions induced by regional anaesthesia“, S. 709.

328 Vgl. Tsay u. a., „Sensing the body in chronic pain: a review of psychophysical studies implicating altered body representation“, S. 227.

329 Vgl. Moseley, Gallace, Iannetti, „Spatially defined modulation of skin temperature and hand ownership of both hands in patients with unilateral complex regional pain syndrome“, S. 3676.

Ergeben sich aus der Wechselwirkung von Schmerz und Körperschema mögliche therapeutische Anwendungen?

Im Folgenden soll diskutiert werden, welche möglichen therapeutischen Anwendungen sich durch die in den vorherigen Überlegungen dargestellten Beziehungen von Körperschema und Schmerz ergeben. Chronischer Schmerz greift in die räumliche Repräsentation des Körpers ein und umgekehrt. Aus diesen Beobachtungen könnte die Annahme abgeleitet werden, dass eine gezielte Beeinflussung des Körperschemas und der Wahrnehmungsfähigkeit sensibler Stimuli durch entsprechendes Training das Ausmaß der Schmerzsymptomatik lindern könnte.

Beispielhaft konnte bei Patienten mit Phantomschmerzen gezeigt werden, dass durch ein sensorisches Trainingsprogramm, bei dem die Patienten Ort und Frequenz von auf dem Stumpf aufgebrachten elektrischen Stimuli unterscheiden sollten, sowohl subjektives Schmerzempfinden gelindert als auch gemessene kortikale Reorganisation induziert werden konnte – und zwar effektiver als durch konventionelle medikamentöse Maßnahmen.[330] Gezieltes Training der Diskrimination taktiler Reize wirkt schmerzmindernd, möglicherweise über eine Normalisierung pathologischer kortikaler Reorganisation.[331] Hier zeigen sich mögliche therapeutische Angriffspunkte auf das Schmerzempfinden durch Stärkung des Körperschemas mittels sensorischem Training auf. Die Disruption des Körperschemas im Rahmen chronischer Schmerzsyndrome wie z. B. CRPS oder Phantomschmerz macht Therapieansätze, die diese Integrität wiederherstellen sollen, attraktiv. Ein gut bekanntes Beispiel ist die Spiegeltherapie, bei der die betroffene Hand des Patienten hinter einem Spiegel versteckt wird, in dem sich die gesunde Hand widerspiegelt. Hierdurch wird die Existenz einer gesunden Extremität simuliert und – wie Breyer es formuliert – das „Paradoxon von körperschematischem Erinnern und körperbildlichem Vergessen“ aufgehoben.[332] Riva postuliert

---

[330] Vgl. H. Flor u. a., „Effect of sensory discrimination training on cortical reorganisation and phantom limb pain“, in: *Lancet (London, England)* 357/Nr. 9270 (2001), S. 1763–1764, S. 1763–1764.

[331] Vgl. Lorimer G. Moseley, Nadia M. Zalucki, Katja Wiech, „Tactile discrimination, but not tactile stimulation alone, reduces chronic limb pain“, in: *Pain* 137/Nr. 3 (2008), S. 600–608, S. 600; vgl. Martin Lotze und G. L. Moseley, „Role of distorted body image in pain“, in: *Current Rheumatology Reports* 9/Nr. 6 (2007), S. 488–496, S. 492.

[332] Vgl. G. Lorimer Moseley, Alberto Gallace, Charles Spence, „Bodily illusions in health and disease: physiological and clinical perspectives and the concept of a cortical ‚body matrix‘“, in: Neuroscience and Biobehavioral Reviews 36/Nr. 1 (2012), S. 34–46, S. 42–43; Thiemo Breyer, „Das Phantom im Spiegel. Ein phänomenologischer Versuch über somatosensorische Plastizität und Leibge-

einen ähnlichen Effekt durch die Stärkung des Körperschemas über Biofeedback bzw. Sonozeption, also die Modifikation intrinsischer Körpersignale via Klang und Vibration.[333]

Der Schmerz und interpersonelle Grenzen

Auf den Seiten 88–89 wurde die Bedeutung bimodaler Neurone und Spiegelneurone hinsichtlich empathischer sensorischer Wahrnehmung dargestellt. Aber auch Schmerz kann stellvertretend wahrgenommen werden, wenn wir beobachten, wie jemandem ein schmerzhafter Reiz zugefügt wird (Synästhesie).[334] Für die Lokalisation dieses Stellvertreter-Schmerzes auf dem eigenen Körper können die gleichen Mechanismen des Referenz-Körperschemas angenommen werden wie oben für Berührungen dargelegt.

Zentrale Aktivierungen, die sich bei Probanden darstellen lassen, wenn sie sehen, wie eine andere Person Schmerzen erfährt, betreffen vor allem die vordere Insel und den anterioren cingulären Kortex, denen eine wichtige Rolle für die evaluative und affektiv-motivationale Schmerzkomponente zugeschrieben wird. Aktivierung dieser affektiven Repräsentationen im Angesicht eines einer anderen Person zugeführten Schmerzreizes könnte somit eine empathische Schmerzwahrnehmung generieren.[335] Vom cingulären Kortex führen eine große Anzahl von Efferenzen zu motorischen Arealen – zum einen ein weiterer Hinweis auf die enge Verknüpfung von Schmerz und Fluchtreaktion, zum anderen eine mögliche Erklärung dafür, dass sich die motorischen Reaktionen bei eigenem und fremdem Schmerzerleben sehr ähneln („Mir zieht sich alles zusammen, wenn ich das sehe“).[336] Unterstützend konnte bei Probanden, die schmerzhafte Erlebnisse anderer betrachteten, Inhibierung und Fazilitierung kortikospinaler (d. h. motorischer) Bahnen beobachtet werden. Dies wird als empathische Fluchtreaktion bzw. Verharren interpretiert – zwei

---

dächtnis“, in: *Internationale Zeitschrift für Philosophie und Psychosomatik* 2 (2012), S. 10-11.

[333] Vgl. Giuseppe Riva, „The neuroscience of body memory: From the self through the space to the others“, in: *Cortex; a Journal Devoted to the Study of the Nervous System and Behavior* 104 (2018), S. 241–260, S. 252.

[334] Vgl. Bernadette M. Fitzgibbon u. a., „Shared pain: from empathy to synaesthesia“, in: *Neuroscience and Biobehavioral Reviews* 34/Nr. 4 (2010), S. 500–512, S. 501.

[335] Vgl. Ishida, Suzuki, Grandi, „Predictive coding accounts of shared representations in parieto-insular networks“, S. 448; vgl. Giummarra u. a., *Central mechanisms in phantom limb perception: the past, present and future*, S. 225–226.

[336] Vgl. Giummarra u. a., *Central mechanisms in phantom limb perception: the past, present and future*, S. 225–226.

Verhaltensweisen, die die Konfrontation mit drohender Gefahr wie z.B. einem schmerzhaften Reiz induzieren kann.[337] Interessanterweise kommt es zu einer von der jeweiligen sozialen und kognitiven Situation abhängigen Modulation der genannten kortikalen Zentren. Beispielsweise findet sich eine Aktivitätsminderung bei Akupunkteuren, die ihren Klienten im Rahmen ihrer beruflichen Tätigkeit – jedoch im Rahmen des übergeordneten Ziels der Symptomlinderung – Schmerz zufügen. Dem gegenüber zeigt sich eine verstärkte Aktivierung, wenn es sich bei der Person, der Schmerz zugefügt wird, um einen geliebten Menschen handelt.[338] Wie oben beschrieben (s. S. 87) erfährt der Mensch im Rahmen der Entwicklung eine Abgrenzung seines Körpers von der Umgebung und auf dieser Basis die Ausbildung der Leiblichkeit – und hiermit seines Selbst. Die hier geschilderten Mechanismen der empathischen Schmerzwahrnehmungen können jedoch als Hinweis gedeutet werden, dass diese Abgrenzung nicht vollständig ist, sondern interpersonale Grenzen vielmehr durchlässig und transzendierbar bleiben.

Das Körperschema als Grundlage der autonomen intentionalen Bewegung

Das Körperschema ermöglicht das unbewusste, freie In-die-Umwelt-Hineinagieren und bildet somit die Grundlage der autonomen intentionalen Bewegung. Bewusste Wahrnehmung, kognitive Verarbeitung sensorischer Informationen, Abgleich mit eigenen Handlungsplänen und Modifikation deren Exekution: all dies bleibt auch während der körperlich-leiblichen Bewegung in der Welt möglich, da diese Bewegung – im Regelfall – gerade keiner besonderen Aufmerksamkeit bedarf. Das Körperschema verleiht Freiheit – die Freiheit, den eigenen Willen umzusetzen in die Tat, autonom zu handeln. Es ermöglicht das unbewusste, fließende Orchestrieren aller Teile des Körpers in der Bewegung, das nach einem inneren Bild der Größe, Länge, Ausdehnung von dessen einzelnen Bestandteilen verlangt. Um meine Hand zielgerichtet zum Mund zu führen, muss ich wissen[339], wo mein Arm aufhört und wo das Gesicht anfängt. Dies ist notwendig, um eine harmonische Bewegung zu initiieren, die nicht an die eckigen Bewegungsmuster eines Roboterarms erinnert. Hierzu bedarf es einer dynamischen Komponente, einer exakten Abstimmung der größeren und kleinsten Muskeln, Gelenke, Sehnen der aktiven Extre-

---

[337] Vgl. Fitzgibbon u. a., „Shared pain: from empathy to synaesthesia", S. 503.

[338] Vgl. Ilaria Bufalari und Silvio Ionta: „The social and personality neuroscience of empathy for pain and touch", in: *Frontiers in Human Neuroscience* 7 (2013), S. 393, S. 2.

[339] „Wissen" ist hier in einer unbewussten bzw. lediglich potenziell bewussten Art und Weise gemeint

mität, ebenso wie eine Anpassung der Stellung des restlichen Körpers. Auch in diese Dynamik greift der Schmerz ein: er untergräbt die Freiheit, indem er die Transparenz des Körperschemas zerstört. Dies illustriert das von Limanowski in diesem Kontext verwendete Tausendfüßler-Beispiel[340]:

A centipede was happy – quite!
Until a toad in fun
Said, "Pray, which leg moves after which?"
This raised her doubts to such a pitch,
She fell exhausted in the ditch
Not knowing how to run.
(Kathrine Craster; 1871)

In dem Moment, in dem der Tausendfüßler die Transparenz des Körperschemas verliert und seine aufgrund der Vielzahl der Beine komplexe Fortbewegung willkürlich – unter Heranziehung seines Körperbildes – steuern muss, verwehrt sich ihm jegliche Aktion. Dieser Wahrnehmungssprung – im Beispiel von außen durch die Bemerkung der Kröte induziert – könnte ebenso gut durch ein schmerzhaftes Ereignis herbeigeführt werden. Der Zusammenhang von Schmerz, Alteration des Körperschemas und Beschneidung der Autonomie des Individuums soll im Folgenden weiterentwickelt werden. Hierzu ist allerdings ein ausführlicher Exkurs zur einheits- und identitätsbildenden Funktion des Körperschemas und dessen Rolle zur Verortung des Subjekts in seiner ökologischen bzw. phänomenologischen Nische nötig.

[340] Jakub Limanowski, „(Dis-)Attending to the Body: Action and Self-Experience in the Active Inference Framework" (8. März 2017), URL: DOI: 10.15502/9783958573192, S. 1.

Zur Welt Sein: sensomotorische Kreisläufe als Grundlage der Ausbildung des individuellen Selbst

Für Merleau-Ponty ist die „Theorie des Körperschemas ... schon eine Theorie der Wahrnehmung“[341]. Die synthetische Funktion der Wahrnehmung – also die Herstellung der Einheit des Leibes, der Sinneswahrnehmung und der Umwelt – ist keine intellektuelle Leistung, sondern liegt im Körperschema begründet. Das bereits vorgeburtliche Vorhandensein eines rudimentären Körperschemas ist – gemeinsam mit der Erfahrung der Umweltlichkeit, als etwas, das widerständig ist, das ich nicht bin, das mich aber tangiert – eine unabdingbare Voraussetzung für die leibliche Einheit. Die leibliche Einheit – und in ihrer Weiterführung die individuelle Identität – ist daher nicht statisch, sondern erfährt eine weitere Entwicklung, welche auf sensomotorischer Interaktion mit der Umwelt beruht. Das Hineinhandeln in diese, die Motorik – oder motorische Intentionalität – ist eine wesentliche Komponente: „Die Bewegungserfahrung unseres Leibes ist kein Sonderfall einer Erkenntnis; sie eröffnet uns eine Weise des Zugangs zur Welt und zu Gegenständen, eine ‚Praktognosie‘, die es als eigenständig, ja vielleicht als ursprünglich anzuerkennen gilt“[342]. Es ist die Erfahrung „meines Leibes in der Welt“[343], die Realisation des ‚Ich kann‘ – es „...ist das Körperschema letztlich nur ein anderes Wort für das Zur-Welt-sein meines Leibes“[344].

Für die neurobiologische Sichtweise heißt dies, dass es eine enge (körperliche), reziproke Verbindung zwischen sensorischen Afferenzen und motorischen Efferenzen geben muss. Nur in eine Umwelt, die man (leiblich) wahrnimmt, kann man sinnvoll hineinhandeln. Andererseits ändern sich im Moment des motorischen Handelns die Details der Umgebung – der Blickwinkel ist ein anderer ebenso wie die Ausrichtung auditorischer Reize. Ein Werkzeug, welches noch im Augenblick zuvor lediglich gesehen wurde, liegt nun schwer und kühl in der Hand. Ein Weg, der eben noch uneinsehbar war, öffnet sich dem Betrachter. In dieser Interaktion mit der Umwelt wiederum fügt sich ein inneres Bild der Dreidimensionalität des Leibes zusammen. Die Einsicht, dass das Gewahrwerden des Leibes als räumlich in einem räumlichen Umfeld auf einem Netzwerk

341 Merleau-Ponty, *Phänomenologie der Wahrnehmung*, S. 242.
342 Ebd., S. 170.
343 Ebd., S. 171.
344 Ebd. S. 126; zur Rolle der Motorik für die Ausbildung leiblicher Kohärenz s. z. B. S. 124.

somatosensorischer und propriozeptiver Afferenzen sowie motorischer Efferenzen beruht, fasst Mandrigin als „Dispositional View“ zusammen.[345]

Wenn auch die Rolle der Motorik hinsichtlich der Ausbildung des Körperschemas bereits angesprochen wurde, lag doch der wesentliche Fokus der bisherigen Abhandlung auf der sensorischen Grundlage desselben. Sensorische Einflüsse bilden jedoch nur einen Teil eines Zirkels – die Dynamik der leiblichen Grenzen liegt vielmehr in der *senso-motorischen* Interaktion mit der inneren und äußeren Umwelt begründet. Beide Aspekte – Motorik und Perzeption – beeinflussen und modifizieren die jeweils andere Komponente. Wohin ich mich bewege, wohin ich den Kopf wende, determiniert, was ich wahrnehme. Umgekehrt übt die Art der Wahrnehmung und Beherrschung der Körperhaltung einen modifizierenden Einfluss auf die Bewegung aus: stehe ich nahe genug an einem Hieronymus Bosch Gemälde, um alle Details zu erkennen? Bin ich klein genug, um mich nach einem Blick in den Kochtopf aufzurichten, ohne den Kopf an der Dunstabzugshaube zu stoßen? Wie muss ich den Stift halten, um nach einer Verletzung meiner rechten Hand mit der linken lesbar schreiben zu können?

Diese enge Interdependenz von Sensorik und Motorik beschreibt Merleau-Ponty als Motorintentionalität bzw. als objektbildende Rolle der körperlichen Tätigkeit für die Wahrnehmung[346]:

> „Da alle Bewegungen des Organismus stets durch äußere Einflüsse bedingt sind, kann man durchaus, wenn man so will, das Verhalten als eine Wirkung der Umwelt behandeln. Doch da alle Reize, die der Organismus aufnimmt, ihrerseits erst ermöglicht wurden durch vorausgehende Bewegungen, die schließlich das Rezeptionsorgan den äußeren Einflüssen aussetzten, könnte man gerade so gut sagen, das Verhalten sei die Primärursache aller Reize. So wird die Reizgestalt durch den Organismus selbst geschaffen, durch seine eigentümliche Art und Weise, sich den äußeren Einwirkungen auszusetzen.“[347]

Dieser Zusammenhang ist bereits implizit in der von Merleau-Ponty postulierten Leiblichkeit des Subjekts vorhanden: dem Leib, der sowohl *in* als auch *zur* Welt ist, kommt die Vermittlereigenschaft zwischen individueller Körperlichkeit und der Welt, in die sich dieser Körper intentional hinein-

---

[345] Vgl. Alisa Mandrigin, „The where of bodily awareness“, in: *Synthese* 198/Nr. 3 (2021), S. 1887–1903, S. 1890.

[346] Vgl. Fingerhut, Hufendiek, Wild, *Philosophie der Verkörperung.*, S. 31; vgl. z. B. Merleau-Ponty 2011, S. 166: „… Motorik … als eine ursprüngliche Intentionalität …“.

[347] Maurice Merleau-Ponty, *Die Struktur des Verhaltens*, 1976, Berlin, S. 14.

bewegt, zu.[348] Diese Vermittlung hängt ganz wesentlich an der Reziprozität von Wahrnehmung – oder Sensorik – und Bewegung – also Motorik: das Subjekt bewegt sich in die Welt hinein, verhält sich zu ihr und erhält entsprechende sensorische Rückmeldung:

> „The body is a unique multisensory object ... integrating a large variety of inputs both from the outside and from within the body ..., thus offering the opportunity for a better interaction with the complex surrounding world .... We can experience our own body through the basic somatic sensations of touch, warmth, cold, proprioception, nociception and itch coming from peripheral receptors to central specific cortical areas (somatosensation). However, our body interaction with the surrounding world is also made by more rich and complex experiences, as the estimation of body size and shape, or the perception of body parts localization in external space (somatoperception) ... for which there are no specialized sensory receptors."[349]

Möglicherweise greifen sowohl motorische als auch sensorische Kortexareale auf ein gemeinsames räumliches extrakorporales Koordinatensystem zurück, das Bewegung im Raum unter Berücksichtigung der dort vorhandenen Objekte ermöglicht.[350] Eine besondere Rolle könnte hier die unmittelbare Gefahrenabwehr bzw. die erlernte Vermeidung von schmerzhaften Reizen – durch Meiden potentiell schädlicher Objekte oder Situationen – spielen:

> „..., the motor responses to pain imply a representation of the peripersonal space around the body, and an appropriate spatial organisation of somatic sensation and motor action. .... The remapping of pain perception into spatiotopic coordinates may be simply a byproduct of the planning of orienting responses by the cortical motor areas."[351]

An dieser Stelle sei auf Seite 22 zurückverwiesen: hier war die Beteiligung motorischer Areale an der sogenannten Schmerzmatrix als möglicher Hinweis auf die enge funktionale senso-motorische Kopplung erläutert worden.

---

[348] Vgl. Stefan Kristensen, „Maurice Merleau-Ponty I – Körperschema und leibliche Subjektivität", in: Alloa u. a., *Leiblichkeit. Geschichte und Aktualität eines Konzepts*, S. 24.

[349] Viceconti u. a., „Explicit and Implicit Own's Body and Space Perception in Painful Musculoskeletal Disorders and Rheumatic Diseases: A Systematic Scoping Review", S. 2.

[350] Vgl. Vallar, „Spatial frames of reference and somatosensory processing: a neuropsychological perspective", S. 1401.

[351] Haggard, Iannetti, Longo, „Spatial sensory organization and body representation in pain perception", S. R165, R170.

Dabei ist der Leib der Anker- und Bezugspunkt des Individuums in der räumlichen Welt, von dem die Exploration ihren Ausgang nimmt, er ist die Basis für die Möglichkeit, Wahrheit und Illusion zu unterscheiden und Vertrauen in die Welt zu erlangen.[352] Die Frage danach, welcher Schenkel der senso-motorischen Feedback-Schleife der primäre ist, dürfte so müßig sein wie die nach Henne und Ei, zumal eine klare Unterscheidbarkeit zwischen Sensorik (oder Input) und Motorik (oder Output), wie sie Prinz postuliert[353], vor diesem Hintergrund artifiziell erscheint. Allerdings erscheint auch der Widerspruch zwischen dem Enaktivismus wie unter anderem von Gallagher und Fuchs vertreten und den diesbezüglich kritischen Positionen eher graduell als absolut. Prinz bestreitet zwar, dass Motorik zur Ausbildung von Wahrnehmung benötigt wird. Das mag richtig sein, unberührt bleibt jedoch, dass Motorik und Sensorik sich gegenseitig beeinflussen und stark einfärben. Diese von Vertretern des Enaktivismus postulierte Interaktion wird gestützt von den bisher und im Folgenden referierten psychophysischen und neuroanatomischen Daten – Prinz' Ansicht, dass „...diese Ansichten (nämlich die, dass „motorische Repräsentationen konstitutive Teile unserer Sinneserfahrungen sind") aufregend (sind), aber ... sich nur geringer empirischer Unterstützung (erfreuen)"[354] ist daher nicht haltbar. In eine versöhnliche Richtung argumentiert Prinz dann letztlich auch mit seinen Theorien der „gemäßigten Verkörperung", in denen er Körperbewusstsein als Voraussetzung für Selbstwahrnehmung und Meinigkeit (ownership) und Einheit durch einen gemeinsamen Ort der Handlungskontrolle (agency) postuliert und zu dem Schluss kommt „Bewusstsein erfordert vielleicht keine motorischen Reaktionen, aber es arbeitet im Dienste solcher Reaktionen"[355].

Insgesamt lässt sich konstituieren, dass die Motorik eine wichtige kognitionstheoretische Rolle spielt, da sie die Qualität der Wahrnehmung und des Wahrgenommenen bestimmt – ein Zusammenhang, der auch als sensomotorische Kontingenz bezeichnet wird.[356] Dabei geht es nicht nur um die Ausbildung einer leiblich zentrierten räumlichen, sondern auch zeitlichen Kohärenz.[357] Eine Einschränkung der Motorik – wie dies zum Beispiel aufgrund von Schmerzen gegeben sein kann – wird daher zu einer empfindlichen Störung der Bewegungs-Wahrnehmungs-Abläufe führen. Interessant ist in diesem Kontext, dass rehabilitative Programme, die be-

---

352 Vgl. Olivier, *Being in Pain*, S. 128–131.

353 Vgl. Jesse Prinz, „Ist das Bewusstsein verkörpert?", in: Fingerhut, Hufendiek, Wild, *Philosophie der Verkörperung*, S. 479–480.

354 Jesse Prinz, „Ist das Bewusstsein verkörpert?", in ebd., S. 491.

355 Jesse Prinz, „Ist das Bewusstsein verkörpert?", in ebd., S. 499.

356 Vgl. ebd., S. 41, S. 88.

357 Vgl. Patrick Haggard, Sam Clark, Jeri Kalogeras, „Voluntary action and conscious awareness", in: *Nature Neuroscience* 5/Nr. 4 (2002), S. 382–385, S. 382.

sonders die motorischen Systeme ansprechen, zu deutlicher Schmerzlinderung bei CRPS- und Phantomschmerz-Patienten führten.[358]

Das Körperschema wird durch Aufgaben oder mögliche Aufgaben des In-der-Welt-Seins geformt, als „praktische Einheit, die sich in Verrichtungen und im Handeln selber herstellt“, als „Polarisierung der leiblichen Existenz auf etwas hin“[359]. Ein Beispiel für die Anpassungsfähigkeit des Körperschemas an gegebene körperliche und Umweltbedingungen ist die Prothese, die nach Amputation einer Gliedmaße in das Körperschema integriert wird. Diese Integration kann zum einen gedacht werden als eine im Rahmen der sensomotorischen Interaktion des verkörperten Subjekts mit seiner Umwelt entstehende Zwangsläufigkeit: die veränderte sensorische Afferenz, welche sich aus einem motorischen Impuls ergibt, führt zu einer ‚Neuberechnung‘ des Körperschemas. Es scheint allerdings gerade die Motorik zu sein, die hier einheitsbildend wirkt. Bei einer Variante der RHI wurde nur jeweils ein Finger aktiv oder passiv bewegt bzw. sensibel stimuliert. Nur die Bedingung der aktiven Bewegung führte dazu, dass nicht nur der bewegte Finger, sondern die gesamte Hand in das Körperschema integriert wurde. Unter den beiden anderen Bedingungen war dies lediglich für den einzelnen Finger der Fall. Dies führt zu der Annahme, dass die Motorik eine starke einheits- und kohärenzstiftende Funktion hat. Anatomisch könnte dies mit der kleinteiligeren Struktur des sensiblen Kortex im Vergleich zu einer eher holistischen Organisation des motorischen Kortex erklärt werden.[360] Allerdings ist vermutlich nicht nur der wiederholte Gebrauch der Prothese im Sinne einer Gewöhnung für die Alteration des Körperschemas verantwortlich, sondern auch das kongenital präexistente Körperschema als „neural template“ des gesunden Normalzustandes, in das sich die Prothese an Stelle der amputierten Extremität einfügt.[361]

So wie eine Änderung – z.B. die Amputation einer Gliedmaße – des biologischen Körpers durch Gewöhnung in ein modifiziertes Körperschema übernommen wird, trägt auch die Berührung, das Aktions-Reaktions-Schema mit der Umwelt zu dessen Formung bei. Das Körperschema ist „nicht alleine eine Erfahrung meines Leibes, sondern eine Erfahrung meines Leibes in der Welt“[362], eine „dialektische Struktur, die einerseits mich in Kontakt mit dem Anderen setzt, und andererseits,

[358] Vgl. Lotze, Moseley, „Role of distorted body image in pain“, S. 493.

[359] Waldenfels, *Das leibliche Selbst. Vorlesungen zur Phänomenologie des Leibes*, S. 114–115.

[360] Vgl. Tsakiris, Schütz-Bosbach, Gallagher, „On agency and body-ownership: phenomenological and neurocognitive reflections“, S. 651–652.

[361] Vgl. Giummarra u. a., „Central mechanisms in phantom limb perception: the past, present and future“, S. 222.

[362] Merleau-Ponty, *Phänomenologie der Wahrnehmung*, S. 171.

durch ebene diesen Kontakt, meine Identität entstehen lässt"[363]. Diese Dialektik der Struktur bedeutet eben auch, dass der Leib mit der Situation, die er in der Außenwelt vorfindet, interagiert, sich anpasst bzw. sie antizipiert. Insofern ist das Körperschema laut Merleau-Ponty ein dynamisches, es bedeutet, „daß mein Leib mir als Bereitstellung für diese oder jene wirkliche oder mögliche Aufgabe erscheint"[364].

In diesem Kontext benutzt Merleau-Ponty auch den Begriff der Situationsräumlichkeit – der Gebrauch von Alltagsgegenständen und Instrumenten erfolgt in dem intuitiven, präkognitiven Wissen um die Lokalisation von Körper und Gegenstand im Raum sowie in ihrem relativen Verhältnis zueinander.[365] Auch in diesem Sinne ist das Körperschema einheitsstiftend und ordnend – nicht nur bezüglich der Einheit des Leibes wie oben postuliert, sondern „...durch diese auch (der) Einheit der Sinne und (der) Einheit des Gegenstandes".[366] In diesem Wechselspiel kommt es einerseits zu einer Wahrnehmung meiner Selbst im Sinne einer „minimal consciousness", dem minimalen Nenner meiner Subjekthaftigkeit, es führt andererseits zu einer Erkennung des Selbst als distinkt von einer mich umgebenden Umwelt.

Neben Umwelt und Körper, neben Wahrnehmung und Motorik spielt ein weiterer Faktor eine wichtige Rolle in der Zirkularität von Sensomotorik, von Umwelt und Individuum und wirkt modifizierend auf diese ein: die Emotionen.[367] „Wenn die Resonanz oder die Ansprechbarkeit des Leibes in bestimmter Weise modifiziert wird, wird dies (...) die Affektion bzw. affektive Wahrnehmung einer Person entsprechend beeinflussen", postuliert Fuchs[368] und spricht mit seinen Beispielen – nämlich die Injektion von Botulinum-Toxin in die mimische Muskulatur und das Halten einer heißen Kaffeetasse[369] – gleich zwei Pfade, den motorischen

363 Stefan Kristensen, „Maurice Merleau-Ponty I – Körperschema und leibliche Subjektivität", in: Alloa u. a., *Leiblichkeit. Geschichte und Aktualität eines Konzepts*, S. 26.

364 Merleau-Ponty, *Phänomenologie der Wahrnehmung*, S. 125.

365 Vgl. ebd., S. 125.

366 Ebd., S. 274.

367 Man könnte Emotionen als „innere Wahrnehmung" auch unter diese subsummieren. Da sich aber gerade im Schmerz die Unabdingbarkeit beider Faktoren – der sensorischen Wahrnehmung und der emotionalen Bewertung – zeigt, sollen Emotionen hier als separater Faktor benannt werden.

368 Thomas Fuchs, „Verkörperte Emotionen – Wie Gefühl und Leib zusammenhängen", in: *Psychologische Medizin* 1 (2014), S. 13–20, S. 16.

369 Fuchs geht auf die Effekte dieser Interventionen nicht detailliert ein; gemeint sein könnte z.B. dass nach Injektion von Botulinumtoxin in die „Zornesfalten" der Stirn das Gefühl des sich Ärgerns weniger stark ausgeprägt sein könnte bzw. dass durch das Halten einer als angenehm empfundenen heißen Tasse eine entspanntere Disposition eintritt

und den sensorischen, an, welche die Affektivität beeinflussen können. Und auch hier verläuft die Kausalität in beide Richtungen. Emotionen manifestieren sich nach außen in bestimmten mimischen Ausdrücken, Gesten, Haltungen etc. Das durch eine emotionale Stimmung wie Traurigkeit modifizierte Gangbild wäre ein Beispiel. Umgekehrt bewirken Änderungen der Haltung, des Körpertonus, der Mimik auch eine Alteration der Emotionen. Allein das Hochziehen der Mundwinkel wie bei einem Lächeln kann die Stimmung optimistischer einfärben, ein aufrechter Gang Selbstbewusstsein vermitteln: „Emotionen erleben wir immer in leiblicher Resonanz“[370]. Auch hier lassen sich wechselseitige Kreisläufe beschreiben: Angst beispielsweise führt über eine Reaktion des autonomen Nervensystems zu erhöhter Muskelanspannung, Zittern, Kaltschweißigkeit, erhöhter Pulsfrequenz etc. Diese vegetativen Veränderungen durchbrechen unter Umständen die leibliche Transparenz. Durch die daraus resultierende Wahrnehmung der körperlichen Reaktionen – und somit dem Bewusstwerden der zugrundeliegenden Emotion – kann zu einer Verstärkung des Affekts, in diesem Beispiel der Angst, kommen.

Andererseits kann dieser Circulus vitiosus auch bewusst modifiziert werden, so etwa durch gezielte Entspannungsübungen. Somit definiert Fuchs Emotionen als etwas, das „im gesamten interaktiven Kreisgeschehen (besteht), das durch die Resonanz des empfindenden Leibes vermittelt wird“[371]. Emotionen stellen zudem „mögliche Bewegungsrichtungen“ dar, auch wenn diese sich nicht zwingend im Raum manifestieren, sondern eher eine innere Tendenz anzeigen. So ist z.B. Angst mit einer Fluchttendenz, Zuneigung mit dem Wunsch nach Annäherung verknüpft.[372] Aus diesen Erkenntnissen entwickelt Fuchs das

> „Modell verkörperter Emotionen, basierend auf der kreisförmigen Interaktion zwischen den affektiven Qualitäten der Situation und der leiblichen Resonanz des fühlenden Subjekts. Diese Resonanz äußert sich in Empfindungen, Ausdrucksbewegungen oder Handlungstendenzen, die Gefühl und Bewegung, „Emotion“ und „Motion“ als eng miteinander verknüpft erweisen. Durch seine Resonanz und Beweglichkeit fungiert der Körper als Medium der emotionalen Wahrnehmung, während er selbst meist im Hintergrund des Erlebens bleibt.“[373]

Schilder beschreibt das Einwirken von Affekten auf das Körperschema und den Effekt, den dies auf die Grenzziehung des Leibes hat:

370 Fuchs, „Verkörperte Emotionen – Wie Gefühl und Leib zusammenhängen“, S. 14–15.

371 Ebd., S. 16.

372 Vgl. ebd., S. 15.

373 Ebd., S. 13.

„...every emotion expresses itself in the postural model of the body.... Every emotion therefore changes the body-image[374]. The body contracts when we hate, it becomes firmer, and its outlines towards the world are more strongly marked.... We expand the body when we feel friendly and loving. We open our arms, we would like to enclose humanity in them. We expand, and the borderlines of the body image lose their distinct character."[375]

Dies meint Merleau-Ponty wenn er postuliert, dass „... emotional life is the ongoing negotiation of this interminable process of the individuation of our selves and others"[376]. Whitney geht daher sogar so weit, Emotionen nicht nur eine wichtige Rolle für die Enge bzw. Weite der leiblichen Grenzziehung zuzuschreiben, sondern auch für die Durchlässigkeit eben dieser Grenze:

„What we call emotions are the movements of this felt, imaginary boundary: the dilation or contraction of its openings, its ejections or incorporations; the rigidity or suppleness of its texture. The body proper is an affective phenomenon, not only in the sense that its boundary is sustained through affective forces, but also in the sense that adult emotions are the variability in the texture of that boundary, and in the distance it establishes between ourselves and others."[377]

Das Körperschema ist also in seinen Grundzügen wie auch in seiner Potenzialität im Sinne einer Offenheit gegenüber einer möglichen Aus- und Umbildung angeboren, bleibt jedoch lebenslang in der sensomotorischen Interaktion mit der Umwelt form- und durch Einwirkung der Emotionen modulierbar. Es legt einerseits die Grundlage der *körperlichen* Einheit. Insofern der Körper jedoch nur in enger Zusammenschau mit Geist bzw. Gehirn und Umwelt zu sehen ist, kann das Körperschema auch als Grundlage der *leiblichen* Einheit gesehen werden – und somit als Minimalbedingung des in die objekthafte und intersubjektive Umwelt hineinhandelnden Individuums, das sich in diesem Handeln auf eine implizite, pränoetische Weise seiner Selbst – auch und gerade in der Abgrenzung von dieser Umwelt – bewusst wird. Die Frage nach dem Selbst bzw. dem Selbst-Bewusstsein ist eine komplexe, die von verschiedenen Fachrich-

374 Auch wenn Schilder hier von „body-image" also „Körperbild" spricht, handelt es sich bei der von ihm besprochenen Entität im Sinne der hier verwendeten Definition eher um das „Körperschema"; zur Heterogenität des Gebrauchs der Begriffe Körperschema und Körperbild s. 98.

375 Paul M. Schilder, *The Image and Appearance of the Human Body: Studies in the Constructive Energies of the Psyche*, 1999, London, S. 210.

376 Whitney, „Merleau-Ponty on the Mirror Stage: Affect and the Genesis of the Body Proper in the Sorbonne Lectures", S. 150.

377 Ebd., S. 151.

tungen, Denkrichtungen und Zeitaltern sehr unterschiedlich beantwortet wird. Es scheint jedoch attraktiv, die Suche nach dem ‚minimal self'[378], dem kleinsten gemeinsamen Nenner einer Definition des sich seiner bewussten Selbst, bei der Untersuchung des allen Lebewesen in mehr oder weniger reflektierter Ausprägung gegebenen Leib- und Körperbewusstseins beginnen zu lassen: „Bodily self-awareness seems to be one of the most tempting and attractive candidates for the basic level of self-awareness that might be at the core of a comprehensive account of the manifold forms of self-consciousness"[379].

[378] Eine konzise Definition des ‚minimal self' findet sich bei Salomon 2017, S. 88 : „This level of self-representation often termed the minimal self relates to the ‚consciousness of oneself as an immediate subject of experience, unextended in time' (Salomon zitiert hier Gallagher, 2000, DOI: 10.1016/s1364-6613(99)01417-5 , S. 15) and is grounded in our embodied experience of being a self in a body .... Thus the minimal self relates to the pre-reflexive and embodied sensation of being an ‚I' who is the subject of experience, which is independent of higher or second order semantic and cognitive self-representation .... Three central features of the minimal self have been previously suggested: (1) self-identification with the body (also termed body ownership); (2) self-location (i.e., the experience of where I am in space), and (3) the first person perspective."

[379] Gallese, Sinigaglia, „How the Body in Action Shapes the Self", S. 118.

Das Körperschema als Ankerpunkt des Selbst: Self Agency und Body Ownership

Aus dem Konzept des Körperschemas heraus ergeben sich diverse Eigenschaften des leiblichen Individuums, die ineinandergreifen und sich gegenseitig bedingen. Die körperliche und leibliche Einheit sowie das daraus resultierende Potenzial der Abgrenzung und Individualisierung wurden im vorherigen Abschnitt thematisiert. Die Attribute, die im Folgenden diskutiert werden, sind die Einheit von Leib und Umwelt, die Selbstwirksamkeit bzw. Selbst-Zugehörigkeit von eigens initiierten Handlungen sowie eine dynamische Differenz von aktuellem und habituellem Körper.

Das Körperschema ist eine wesentliche Voraussetzung, um den eigenen Leib als harmonisch in die Umwelt hineinagierende Einheit[380] zu empfinden und eben diese auch nicht als fragmentarisch, sondern als sinnvoll zusammenhängend wahrzunehmen. Dem Körperschema kommt hierbei eine prominente identitätsstiftende Wirkung zu, indem es Einheit herstellt: Einheit des Leibes, Einheit von Wahrnehmung und Bewegung als auch Einheit des Wahrgenommen.[381] Durch seine dialektische Struktur hat das Körperschema die Funktion der „Korrelation zwischen der Einheit des wahrgenommenen Gegenstandes und der Einheit des wahrnehmenden Leibes“[382].

Wie oben diskutiert halten sowohl Merleau-Ponty als auch Gallagher das Körperschema für die zumindest partiell angeborene, präkognitive, einheitsstiftende Grundlage der Kognition. Ein wichtiges neurowissenschaftliches Konzept in diesem Kontext ist der Abgleich einer im Handeln antizipierten multisensorischen Information mit einer Efferenzkopie der intendierten Bewegung (zur Efferenzkopie s. S. 87). Je geringer die Diskrepanz zwischen Efferenzkopie und Afferenz, desto stärker ist der Eindruck einer selbstwirksam durchgeführten Bewegung. Dieser Abgleich trägt somit dazu bei, selbst initiierte, motorische Aktionen, als deren Gestalter ich mich erlebe, von solchen zu unterscheiden, die von außen bewirkt werden – zum Beispiel durch einen Stoß, der mir durch eine andere Person versetzt wird. Diese Selbstwirksamkeit ist eine notwendige Grundlage für das Selbsterleben als leibliche, von der Umwelt unabhängi-

[380] Einheit ist hier nicht als blockhaft, fest konstituiert zu verstehen. Vielmehr handelt es sich um eine modifizierbare, fließende Entität, die aber als verschieden und unterscheidbar von ihrer Umwelt erkannt bzw. gefühlt werden kann.

[381] Vgl. Stefan Kristensen, „Maurice Merleau-Ponty I – Körperschema und leibliche Subjektivität“, in: Alloa u. a., *Leiblichkeit. Geschichte und Aktualität eines Konzepts*, S. 23.

[382] Stefan Kristensen, „Maurice Merleau-Ponty I – Körperschema und leibliche Subjektivität“, in ebd., S. 31.

ge Einheit.[383] Hier wird auch deutlich, dass die Einheit von Leib und Umwelt – sowohl als singuläre Entitäten als auch in ihrem Zusammenspiel – ganz wesentlich auf dem Prinzip des Individuums als intentional motorisch handelndes Wesen beruht: „...intentional action binds together the conscious representation of the action and its sensory consequences“[384]. Grundlegend ist hierfür wiederum das Körperschema als angeborene und zeitlebens ab frühester Kindheit verfeinerte zentrale Vorstellung einer intendierten Aktion und ihrer Konsequenzen. Zusätzlich scheint es eine natürliche Tendenz zu geben, sich selbst als kausal für Bewegungen des eigenen Körpers anzusehen, selbst wenn es sich – in einem experimentellen Aufbau wie der RHI oder der Spiegelung der gesunden eigenen oder einer fremden Extremität an die Stelle eines amputierten Arms – bei den bewegten Körperteilen nicht um das eigene bzw. das eigentliche handelt, sondern um fremde bzw. uneigentliche Extremitäten, deren Zugehörigkeit durch visuelle Manipulation verfälscht wird.[385]

Auf diesem Konzept der Kausalität gründen zwei weitere Begrifflichkeiten in Bezug auf willkürliche Handlungen – seien sie motorisch oder kognitiv – die bei Gallagher als „Self-Agency (SA[386])“ und „Body Ownership (BO)“ benannt werden, also in etwa die „Selbstwirksamkeit bzw. Urheberschaft“ und „Besitz bzw. Zugehörigkeit“ einer Handlung.[387] Sie beschreiben den subjektiven Eindruck, dass z.B. eine Extremität vom Individuum *selbst* kontrolliert werden kann bzw. zum *eigenen* Körper gehört. Letztere – die BO – kann auch als kohärente Integration zweier Funktionen beschrieben werden: der Wahrnehmung des eigenen Körpers – daher auch „mineness“ oder ipseity[388] – sowie der Wahrnehmung des peripersonalen Raums.[389] Es ist die Wahrnehmung von BO, die mich erkennen lässt, dass *ich* diejenige bin, die sich bewegt. Die SA zeigt mir an, dass ich die *Urheberin* dieser Bewegung bin.

---

383 Vgl. Marc Jeannerod, The mechanism of self-recognition in humans, in: *Behavioural Brain Research* 142/ Nr. 1 (2003), S. 1–15, S. 1.

384 Ebd., S. 8.

385 Vgl. ebd., S. 2.

386 Im Folgenden sollen der besseren Lesbarkeit wegen die Abkürzungen SA und BO verwendet werden

387 Vgl. Gallagher, *How the Body Shapes the Mind*, S. 56-57; eigene Übersetzung. Im Folgenden sollen die englischen Begriffe bzw. ihre Abkürzungen beibehalten werden.

388 Vgl. Shaun Gallagher, „On the possibility of naturalizing phenomenology“, in: Dan Zahavi, *The Oxford Handbook of Contemporary Phenomenology*, 1. Aufl. 2013, Oxford, S. 70–94.

389 Vgl. Viceconti u. a., „Explicit and Implicit Own's Body and Space Perception in Painful Musculoskeletal Disorders and Rheumatic Diseases: A Systematic Scoping Review“, S. 2.

Die Kreisläufe der Sensomotorik in Zusammenschau mit Pro- und Retention sind in diesem Zusammenhang wesentlich: „The same retentional-protentional structure can act as the organizing principle for proprioceptive processes that give rise to a phenomenal sense of movement and agency“[390]. Als zentrales anatomisches Korrelat der SA wird unter anderem das supplementär-motorische Areal (SMA) postuliert. Das SMA liegt im frontalen Kortex und ist wesentlich bei der Planung und Vorbereitung willkürlicher motorischer Handlungen involviert. Hier können elektrische Potentiale abgeleitet werden, bevor dies über dem primären motorischen Kortex, von dem der eigentliche Bewegungsimpuls ausgeht, möglich ist. Diese unbewusste, einer Handlung vorausgehende motorische Planung in der SMA sieht Gallagher als das neurowissenschaftliche Korrelat der SA an. Er wendet sich dabei gegen die Theorie, dass diese als sekundäres Phänomen des propriozeptiven Feedbacks während einer Bewegung zu interpretieren ist und belegt dies unter anderem mit dem Beispiel eines sensorisch deafferenzierten Patienten. Die motorische Aktion bei diesem Krankheitsbild würde keine sensible (inkl. propriozeptive) Rückmeldung über die stattgehabte Bewegung nach sich ziehen, die trotzdem als eigen erlebt würde.[391] Ein weiteres anatomisches Korrelat für die SA scheint die Integration multisensorischer Afferenzen im Rahmen selbst-initiierter Bewegung im Bereich der vorderen Insel zu sein.[392]

BO hingegen wird vor allem durch sensorisches Feedback bewirkt, welches in den multisensorischen Integrationsareale des parietalen Kortex (s. S. 59) prozessiert wird.[393] Wie oben erläutert wurde, sind auch Patienten mit einem sogenannten Neglect von einer Störung der leiblichen Wahrnehmung im Sinne der Zugehörigkeit von Körperteilen und ihren Bewegungen betroffen. In diesem Kontext interessant ist, dass der bei Neglect-Patienten läsionierte inferiore parietale Kortex eine entscheidende Rolle für die identitätsstiftende sensomotorische Feedback-Schleife zu spielen scheint, welche den Abgleich von bewegungsinduziertem sensorischem Input mit dem anhand der Efferenzkopie der geplanten Bewegung entworfenen Bild des multimodalen sensorischen Resultats der Bewegung ermöglicht.[394]

Ebenso scheint der rechte posteriore insuläre Kortex eine wesentliche anatomische Struktur für die BO darzustellen. Per Läsionsanalyse konnte

---

390 Gallagher, „Time in Action“, S. 423.

391 Vgl. Gallagher, *How the Body Shapes the Mind*, S. 57.

392 Vgl. Berlucchi, Aglioti, „The body in the brain revisited“, S. 32.

393 Vgl. Gallagher, *How the Body Shapes the Mind*, S. 176–178; vgl. Berlucchi, Aglioti, „The body in the brain revisited“, S. 32.

394 Vgl. Akira Murata, Wen Wen, und Hajime Asama, „The body and objects represented in the ventral stream of the parieto-premotor network“, in: *Neuroscience Research* 104 (2016), S. 4–15, S. 4.

bei Patienten mit Anosognosie[395] für eine Hemiparese (Halbseitenlähmung) mit oder ohne Verlust des Gefühls der BO gezeigt werden, dass Störungen derselben eng mit Läsionen in diesem Areal verknüpft sind.[396] Auch psychophysikalische Experimente stützen diese Zuordnung, so zum Beispiel die RHI (s. S. 81). Der Eindruck der Probanden, dass die eigene Hand während der Illusion näher an die Position der Gummihand rückt, wird als quantifizierbares Verhaltenskorrelat von BO im Sinne einer Inkorporierung der Gummihand in den eigenen Körper gewertet. In einer in Zusammenschau mit der RHI durchgeführten PET-Untersuchung korrelierten Aktivierungen in der hinteren Insel und im frontalen Operculum mit dem Vorhandensein von BO.

Die Inkorporierung einer künstlichen Hand in das eigene Körperschema durch passive Stimulation (im Rahmen der RHI Berührung der Hand zusammen mit visueller Information über die Gleichzeitigkeit oder Nicht-Gleichzeitigkeit der sensiblen Stimulation der eigenen bzw. künstlichen Hand) kann dahingehend gewertet werden, dass der Eindruck von BO nicht zwingend an eine motorische Aktion – sei sie durchgeführt oder auch nur geplant – gebunden ist.[397] Auch mittels psychophysischer Experimente konnte gezeigt werden, dass BO – im Gegensatz zu SA – nicht zwingend aktiver Bewegung bedarf.[398] Motorische Aktivität scheint das Gefühl von BO jedoch einerseits zu verstärken, andererseits wird die BO durch Abwesenheit von Bewegung geschwächt. Burin et al. zeigten mittels einer Versuchsreihe an Patienten mit einer rein motorischen Hemiplegie (d.h. eine Körperhälfte war aufgrund eines Schlaganfalls gänzlich gelähmt, die Sensibilität jedoch erhalten), dass die BO für die gelähmte Körperhälfte geringer ausfiel als bei einer gesunden Vergleichspopulation.[399] Dies lässt sich dahingehend interpretieren, dass die im Rahmen der

395 „Als Anosognosie bezeichnet man eine hirnorganisch bedingte Körperschemastörung, in deren Folge körperliche Defizite und/oder Erkrankungen nicht wahrgenommen werden können."
(https://flexikon.doccheck.com/de/Anosognosie; Zugriff am 24.04.2022)

396 Vgl. Bernhard Baier und Hans-Otto Karnath, „Tight link between our sense of limb ownership and self-awareness of actions", in: *Stroke* 39/Nr. 2 (2008), S. 486–488, S. 486; Vgl. Berlucchi, Aglioti, „The body in the brain revisited", S. 31.

397 Vgl. Manos Tsakiris u. a., „Neural signatures of body ownership: a sensory network for bodily self-consciousness", in: *Cerebral Cortex (New York, N.Y.: 1991)* 17/Nr. 10 (2007), S. 2235–2244, S. 2242.

398 Vgl. Matthew R. Longo und Patrick Haggard, „What Is It Like to Have a Body?", in: *Current Directions in Psychological Science* 21/Nr. 2 (2012), S. 140–145, S. 141.

399 Vgl. Dalila Burin u. a., „Are Movements Necessary for the Sense of Body Ownership? Evidence from the Rubber Hand Illusion in Pure Hemiplegic Patients", in: *PLOS ONE* 10/Nr. 3 (2015), S. e0117155, S. 8. Die verringerte BO

Bewegung erzeugten Efferenz- und Efferenzkopiesignale wesentlich dazu beitragen, dass sich der handelnde Körper als der meinige anfühlt.[400] Im Gegensatz zu rein sensorischen Reizen oder passiven Bewegungen scheint die aktive Motorik zudem einen einheitsbildenden, kohärenzstiftenden Charakter zu haben. Wie auf S. 103 beschrieben, breitet sich die durch die RHI induzierte Illusion der Inkorporation bei aktiver Bewegung einzelner Finger auf die ganze Hand aus, während diese bei einer lokalisierten Stimulation einzelner Finger durch Berührung oder passive Bewegung auf die stimulierten Finger beschränkt blieb.[401] Zudem scheinen Efferenzen erheblich zur Erkenntnis von Körperteilen als den meinen beizutragen.[402]

Anhand der vorhandenen anatomischen Daten entwickelt Tsakiris ein neuronales Modell der BO. Er lokalisiert das präexistente top-down Körperschema in der Übergangsregion zwischen Temporal- und Parietallappen (temporoparietale Junktion, TPJ) der rechten Hemisphäre. Mit der hier hinterlegten Information werde die sogenannte on-line Repräsentation des Körpers – also sein aktueller anatomischer und posturaler Zustand – abgeglichen, die im primären und den assoziativen somatosensorischen Kortizes, insbesondere im posterioren parietalen Kortex, ventralen prämotorischen Kortex und der rechten posterioren Insel generiert wird.[403]

Zusätzlich zu äußeren sensorischen Einflüssen mögen auch innere, autonome (d.h. den Teil des Nervensystems betreffend, der der willkürlichen Kontrolle weitestgehend entzogen ist) Sensationen den Eindruck von BO stärken. Das interozeptive System, welches den leiblichen Zustand über zentrale homöostatische Afferenzen in der dorsalen hinteren Insel repräsentiert, ermöglicht eine Verkörperung ‚innerer Zustände' wie Hunger, Durst oder auch in den Hohlorganen entstehenden viszeralen Schmerz. Eine Metarepräsentation dieser Verkörperung in der rechten vorderen Insel scheint die Basis für ein subjektives Bild als ‚Selbst', als fühlendes Wesen („emotional awareness") darzustellen.[404]

---

fand in diesem Experiment Ausdruck in einer objektiv und subjektiv verstärkten Inkorporierung der Gummihand in der RHI.

400 Vgl. Manos Tsakiris u. a., „A specific role for efferent information in self-recognition", in: *Cognition* 96/Nr. 3 (2005), S. 215–231, S. 215.

401 Vgl. Manos Tsakiris, Gita Prabhu, Patrick Haggard, „Having a body versus moving your body: How agency structures body-ownership", in: *Consciousness and Cognition* 15/Nr. 2 (2006), S. 423–432, S. 423.

402 Vgl. Tsakiris, Schütz-Bosbach, Gallagher, „On agency and body-ownership: phenomenological and neurocognitive reflections", S. 655.

403 Vgl. Manos Tsakiris, „My body in the brain: a neurocognitive model of body-ownership", in: *Neuropsychologia* 48/Nr. 3 (2010), S. 703–712, S. 710.

404 Vgl. A. D. Craig, „Interoception: the sense of the physiological condition of the body", in: Current Opinion in Neurobiology 13/Nr. 4 (2003), S. 500–505, S. 500.

Neben der BO trägt noch (mindestens) eine Komponente zum „Körpergefühl“ bei, nämlich das Wissen um die eigene Lokalisation im Raum. Es ist die Wahrnehmung eines Körperteils in Relation zum Gesamtkörper und diesen wiederum als lokalisiert in seiner Umwelt.[405] Läsions- und neurophysiologische Studien haben gezeigt, dass diesen beiden Komponenten unterschiedliche neuroanatomische Korrelate zugrunde liegen. Während die BO wie oben dargestellt an die parietalen multisensorischen Integrationsareale, die posteriore Insel und das frontale Operculum geknüpft ist, scheint das Bewusstsein der Lokalisation des Selbst in posterioren parietalen und mesiotemporalen Kortexarealen repräsentiert zu sein.[406] Zudem konnte die Übergangsregion zwischen Temporal- und Parietallappen, die TPJ, in einer Serie von Läsionsanalysen und Experimenten zur Selbstlokalisation im Raum in Abhängigkeit von der Ich-Perspektive sowie zur Wahrnehmung des eigenen Körpers als kohärentes Ganzes in Abgrenzung von äußeren Objekten als relevantes Areal identifiziert werden (zur Rolle der TPJ bzgl. des Abgleichs Körperschema und aktuellen sensorische Eindrücke s. S. 112).[407] Dies führt Ionta zu der – durchaus selbstbewussten – Aussage: „Our findings reveal that multisensory integration at the TPJ reflects one of the most fundamental subjective feelings of humans: the feeling of being an entity localized at a position in space and perceiving the world from this position and perspective“[408]. Die TPJ wiederum ist in ein rechtshemisphärisch-dominantes Netzwerk – bestehend aus beiden TPJ, der rechten Insel und der rechten SMA – eingebunden.[409] Diese funktionelle Einheit bestehend aus prämotorischen Arealen, TPJ und insulärem Kortex bildet daher möglicherweise

---

405 Vgl. Mandrigin, „The where of bodily awareness“, S. 1888.

406 Vgl. Valeria I. Petkova u. a., „From part- to whole-body ownership in the multisensory brain“, in: *Current biology: CB* 21/Nr. 13 (2011), S. 1118–1122, S. 1118; vgl. Arvid Guterstam u. a., „Posterior cingulate cortex integrates the senses of self-location and body ownership“, in: *Current biology: CB* 25/Nr. 11 (2015), S. 1416–1425, S. 1; vgl. Andrea Serino u. a., „Bodily ownership and self-location: components of bodily self-consciousness“, in: *Consciousness and Cognition* 22/Nr. 4 (2013), S. 1239–1252, S. 1245.

407 Vgl. Manos Tsakiris, Marcello Costantini, und Patrick Haggard, „The role of the right temporo-parietal junction in maintaining a coherent sense of one's body“, in: *Neuropsychologia* 46/Nr. 12 (2008), S. 3014–3018, 3014–3017; vgl. Silvio Ionta u. a., „Multisensory mechanisms in temporo-parietal cortex support self-location and first-person perspective“, in: *Neuron* 70/Nr. 2 (2011), S. 363–374, S. 363.

408 Ionta u. a., „Multisensory mechanisms in temporo-parietal cortex support self-location and first-person perspective“, S. 363.

409 Vgl. Silvio Ionta u. a., „The brain network reflecting bodily self-consciousness: a functional connectivity study“, in: *Social Cognitive and Affective Neuroscience* 9/Nr. 12 (2014), S. 1904–1913, S. 1910.

die Grundlage für SA, BO und Selbstlokalisation im Raum. Eine weitere anatomische Struktur, welche eine wichtige Funktion für die Integration der BO und der Selbstlokalisation im Raum wahrnimmt, ist das posteriore Cingulum, wie Guterstam et al. mittels funktioneller Bildgebung, der out-of-body Illusion und wechselnder Lokalisation der illusionären Selbstlokalisation zeigen konnten.[410]

Angesichts des engen Ineinandergreifens von BO und SA mag der strikten Unterteilung etwas Künstliches anhaften. Es besteht mutmaßlich eine wesentliche Überlappung bzw. handelt es sich um phänomenologisch sehr ähnliche, ineinandergreifende, sich intensiv gegenseitig beeinflussende Entitäten, die von verschiedenen Seiten beleuchtet werden.[411] Sicher ist, dass beide unabdingbar zur leiblichen Wahrnehmung gehören, diese körperlich-sensorisch-motorisch fundieren, aber vermutlich nicht in ihrer ganzen Komplexität abschließend beschreiben. Insofern sind in weiterer Folge komplexere Modelle entworfen worden. So unterteilt z.B. Riva „den Körper" in sechs unterschiedliche Entitäten: den Sentient Body (Minimal Selfhood), den Spatial Body (Self Location), den Active Body (Agency), den Personal Body (Whole Body Ownership - Me), den Objectified Body (Objectified Self - Mine) und den Social Body (Body Satisfaction - Ideal Me). Diese sechs Repräsentationen sieht er als in einer supramodalen „body matrix", einer Körpermatrix vereint.[412] Diese komplexe, verwobene Vorstellung des Leib-Körpers dürfte der Realität wohl eher gerecht werden als die Annahme diskreter, nebeneinander bestehender Qualia. Sie mindert jedoch nicht den Wert einer systematischen Betrachtung von SA und BO.

Das enge Zusammenspiel sowie die wechselseitige Interaktion von Körperschema, Selbstlokalisation, SA und BO fasst Serrahima in der „Boundedness These" zusammen. Ausgehend hiervon postuliert sie, dass das Gefühl von BO auf der Wahrnehmung des Körpers als begrenzt beruht.[413] Diese Begrenzung wird zum einen durch top-down Prozesse – die Existenz einer Vorstellung davon, wie der Körper geformt ist, also eines Körperschemas – andererseits durch bottom-up Prozesse – die Wahrnehmung und Lokalisation sensibler Reize an der Oberfläche dieser Kör-

---

410 Vgl. Guterstam u. a., „Posterior cingulate cortex integrates the senses of self-location and body ownership", S. 1416.

411 Vgl. Sanneke de Haan und Leon de Bruin, „Reconstructing the minimal self, or how to make sense of agency and ownership", in: *Phenomenology and the Cognitive Sciences* 9/Nr. 3 (2010), S. 373–396, S. 377.

412 Vgl. Riva, *The neuroscience of body memory: From the self through the space to the others*, S. 241.

413 Vgl. Carlota Serrahima, „The Bounded Body. On the Sense of Bodily Ownership and the Experience of Space", in M. Guillot und M. Garcia-Carpintero: *The Sense of Mineness* (forthcoming), o.O., S. 6–7.

per-Karte – generiert: „Touch *qua* bodily sensation involves the awareness of bodily boundaries, which in turn equates to the awareness of such boundaries standing out against a wider space"[414]. Diese Überlegungen betreffen nicht nur die Berührung, sondern auch andere somatosensorische Perzeptionen wie Propriozeption, Kitzeln oder eben Schmerz.[415] Das Grenz-Erleben beruht auf einem prinzipiell gegebenen Verständnis des Körpers als etwas Begrenztem – mit einer ungefähren Vorstellung der Ausdehnung dieser Grenzen – und dem sensorischen Feedback, welches das Vorhandensein einer nach außen und innen gewandten Körperoberfläche bestätigt und das innere Bild hiervon optimiert. Das Erleben der Abgrenzung wiederum ist eine essenzielle Voraussetzung für das Spüren des Körpers als *meinen* Körper: „... the experienced location of the qualities felt in bodily sensations entails an awareness of boundaries that is awareness of *my* body as bounded"[416]. Die Konstitution der Begrenzung ergibt sich also zum einen aus der Erfahrung von Widerstand sowie dem Berühren bzw. Berührtwerden. Das handelnde Subjekt wird hier eng verknüpft mit (motorischer) SA und BO: „The agentive view that follows naturally is one in which bodily sensations, provided with a spatial content, delimit the body with which we can act directly; and this, in turn, gives rise to a specific bodily map attached to action, as well as to a sense of bodily ownership"[417].

Die Tatsache der Begrenzung des Körpers als Voraussetzung für „Selbstheit" beschreibt auch Novotný im Rückgriff auf Levinas: „Zur Ermöglichung der Selbstheit ist eine Setzung des Körpers nötig, ein Ereignis, das dem Erleben insofern von außen begegnet, als es sich dieses nicht selbst schenken kann"[418]. Diese Art der Individuation durch Verortung, der Subjektivierung des Bewusstseins durch eine von extern gegebene Setzung erinnert an die Rolle der Geburt bei Sepp:

> „Erst in dieser Urerfahrung, in welcher sich die sinnlose Härte des Realen dem sich auslebenden Leben entgegenstellt, bildet sich jene Differenz, die ... die Grundlage dafür schafft, dass Leben später

[414] Carlota Serrahima, „The Bounded Body. On the Sense of Bodily Ownership and the Experience of Space", in ebd., S. 8.

[415] Vgl. Carlota Serrahima, „The Bounded Body. On the Sense of Bodily Ownership and the Experience of Space", in ebd., S. 9.

[416] Carlota Serrahima, „The Bounded Body. On the Sense of Bodily Ownership and the Experience of Space", in ebd., S. 9.

[417] Carlota Serrahima, „The Bounded Body. On the Sense of Bodily Ownership and the Experience of Space", in ebd., S. 15.

[418] Novotný, *Leib und Welt. Zu einigen Grundmotiven der Phänomenologie*, S. 141.

> den Sinn des Exterioren und in Folge davon die ganze Palette an Unterscheidungen von innen und außen bilden kann."[419]

Erst das Erleben des Körpers als begrenzte Entität lässt ihn mir als etwas erscheinen, das (zu) mir gehört (BO) und mich innerhalb bestimmter Limitationen, die zum einen durch den Körper selbst, zum anderen durch seine Umwelt und seine relative Position innerhalb dieser, selbstverantwortlich handeln (SA) lässt. Es ist „ein Leben, das bereits mit seinem Faktum die Grenze in dem Sinn repräsentiert, dass es selbst (nur) dies ist, und alles andere nicht ist, mit all den darin implizierten Konsequenzen einer Stiftung von Zeitlichkeit und Räumlichkeit, dass es selbst aber nur ist, was es als diese Da ist, indem es aus sich heraus lebt, sich ‚ausleibt', einen Leib, seinen Leib erhält"[420]. Diese Art der Bewusstmachung des Körpers impliziert somit das intrinsische Gefühl des Im-Besitz-Seins des Körpers und des Abgegrenztseins von der Umgebung: „...alles Sein (ist) ... ein Anders-sein.... Erst durch das Bezogen-werden des einen Seienden auf ein Anders seiendes wird beides überhaupt konstituiert"[421].

Die oben geschilderten Gegebenheiten tragen nicht nur zur Einheit des Individuums bei, sondern auch entscheidend zur Eigenwahrnehmung als selbstwirksam und autonom handelndes, mit seiner Umwelt zwar verbundenes, letztlich jedoch abgrenzbares, unabhängiges und als solches für sich und andere identifizierbares Individuum:

> „...it (agency, *JW*) is the what-it's-like of self as source of the motion. You experience your arm, hand, and fingers as being moved by you yourself—rather than experiencing their motion either as fortuitously moving just as you want them to move, or passively experiencing them as being caused by your own mental states. You experience the bodily motion as generated by yourself."[422]

Wie aber lassen sich vorbewusste, antizipatorische Aktionen des prämotorischen Systems (s. SMA, S. 104) mit „agency" im Sinne eines freien Willens – oder doch zumindest einer Optionalität, eines Möglichseins – vereinbaren? Gallagher lost dieses Paradox, indem er zum einen zwischen schnellen, automatischen Reflexhandlungen und langsameren, bewussten und vorsätzlichen Handlungen, die ein gewisses Maß an Deliberation

[419] Hans Rainer Sepp, „Grundfragen einer phänomenologischen Oikologie", in: *AUC Interpretationes* (2011), S. 221.

[420] Ebd., S. 219.

[421] Viktor E. Frankl: *Ärztliche Seelsorge: Grundlagen der Logotherapie und Existenzanalyse – Mit den ›Zehn Thesen über die Person‹*, 11. Aufl. 2007, München, S. 29; vgl. Gallagher, *How the Body Shapes the Mind*, S. 28–29.

[422] Terry Horgan: „The Phenomenology of Agency and Freedom: Lessons From Introspection and Lessons From Its Limits", in: *Humana. Mente* 15 (2011), S. 77–97, S. 79.

beinhalten unterscheidet, zum anderen zwischen motorischen Abfolgen und den intentionalen Aktionen, deren Bestandteil sie sind. Das Konzept des freien Willens bezieht sich jeweils auf letztere, während erstere eher Mittel zum Zweck sind. Aufbauend auf reflexartigen und automatisierten Bewegungen kann eine bewusst erwünschte, geplante Handlung erfolgen, die auf ein bestimmtes Ziel ausgerichtet ist: „...such extra-conscious aspects of body-schematic control are like the vehicle to the volitional content“[423].

Die Rolle der BO und SA für die Autonomie können anhand krankheitsbedingter Einschränkungen illustriert werden. Verschiedene Krankheitsbilder gehen mit einer Störung der Wahrnehmung von BO und SA im Sinne einer verstärkten Durchlässigkeit der Grenzen des Selbst und daraus resultierender Einflussnahme oder Eingebung von Aktionen und Gedanken durch die Umwelt einher, allen voran die Schizophrenie.[424]

Als alternative Erklärung der intrinsischen Wahrnehmung von agency der eigenen Gedanken zieht Gallagher das Husserlsche Modell der retentional-protentionalen Struktur des Bewusstseins heran, welches die Einheit des Bewusstseins durch die intrinsische Temporalität erklärt (s. S. 64). Bei einem Versagen der protentionalen Mechanismen würde ich einen Gedanken retentional wahrnehmen, von ihm überrascht werden – er würde sich somit fremd anfühlen.[425] Dieser Überraschungsmoment widerspricht einem weiteren für autonome Handlungen essentiellen Konzept – der Optionalität, der Möglichkeit, dass man sich auch gegen die durchgeführte Handlung bzw. für eine andere hätte entscheiden können.[426] Die Verbindung der per se vorhanden Option und der aus BO und SA resultierenden Eigenwahrnehmung als selbst und aus eigenem Antrieb handelndem Wesen bedingt den Status als moralisch handelndes Subjekt.[427]

---

423 Gallagher, *How the Body Shapes the Mind*, S. 238-240.

424 Vgl. ebd., S. 176–178; Bei der Schizophrenie handelt es sich um ein psychiatrisches Krankheitsbild, zu dessen Symptomen unter anderem das Gefühl von Fremdsteuerung im Sinne von Gedankenentzug oder -eingabe sowie fremdbestimmten Handeln gehört. Da die Schizophrenie hier nicht eigentliches Thema ist, soll dies nicht weiter ausgeführt werden. Eine umfassende Abhandlung unter phänomenologischen Aspekten findet sich aber z. B. bei Thomas Fuchs, „Selbst und Schizophrenie“, in: DZPhil, 60 (2012) 6, 887–901.

425 Vgl. ebd., S. 190–195.

426 Vgl. Horgan, „The Phenomenology of Agency and Freedom: Lessons From Introspection and Lessons From Its Limits“, S. 80.

427 Vgl. Roy Salomon, „The Assembly of the Self from Sensory and Motor Foundations“, in: *Social Cognition* 35 (2017), S. 87–106, S. 96; der Begriff des moralischen Handelns ist hier rein deskriptiv gebraucht im Sinne des Vollzugs willentlichen, absichtlichen, wertegeleiteten Handelns, welches mit der Verantwortung für die sich daraus ergebenden Konsequenzen einhergeht, da sich die Handelnde als Verursacherin derselben erlebt.

Sie ist für die Annahme einer durch das Individuum selbst geschaffenen und erhaltenen ökologischen Nische und seiner daraus resultierenden Autonomie essentiell. Dies wird besonders für den letzten Teil dieser Abhandlung relevant werden, in dem es darum gehen wird, wie sich die Autonomie gegenüber dem Schmerz im Rahmen der Modifikation dieser Nische behaupten lässt. Im Folgenden soll das Gesagte aber zunächst auf die (wechselseitigen) Einflüsse, die Schmerz, Körperschema, SA und BO aufeinander ausüben, angewandt werden.

Schmerz und Body Ownership

Mit Viceconti lässt sich zusammenfassen, dass Schmerz mit drei Ebenen des leiblichen Erlebens interferiert: der Wahrnehmung des Körpers, der Wahrnehmung der peripersonellen Umwelt sowie dem Eindruck der Zugehörigkeit des Körper-Leibes zu einem selbst.[428] Das Körperschema liegt der Einheit des Leibes, der Sensomotorik als auch der Perzeption zugrunde und ist daher eine wesentliche Komponente der individuellen Identität. Mit der Alteration des Körperschemas im Zustand chronischer Schmerzen wird unweigerlich dessen Einheit beeinträchtig – die Einheit des Leibes einerseits, aber auch die Einheit mit der sozialen und biologischen Umwelt. Der Schmerz bewirkt, dass sich das Individuum selbst fremd wird – der Körper ist ein anderer, seine Proportionen haben sich verschoben, die schmerzende Stelle expandiert auf Kosten des restlichen Körpers, er unterliegt nicht mehr in allen Aspekten dem eigenen Willen, kann nicht mehr – innerhalb physikalischer und biologischer Grenzen – zur Erreichung eigener Ziele eingesetzt werden. Schmerz kann somit auch als Bedrohung des Selbst angesehen werden. Schmerz bedeutet Kontrollverlust. Dies steht im Gegensatz zum Gefühl des Im-Besitz-Seins, der BO, der SA. Allein die Tatsache, dass das Körperschema bei chronischen Schmerzpatienten alteriert ist, muss nach dem oben Gesagten unweigerlich Auswirkungen auf die Perzeption der Zugehörigkeit des eigenen Leibes und in weiterer Folge auf die Wahrnehmung als autonom handelndes Individuum haben.

Neben diesem negativen Einfluss auf die Wahrnehmung der leiblichen Integrität leistet Schmerz aber auch einen wesentlichen Beitrag zur Entwicklung des Körperschemas. Er gehört zu den sensorischen Informationen, die die Wahrnehmung körperlicher Grenzen und damit die Formierung des individuellen Selbst gegenüber der dinglichen und personellen Umwelt im Sinne eines bottom-up entwickelten Körperschemas ermöglichen.[429] Die Erfahrung des Abgegrenztseins gegenüber der Umwelt, der Individuation, ist eine wesentliche im Prozess der Entwicklung des autonomen, intentional aus sich heraus in das Außen hineinagierenden Ichs, die Erfahrung der Widerständige daher eine notwendige:

---

[428] Vgl. Viceconti u. a., „Explicit and Implicit Own's Body and Space Perception in Painful Musculoskeletal Disorders and Rheumatic Diseases: A Systematic Scoping Review", S. 3.

[429] Vgl. Carlota Serrahima, „The Bounded Body. On the Sense of Bodily Ownership and the Experience of Space", in: Guillot, Garcia-Carpintero, *The Sense of Mineness*, S. 8.

„… jene Differenz, die für das erlebende Leben nicht nur die Grenze markiert, sondern es auch in seine Fasson bringt, … eine(r) Differenz, die das Innensein mit einem ganz anderen konfrontiert und die Grundlage dafür schafft, dass Leben später den Sinn des Exterioren und in Folge davon die ganze Palette an Unterscheidungen von innen und außen bilden kann.“[430]

Diese Grenzsetzung, diese Situierung in der Welt ist Angel- und Ausgangspunkt autonomen Handelns, es zeigt sich „…, dass der erste Leibort, der Leibort der Grenze, die wichtigste Verortung in dem Sinne darstellt, dass ohne sie die weiteren Orte von Richtung und Sinn nicht möglich wären: …“[431]. Dem Schmerz kommt somit identitätsstiftende Wirkung zu: „er trägt so entscheidend bei zur Entwicklung und Differenzierung des Körperschemas in der frühen Kindheit, zur Ab-grenzung von Leib und Nicht-Leib, Selbst und Nicht-Selbst. Schmerz ist ein wesentliches principium individuationis, ein Teil der Geschichte des Selbst“[432].

Eine intakte[433] Sensorik ist *eine* Bedingung für die Wahrnehmung von BO. Paqueron konnte in einer Gruppe von Patienten, die einer Leitungsanästhesie (s. S. 93 f.) unterzogen wurde zeigen, dass diese ein geringeres Zugehörigkeitsgefühl der anästhesierten Gliedmaße zu ihrem Körper empfanden.[434] Demnach ist davon auszugehen, dass auch die – weder pathologisch geminderte noch übersteigerte – Schmerzempfindung als Teil taktiler Sensorik einen Einfluss auf die BO hat. Eine alterierte BO wiederum scheint Auswirkungen auf physiologische Prozesse zu haben. So konnte für die Akupunktur ein Zusammenhang von BO und vegetativen Funktionen (Blutfluss, Körpertemperatur) sowie zentralen neuronalen Aktivierungen gezeigt werden. Akupunktur führt zu einer regionalen Zunahme des Blutflusses sowie Aktivierungen im Bereich kortikaler und subkortikaler Netzwerke. Diese Effekte wurden durch Induktion der RHI vor Akupunktur der ipsilateralen Hand reduziert.[435] Die Induktion der RHI bewirkt ferner eine signifikante Temperaturreduktion in der

430 Sepp, „Grundfragen einer phänomenologischen Oikologie“, S. 221.
431 Ebd., S. 223.
432 Fuchs, „Zur Phänomenologie des Schmerzgedächtnisses“, S. 321; s. auch entwicklungstheoretische Ansätze bei Merleau-Ponty (S. 97) und Gallagher (S. 91).
433 Intakt bedeutet in diesem Zusammenhang, dass weder eine Dysfunktion oder kompletter Ausfall besteht, noch eine Überfunktion. Letzteres wäre bei chronischen Schmerzen ohne organisches Korrelat der Fall.
434 Vgl. Paqueron u. a., „The phenomenology of body image distortions induced by regional anaesthesia“, S. 702.
435 Vgl. Chae u. a., „Decreased peripheral and central responses to acupuncture stimulation following modification of body ownership“, S. 5.

entsprechenden ‚wirklichen' Hand (s. S. 94).[436] Eine Ambivalenz hinsichtlich der Selbst-Zugehörigkeit – und somit der BO – der betrachteten Hand führt somit zu einer modifizierten vegetativen Ausgangssituation und – trotz identischem Berührungs- bzw. Schmerzreiz – zu einer geänderten Aktivierung des autonomen und zentralen Nervensystems. Untersuchungen an CRPS-Patienten stützen die Annahme, dass die BO im Wesentlichen durch zentrifugale, top-down Prozesse gesteuert wird.[437] Zusammenfassend bedingt (auch) Schmerzempfinden die BO, eine alterierte BO beeinflusst wiederum den physiologischen Effekt des Schmerzes. Somit wäre zu ergründen, inwiefern eine intakte BO sich günstig auf das Schmerzerleben auswirkt.

Über einen per virtual reality präsentierten Körper, welcher in verschiedenen Transparenzstufen gezeigt wurde, erforschten Martini et al. den Zusammenhang von (visueller) Transparenz, BO und Schmerempfinden. In Anlehnung an die Befunde zur visuellen Analgesie untersuchten sie, wie stark das Gefühl von Zugehörigkeit eines Körpers mit der Schmerzschwelle, also der Stärke, ab der ein Reiz als schmerzhaft empfunden wird, korreliert.[438] Umso stärker die Transparenz des virtuellen Körpers, umso geringer wurde in diesem Experiment das Gefühl von BO der Probanden. Je höher wiederum das BO-Niveau eingeschätzt wurde, umso niedriger war die Schmerzschwelle, sprich die Toleranz gegenüber dem zugefügten Schmerz.[439] Eine direkte Korrelation von Schmerzschwelle und Körpertransparenz fand sich nicht. Dies scheint den vorherigen Ausführungen auf den ersten Blick zu widersprechen, da die leibliche Transparenz doch eher den Zustand in Abwesenheit von Schmerz widerspiegelt. Hier ist aber noch einmal zu betonen, dass Transparenz im Kontext des geschilderten Experiments rein visuell zu verstehen ist und keine propriozeptive Transparenz bedeutet. Somit bleibt fraglich, ob ein solcher virtueller Aufbau gewinnbringend in der Schmerztherapie eingesetzt werden könnte. Jedoch bekräftigen die Befunde den engen Zusammenhang der Wahrnehmung von BO und Schmerz.

[436] Vgl. G. Lorimer Moseley u. a.: „Psychologically induced cooling of a specific body part caused by the illusory ownership of an artificial counterpart", in: *Proceedings of the National Academy of Sciences of the United States of America* 105/Nr. 35 (2008), S. 13169–13173, S. 13171.

[437] Vgl. Annika Reinersmann u. a., „The rubber hand illusion in complex regional pain syndrome: preserved ability to integrate a rubber hand indicates intact multisensory integration", in: *Pain* 154/Nr. 9 (2013), S. 1519–1527, S. 1519.

[438] Vgl. Martini u. a., „The body fades away: investigating the effects of transparency of an embodied virtual body on pain threshold and body ownership", S. 2.

[439] Vgl. ebd., S. 4.

Möglicherweise ist bei chronische Schmerzpatienten die Wahrnehmung von BO schwächer ausgeprägt – sei es als primäres, den Schmerz verursachendes Phänomen oder auch als sekundäres, durch den Schmerz ausgelöstes. Viceconti et al. konnten zeigen, dass Schmerzpatienten vulnerabler hinsichtlich der Wahrnehmungen von Fremdbeeinflussungen sind: die RHI-Illusion konnte signifikant häufiger bei Patienten, welche unter dem Fibromyalgie-Syndrom[440] litten, erzeugt werden.[441] Ähnliche Befunde konnten bei Patienten mit chronischen Rückenschmerzen erhoben werden.[442]

Die BO spielt auch in die interpersonelle Perzeption von Schmerz hinein. Wie bereits beschrieben kann Schmerz stellvertretend wahrgenommen werden, wenn wir beobachten, wie jemandem ein schmerzhafter Reiz zugefügt wird. Etwa 30% gesunder Personen geben an, einen schmerzhaften Reiz, den sie beobachten, bewusst im bzw. am eigenen Körper zu spüren – zum Teil als lokalisierten Reiz, zum Teil als stark affektiv besetztes, diffus den gesamten Körper betreffendes Gefühl.[443] Diese sogenannten „conscious vicarious pain responders" (also in etwa „Personen, die bewusst stellvertretenden Schmerz empfinden") sind empfänglicher für die Induktion der RHI als Hinweis auf ein schwächer ausgeprägtes BO.[444]

---

440 Fibromyalgie bezeichnet ein generalisiertes muskuloskelettales Schmerzsyndrom, dessen Ursache noch nicht gänzlich geklärt ist. Es besteht eine hohe Komorbidität mit psychiatrischen Erkrankungen wie Angst und Depression.

441 Vgl. Endika Martínez u. a., „Embodied pain in fibromyalgia: Disturbed somatorepresentations and increased plasticity of the body schema", in: *PLoS ONE* 13/Nr. 4 (2018), S. e0194534, S. 7.

442 Vgl. Mike Osborn und Jonathan A. Smith, „Living with a body separate from the self. The experience of the body in chronic benign low back pain: an interpretative phenomenological analysis", in: *Scandinavian Journal of Caring Sciences* 20/Nr. 2 (2006), S. 216–222; vgl. Tomohiko Nishigami u. a., „Are tactile acuity and clinical symptoms related to differences in perceived body image in patients with chronic nonspecific lower back pain?", in: *Manual Therapy* 20/Nr. 1 (2015), S. 63–67.

443 Vgl. Natalie C. Bowling u. a., Atypical bodily self-awareness in vicarious pain responders", in: *Philosophical Transactions of the Royal Society of London. Series B, Biological Sciences* 374/Nr. 1787 (2019), S. 20180361, S. 1-2.

444 Vgl. Stuart W. G. Derbyshire, Jody Osborn, Steven Brown, „Feeling the pain of others is associated with self-other confusion and prior pain experience", in: *Frontiers in Human Neuroscience* 7 (2013), S. 470.

Eventuell können diese Zusammenhänge durch Stärkung der BO auch therapeutisch genutzt werden.[445] Während einer durch virtual reality hergestellten RHI konnte die Schmerzschwelle für einen thermischen Reiz signifikant angehoben werden, wenn der Proband die virtuelle, inkorporierte Hand betrachtete. Dieses Phänomen wird ebenfalls durch die visuelle Analgesie erklärt und konnte vor allem durch das Paradigma der synchronen Stimulation der eigenen und der artifiziellen Hand – also der Situation, die am stärksten die BO der virtuellen Hand evozierte – im Gegensatz zu Kontrollparadigmen wie z.B. der asynchronen Stimulation induziert werden.[446] Dies deutet darauf hin, dass der analgetische Effekt tatsächlich auf der Inkorporierung der artifiziellen Extremität, weniger auf der Ablenkung durch die virtuelle Realität, basiert. Ähnliche Befunde konnten auch mit einem virtuellen Avatar erhoben werden: eine durch sensible Reize induzierte BO verringerte das Ausmaß einer schmerzinduzierten autonomen Reaktion gemessen anhand der Änderung der Hautleitfähigkeit.[447]

Wie oben beschrieben wurde, ist die BO in ihrer Ausprägung auch von körperlicher Bewegung abhängig. Man könnte postulieren, dass die schmerzinduzierte Minderbewegung eines Körperteils durch Schmerz die Wahrnehmung des Körpers als den eigenen hemmt. Umgekehrt scheint die Wiederaufnahme der normalen Bewegung – selbst, wenn sie nur scheinbar ist – Schmerzempfindungen zu lindern. Patienten mit Phantomschmerzen wurde durch die Spiegelung ihrer gesunden Extremität die Existenz und Bewegung des amputierten Arms vorgegaukelt. Hierdurch empfand die Mehrheit der Probanden eine deutliche Erleichterung der Schmerzsymptomatik.[448]

Ein weiterer Ansatzpunkt für die Manipulation der Schmerzempfindung via BO könnte die Stärkung der interozeptive Fähigkeit sein. Ein Zusammenhang von Interozeption und BO konnte u.a. dadurch gezeigt werden, dass Menschen mit einer geringen Fähigkeit zur Interozeption – gemessen anhand der Genauigkeit der Wahrnehmung des eigenen Herzschlags – stärker der RHI unterlagen als solche mit ausgeprägter intero-

---

445 Vgl. Marta Matamala-Gomez u. a., „Decreasing Pain Ratings in Chronic Arm Pain Through Changing a Virtual Body: Different Strategies for Different Pain Types“, in: *The Journal of Pain* 20/Nr. 6 (2019), S. 685–697, S. 685.

446 Vgl. M. Martini, D. Perez-Marcos, M. V. Sanchez-Vives, „Modulation of pain threshold by virtual body ownership“, in: *European Journal of Pain (London, England)* 18/Nr. 7 (2014), S. 1040–1048, S. 1046.

447 Vgl. Daniele Romano u. a., „Illusory self-identification with an avatar reduces arousal responses to painful stimuli“, in: *Behavioural Brain Research* 261 (2014), S. 275–281, S. 279.

448 Vgl. V. S. Ramachandran, D. Rogers-Ramachandran, S. Cobb, „Touching the phantom limb“, in: *Nature* 377/Nr. 6549 (1995), S. 489–490, S. 489.

zeptiver Fähigkeit. Eventuell ist ein ausgeprägteres „minimial self" bei Menschen mit stärkerer interozeptiver Fähigkeit ursächlich für die geringere Empfänglichkeit für derartige Illusionen. Für einen engen Zusammenhang zwischen interozeptiven Fähigkeiten und Schmerz wiederum sprechen auch Befunde bei chronischen Schmerz-Patienten, bei denen die Fähigkeit der „interozeptiven accuracy" (IA) – also zum Beispiel die Genauigkeit der Wahrnehmung des eigenen Herzschlags –gemindert war. Allerdings fanden sich hier inkonsistente Resultate, was möglicherweise auf heterogenen Patientenpopulationen, confounding durch psychiatrische Komorbidität und differierenden Ergebnisparametern (unterschiedliche Untergruppen von interozeptiver accuracy) beruht.[449]

Es wäre somit interessant zu erproben, inwiefern die Förderung der Interozeption – z. B. durch Biofeedback, kontemplatives Training und andere kognitive Modifikationen – das Körperschema stärken und in der Folge das Schmerzempfinden lindern können.[450] Es bestehen erste Hinweise, dass ein Training der IA zu einer Symptomlinderung bei somatoformen Erkrankungen – inklusive chronischen Schmerzstörungen – führen kann.[451] Hier zeigen sich Parallelen zur Wirksamkeit der Achtsamkeitstherapie (s. S. 159).

Ainley et al. konnten zudem zeigen, dass Interozeption und Selbst-Objektifizierung negativ korrelieren.[452] Das heißt, dass Versuchspersonen, die einen niedrigen Interozeptionsgrad – gemessen an der Wahrnehmung der Herzrate – aufwiesen, stärker zur Selbst-Objektifizierung neigen. Letztere wäre in der phänomenologischen Sprache mit dem Hervortreten des Körpers, der Verkörperung des Leibes vergleichbar. Die Konsequen-

---

[449] Vgl. Daniele Di Lernia, Silvia Serino, Giuseppe Riva, „Pain in the body. Altered interoception in chronic pain conditions: A systematic review", in: *Neuroscience and Biobehavioral Reviews* 71 (2016), S. 328–341, S. 337–338; vgl. Céline Borg u. a., „Pain and emotion as predictive factors of interoception in fibromyalgia", in: *Journal of Pain Research* 11 (2018), S. 823–835, S. 830; vgl. Bowling u. a., „Atypical bodily self-awareness in vicarious pain responders", S. 2.

[450] Vgl. Manos Tsakiris, Ana Tajadura-Jiménez, Marcello Costantini, „Just a heartbeat away from one's body: interoceptive sensitivity predicts malleability of body-representations", in: *Proceedings. Biological Sciences* 278/Nr. 1717 (2011), S. 2470–2476, S. 2472-2473; vgl. Boris Bornemann u. a., „Differential changes in self-reported aspects of interoceptive awareness through 3 months of contemplative training", in: *Frontiers in Psychology* 5 (2014), S. 1504, S. 1.

[451] Vgl. Manuela Schaefer u. a., „Improving heartbeat perception in patients with medically unexplained symptoms reduces symptom distress", in: *Biological Psychology* 101 (2014), S. 69–76, S. 69.

[452] Vgl. Vivien Ainley und Manos Tsakiris, „Body conscious? Interoceptive awareness, measured by heartbeat perception, is negatively correlated with self-objectification", in: *PloS One* 8/Nr. 2 (2013), S. e55568, S. 4.

zen dieses Prozesses wurden im Rahmen dieser Arbeit bereits aufgezeigt Aber auch aus empirischer Sicht konnte ein Zusammenhang von hoher Selbst-Objektifizierung und psychiatrischen bzw. somatoformen Erkrankungen gezeigt werden.[453] Bewusste Manipulation der Interozeption könnte somit via Reduktion der Selbst-Objektifizierung zu einer Änderung der Schmerzwahrnehmung führen.[454]

---

453 Vgl. ebd., S. 5.
454 Vgl. ebd., S. 6.

Aktueller versus habitueller Körper[455]

In weiterer Folge soll dargestellt werden, wie der gelebte Leib durch intentional in seine Welt hineingelebtes Handeln, durch sensomotorische Kreisläufe eine – wiederum auf ihn zurückwirkende – ökologische Nische formt und die Auswirkungen des Schmerzes hierauf untersucht werden. Vorher soll jedoch noch ein Konzept eingeführt werden, welches die Theorie des Körperschemas bzw. -bildes integriert und mit dem Gedanken der wechselseitigen Modulation von Leib und Lebenswelt verbindet. Bei diesem Konzept handelt es sich um die Differenzierung von aktuellem und habituellem Körper.[456] Das Körperbild entsteht (auch) durch die Bewusstwerdung des Körperschemas, wenn es in seiner Interaktion mit der Außenwelt auf Grenzen stößt. Dies kann zum Beispiel auftreten, wenn der Leib eine Änderung erfährt, die (noch) nicht in das Körperschema integriert ist. Dann kommt es zu einer Divergenz von aktuellem und habituellem Körper, wobei letzterer das implizite bzw. sedimentierte präanalytische Wissen repräsentiert, welches in seinen Grundzügen mutmaßlich bereits kongenital besteht (s. S. 82, 103) und in der Interaktion mit der Umwelt, im Zur-Welt-sein geschärft wird.

Eine Inkongruenz von aktuellem und habituellem Körper (bzw. „on- und off-line" Repräsentation des Körpers) kann eine leibliche Inkohärenz induzieren.[457] Dies führt wiederum zu Alterationen unserer Selbstwahrnehmung als intentional und kontrolliert in die Welt handelnde Individuen. Kommt es zu einer Diskrepanz zwischen habituellem und aktuellem Körper, wird sie das Individuum daher zunächst ignorieren. Hier sei auf das Beispiel des Vorhandenseins eines Phantomglieds nach Amputation eines Arms verwiesen:

> „Verständlich wird dieses Phänomen, das physiologische und psychologische Erklärungen gleichermaßen entstellen, aus der Perspektive des Zur-Welt-seins. Was in uns sich der Verstümmelung und dem Gebrechen verweigert, ist das in einer physischen und zwischenmenschlichen Welt engagierte Ich, das sich allen Mängeln oder der Amputation zum Trotz weiterhin auf die Welt hin spannt

---

[455] Da die genannten Begrifflichkeiten eher die leibliche Anpassungsfähigkeit an unterschiedliche körperliche und Umgebungsfaktoren bezeichnen, wäre im Kontext dieser Arbeit die Benennung „aktueller vs. habitueller Leib" korrekter. Der üblichen Terminologie folgend soll jedoch hier weiter der Begriff des Körpers verwendet werden.

[456] Vgl. Merleau-Ponty, *Phänomenologie der Wahrnehmung*, S. 107.

[457] Vgl. Viceconti u. a., „Explicit and Implicit Own's Body and Space Perception in Painful Musculoskeletal Disorders and Rheumatic Diseases: A Systematic Scoping Review", S. 2.

und insofern Amputation oder Mangel de jure nicht anerkennt. Die Nichtanerkennung des Mangels ist nur die Kehrseite unserer Weltzugehörigkeit, ...“[458]

So wie die Grenzen des Leibes wandelhaft sind, gibt es für Merleau-Ponty auch einen fließenden Übergang zwischen Normalität und Pathologie, er „...faßt Normalität vielmehr als Balanceakt, als beständiges Ringen um ein Gleichgewicht, das stets mit gewissen pathologischen Momenten besetzt ist, ...“ auf.[459] In der Fortführung der Interaktion mit der Welt unter neuen Gegebenheiten kommt es mit der Zeit zu einer Anpassung. Neues Wissen sedimentiert, das Körperschema wird adaptiert, es entsteht eine neue Gewohnheit: „Die Gewohnheit ist der Ausdruck unseres Vermögens, unser Sein zur Welt zu erweitern oder unsere Existenz durch Einbeziehung neuer Werkzeuge in sie zu verwandeln“[460].

Diese Ausbildung neuer Gewohnheiten beruht auf der oben besprochenen Dynamik des Körperschemas. Sie führt zu einer Umstrukturierung von Sensorium und Motorik, um den sich stellenden Aufgaben unter veränderten Gegebenheiten gerecht zu werden. Dies erfordert jedoch immer ein Aktivum, ein Handeln in die Umwelt hinein, ein Zur-Welt-Sein, welches einen dynamischen sensorischen Zufluss ermöglicht, der wiederum als Korrektiv einwirkt. Um in einer sich wandelnden Welt voller Unsicherheit und Mehrdeutigkeit einen Überlebensvorteil zu erlangen, müssen die Annahmen über die Umwelt durch Erfahrung und aktuellen sensorischen Input modulierbar sein. Unter dem Schlagwort „free energy principle“ (FEP) wurde es als das oberste Ziel von auf der Grundlage neuronaler Netzwerke agierenden Subjekten postuliert, mittels dieser Netzwerke als „Helmholtzian inference machine“ den „prediction error“, also die Differenz zwischen Erwartung einer – z.B. aus einer Bewegung resultierenden – sensorischen Information und der tatsächlichen Wahrnehmung zu minimieren.[461] Diese Optimierung resultiert aus beiden Schenkeln des sensomotorischen Kreislaufs: aktuelle sensorische Informationen helfen, zukünftige Erwartungen zu korrigieren und optimieren. Um diese Informationen gezielt zu erhalten, ist ein In-die-Welt-hineinhandeln nötig – hierdurch greifen wir aktiv in unsere Umwelt ein, verändern diese und generieren somit neuen sensorischen Input:

[458] Merleau-Ponty, *Phänomenologie der Wahrnehmung*, S. 106.

[459] Vgl. Waldenfels, *Das leibliche Selbst. Vorlesungen zur Phänomenologie des Leibes*, S. 134.

[460] Merleau-Ponty, *Phänomenologie der Wahrnehmung*, S. 173.

[461] Vgl. Aikaterini Fotopoulou, „The virtual bodily self: Mentalisation of the body as revealed in anosognosia for hemiplegia“, in: *Consciousness and Cognition* 33 (2015), S. 500–510, S. 501.

„By acting upon the world we can change its states and therefore ‚re-sample' the world to ensure we satisfy our predictions about the sensory input we expect to receive. .... Thus, action has an intimate relationship with perception, both being governed by the same master principle, namely reduction of free energy; .... our cognition serves a constantly-updated, Bayes-optimal, iterative, self-fulfilling prophecy."[462]

Die angestrebte Reduktion des ‚prediction errors' wird bewirkt, indem dieser an entsprechende kognitive Zentren – multisensorische Integrationsareale – fortgeleitet wird und dort in einem iterativen Prozess eine Anpassung der Erwartungshaltung hinsichtlich zukünftiger Wahrnehmung induziert.[463] Kognition ist daher insofern als verkörpert zu denken, als dass perzeptive Zustände durch im Gehirn originierende (motorische) Impulse generiert werden, die dann ihrerseits durch die resultierenden sensorischen Afferenzen die zentralen neuronalen Netzwerke formen und modulieren. Diese Feedback-Schleife zwischen höheren und untergeordneten neuronalen Zentren wird auch als active interference network bezeichnet:

„Active inference thereby fundamentally relies on the top-down contextualizing effect of higher levels on lower ones, enabled by attentional modulation based on expected precision, where a context can be a selected action, a goal, or even agency. Thus it aims at explaining phenomena across all levels of the motor hierarchy, from the reflex arcs that produce movement to intentional action and cognitive control."[464]

Das FEP kann als Erklärungsmodell für die Anpassung von Körperschema und peripersonalem Raum an veränderte Gegebenheiten herangezogen werden. Dieses ‚Updating' wird besonders eindrucksvoll durch Änderungen nach habituellem Gebrauch von Werkzeugen oder auch Prothesen verdeutlicht. In einer Zusammenfassung von Studien an Tieren, gesunden Personen und neurologischen Patienten konnte gezeigt werden, dass der peripersonale Raum durch den Gebrauch von Werkzeugen neu kartiert, in der Regel elongiert wird, z.B. durch Benutzung eines Stabes, der eine Verlängerung des Arms darstellt und somit den direkt erreichbaren und manipulierbaren Bereich vergrößert.[465] Dies ist gerade auch hinsichtlich der Perzeption von (drohendem) Schmerz interessant. Die Leitfähigkeit

[462] Ebd., S. 502.

[463] Vgl. Limanowski, „(Dis-)Attending to the Body: Action and Self-Experience in the Active Inference Framework", S. 1.

[464] Ebd., S. 6.

[465] Vgl. Marie Martel u. a., „Tool-use: An open window into body representation and its plasticity", in: *Cognitive Neuropsychology* 33/Nr. 1–2 (2016), S. 82–101, S. 83-86.

der Haut als Funktion der Intensität der Schweißproduktion ist ein Parameter, mit dem die antizipatorische Schmerzreaktion bei der visuellen Perzeption eines herannahenden, potentiell schmerzhaften Reizes gemessen werden kann. Deren Ausprägung ist von der Distanz des Stimulus vom Körper des Subjekts abhängig. Durch Gebrauch eines Werkzeugs wird der für die Auslösung der antizipatorischen Reaktion relevante Raum vergrößert.[466]

Das anatomische Korrelat hierfür scheint sich in Veränderungen des rezeptiven Feldes von parietalen bimodalen (d.h. responsiv auf visuelle und taktile Stimulation) Neuronen zu finden.[467] Aber nicht nur der peripersonale Raum, auch das Körperschema selber kann eine solche Modifikation erfahren: es werden diverse Experimente referiert, die anhand veränderter Bewegungsmuster[468] nach prolongiertem Gebrauch von Prothesen oder Instrumenten, welche eine Armverlängerung darstellen, eine Modifikation des Körperschemas fanden.[469] Für das bewusste, in starkem Maße auf visueller Information beruhende Körperbild konnte dies nicht gezeigt werden.[470] Auch hier wird noch einmal deutlich, dass das motorische Moment, das In-die-Welt-Hineinhandeln ein wesentliches ist für die Dynamik des Körperschemas.

Der Abgleich dieses habituellen Körpers, dieses im Sinne eines Körpergedächtnis sedimentierten Körperschemas erfolgt mit dem aktuellen bzw. dem antizipierten Körper. Der antizipierte Körper entspringt vor dem Hintergrund des FEP den Efferenzkopien, die das Resultat einer Bewegung vorwegnehmen, der aktuelle Körper entsteht durch Integration multisensorischer Afferenzen nach komplettierter Bewegung.[471] Es ist die Divergenz zwischen aktuellem und habituellem Körper, zwischen on- und off-line Präsentation, die im Sinne des FEP zu einer Modifikation des Körperschemas (im Sinne des habituellen Körpers oder auch Körpergedächnis) führt, beispielsweise nach einer Veränderung des biologischen Körpers durch Wachstum oder Amputation einer Gliedmaße bzw. Anpassung einer Prothese: „...our body memory – that is largely innately de-

---

466 Vgl. Angela Rossetti u. a., „Dynamic expansion of alert responses to incoming painful stimuli following tool use", in: *Neuropsychologia* 70 (2015), S. 486–494, S. 486.

467 Vgl. Gallese, „Embodied simulation: From neurons to phenomenal experience", S. 25.

468 Beispielhaft seien kinematische Muster, also z. B. Be- und Entschleunigung von Armbewegungen, die nach Werkzeugbenutzung denen entsprachen, die bei längeren Extremitäten zu erwarten wären.

469 Vgl. Martel u. a., „Tool-use: An open window into body representation and its plasticity", S. 88–92.

470 Vgl. ebd., S. 93.

471 Vgl. de Vignemont, „Body schema and body image – pros and cons", S. 672.

termined, but exhibits a malleability at the hands of protracted coordinated experience – allows the construction of different short-term body images providing the real time information about the posture and location of the body“[472].

Wie ist diese Annäherung von habituellem und aktuellem Körper unter neurowissenschaftlichen Gesichtspunkten zu denken? Zwischen primären sensiblen Afferenzen und zentraler Körperrepräsentation besteht eine enge Wechselwirkung. Die sensiblen Afferenzen werden im primären somatosensorischen Kortex ihrer Verteilung auf der Körperoberfläche gemäß im sogenannten Homunculus repräsentiert, wobei Körperteile mit hoher taktiler Genauigkeit wie Finger oder Zunge überproportional groß repräsentiert sind. Die Funktion des Körpers determiniert somit die Struktur der zerebralen Repräsentation.[473] Die Abhängigkeit der Repräsentation von peripheren Afferenzen kann im Zusammenhang von Alterationen eben dieser – z.B. im Rahmen von Nervenverletzungen, peripherer Anästhesie oder Amputation einer Gliedmaße – demonstriert werden. Diese führen zu einer Reorganisation des SI-Areals (also des Areals im primären somatosensorischen Kortex, dem sensorische Reize von der kontralateralen Körperoberfläche primär zugeleitet werden) und gelegentlich zu daraus resultierenden pathologischen Sensationen wie z. B. Phantomgliedmaßen.[474] Die Wechselseitigkeit dieser Interaktion von peripherer Wahrnehmung und kortikaler Struktur konnte besonders schön an Personen gezeigt werden, die in ihrem Alltag einer überdurchschnittlich hohen taktilen Stimulation unterliegen – so zum Beispiel im Bereich der Finger-Repräsentation bei professionellen Saiteninstrument-Spielern bzw. bei Brailleschrift-Lesern.[475] Hier zeigt sich eine Vergrößerung des die Finger repräsentierenden somatosensorischen Kortex. Diese kortikale Reorganisation wiederum führt zu Alterationen der Wahrnehmung. In Experimenten mit Brailleschrift-Lesern, welche drei Finger hierfür benutzen, konnte gezeigt werden, dass es in der kortikalen Repräsentation bei vielen Probanden zu einer Änderung der Finger-Reihenfolge gekommen war. Dementsprechend hatten diese Personen Schwierigkeiten, die Berührung eines Fingers dem richtigen Finger zuzuordnen.[476] Sehende Proban-

---

472 Riva, „The neuroscience of body memory: From the self through the space to the others“, S. 243.

473 Vgl. Andrea Serino und Patrick Haggard, „Touch and the body“, in: *Neuroscience and Biobehavioral Reviews* 34/Nr. 2 (2010), S. 224–236, S. 225.

474 Vgl. ebd., S. 226–227; s. auch S. 195.

475 Vgl. ebd., S. 228.

476 Vgl. A. Sterr u. a., „Perceptual correlates of changes in cortical representation of fingers in blind multifinger Braille readers“, in: *The Journal of Neuroscience: The Official Journal of the Society for Neuroscience* 18/Nr. 11 (1998), S. 4417–4423, S. 4419–4420.

den und solche, welche die Brailleschrift mit einem Finger lesen, zeigten dieses Phänomen nicht. Dieses Beispiel unterstreicht auf besondere Weise die wechselseitige Interaktion von Umwelt (Präsenz taktil erfahrener Objekte), Körper (sensible Wahrnehmung an den Fingerspitzen) und Gehirn (Modifikation sensibles kortikales Areal mit konsekutiv veränderter Wahrnehmung der Gestalt und Reihenfolge der eigenen Finger) im Sinne eines verleiblichten Subjekts.

Sinnstiftung durch Gestaltbildung

Das FEP stellt ein Erklärungsmodell dar, wie bestehende Annahmen bezüglich des eigenen Leibes und daraus erwachsende Inferenzen über die Umwelt an sich ändernde Gegebenheiten angepasst werden können. Aber wie entsteht überhaupt eine solche Blaupause? Anders gefragt: nehme ich mich und meine Umwelt so wahr, wie sie eine Kamera abfilmen würde – weitestgehend neutral und lebensecht? Oder konstruiere ich mich und meine Umgebung auf der Grundlage habitueller Schemata? Und ist es in der Folge nicht nur meine Umwelt, die mich – mein Körperschema, mein Körpergedächtnis – moduliert, sondern bin vielmehr ich es, die die Ausprägung ihrer direkten Umwelt – im Sinne einer ökologischen Nische – formt? In der Folge sollen Argumente für einen solchen iterativen, konkreativen[477] Prozess dargelegt werden.

Fotopoulou beschreibt den „impersonalized" Körper (s. S. 84) als Grundlage für die Möglichkeit, Inferenzen über unsere Umwelt und unsere Interaktionen mit dieser zu generieren.[478] Diese Blaupause entspricht einer vorgefassten Annahme über den Zustand der Welt und der Ursache unserer sensorischen Wahrnehmungen. Am Beispiel der Anosognosie der Hemiplegie[479] illustriert er jedoch, dass der zirkuläre, iterative Mechanismus des FEP keine Unterscheidung zwischen Perzeption (Wahrnehmung der Welt) und Kognition (Inferenz über die Beschaffenheit der Welt) erlaubt. Die Anosognosie könnte gemäß dieser Sichtweise einzeln oder im Zusammenspiel auf den drei Faktoren basieren, die Fotopoulou auch als Grundlage des ‚minimal self' definiert[480]:

---

[477] Heinrich Rombach, *Der Ursprung. Philosophie der Konkreativität von Mensch und Natur*, 1994, Freiburg im Breisgau.

[478] Vgl. Fotopoulou, „The virtual bodily self: Mentalisation of the body as revealed in anosognosia for hemiplegia", S. 500.

[479] Anosognosie bezeichnet die aufgrund einer Schädigung des Gehirns entstehende Unmöglichkeit, ein körperliches Defizit – in diesem Fall die Hemiplegie, also die halbseitige Lähmung – zu erkennen.

[480] Vgl. Fotopoulou, „The virtual bodily self: Mentalisation of the body as revealed in anosognosia for hemiplegia", S. 504–508.

1. Dem *externen Körper* im Sinne einer Läsion exterozeptiver sensorischer Afferenzen und einer daraus resultierenden Schwächung der Aktualisierung des vorbestehenden, nun nicht mehr aktuellen Körperschemas.
2. Dem *internen Körper* durch eine duale Pathologie: ein Versagen interozeptiver propriozeptiver und eventuell auch vestibulärer (das Gleichgewicht betreffende) Bahnen auf der einen Seite, die Unmöglichkeit, mit der gelähmten Extremitäten aktiv neue sensorische Erfahrungen zu generieren auf der anderen.
3. Dem *habituellen Körper* durch zentrale Läsionen in relevanten Hirnarealen, die eine Korrektur des Körperschemas durch kognitive Reize – zum Beispiel die Information, dass eine Körperhälfte gelähmt ist durch behandelnde Ärzte oder das soziale Umfeld – verunmöglichen.

Störungen in einem oder mehreren der oben genannten Systeme erschweren oder verunmöglichen eine Aktualisierung des Körperschemas und der peripersonalen Umwelt. Die Patientin handelt (oder versucht es zumindest), als ob diese Veränderungen nicht eingetreten wären, obwohl es – z. B. durch Stürze oder auch Rückmeldungen des sozialen Umfeldes – zu Grenzerleben in der Interaktion mit der unmittelbaren Umwelt kommt. Sie handelt so, wie es ihr aus jahrzehntelanger Erfahrung nahegelegt wird, auf der Grundlage von präexistenten Annahmen. Im Sinne des ‚Predictive Processing' sind es auch in Abwesenheit pathologischer Veränderungen eher diese Vorannahmen als die sensorische Abbildung der aktuellen Realität, die unser Weltbild formen: „...regularities in prior experience are used to continuously predict incoming inputs, which are then in turn used to pudate predictions of future input. ... it is these predicitons, rather than the current input itself, which shapes present perceptual experience"[481].

Als anatomisches Korrelat dieses Predictive Processing als Blaupause, als Vorannahme über die Beschaffenheit unserer Welt und unserer Interaktionen mit ihr, beschreiben Serino und Haggard übergeordnete, multimodale, von aktueller sensorischer Stimulation unabhängige zentrale Module bzw. Netzwerke, die ‚mental body representations' (MBRs). In diesen lassen sie die Konzepte von Körperbild und Körperschema aufgehen und umgehen dadurch die Schwierigkeiten der Differenzierung zwischen beiden.[482] MBRs sind den primären kortikalen somatosensorischen Abbildungen übergeordnet, werden aber durch sensorische Wahrnehmung,

[481] A. Ciaunica und L. Crucianelli, „Minimal Self-Awareness: From Within A Developmental Perspective", in: *Journal of Consciousness Studies* 26/Nr. 3–4 (2019), S. 207–226, S. 209.

[482] Vgl. Serino, Haggard, „Touch and the body", S. 229.

z. B. taktile oder visuelle Stimulation moduliert. Dies zeitigt wiederum Rückwirkungen auf die Wahrnehmung des Selbst in seiner Umwelt und auch auf die Wahrnehmung externer Objekte, welche von den MBRs aktiv beeinflusst wird. Das Konzept der MBRs ist der ursprünglich von Melzack proponierten „body-self Neuromatrix" sehr ähnlich. Unter dieser versteht er ein teils genetisch bedingtes, aber durch sensorische, emotional-affektive und evaluativ-kognitive Einflüsse modifizierbares neuronales Netzwerk, dessen Efferenzen die Ausprägung und Qualität von Schmerzempfinden und -verhalten steuert.[483]

Ähnlich wie Alterationen des primären somatosensorischen Kortex die Qualität von Gefühlswahrnehmungen beeinflussen (s. z. B. S. 130), haben MBRs einen reziproken Einfluss auf die Prozessierung primärer taktiler Afferenzen im SI-Areal durch multimodale Integration. Dies wird u.a. durch das „visual enhancement of touch (VET)" als gut erforschtem Phänomen deutlich. VET bedeutet, dass eine visuelle Kontextinformation (z. B. Anblick des taktil stimulierten Körperteils) die Akkuratheit einer Berührungsinformation steigert, ohne dass der stimulierende Reiz selbst gesehen werden kann.[484] Die Autoren diskutieren mehrere psychophysische Experimente, die zeigen, dass die An- oder Abwesenheit visueller Information die Aktivität im SI-Areal beeinflusst – a.e. vermittelt durch übergeordnete multisensorische Areale im frontalen und parietalen Kortex, in denen die verschiedenen Afferenzen integriert werden.[485] Das heißt, dass zentrale Blaupausen – die MBRs – durch eingehende sensorische Informationen moduliert werden, dann ihrerseits aber auch Einfluss auf die Art bzw. Genauigkeit der Wahrnehmung taktiler Reize nehmen.

Als weiteres Beispiel hierfür sei wiederum die RHI genannt, bei der die zeitgleiche Berührung der Gummihand und der eigenen Hand – also Erhalt einer sensiblen und visuellen Information – dazu führt, dass die Gummihand in den eigenen Körper inkorporiert wird. Dies kann als Alteration der „zuständigen" MBR verstanden werden. Diese ist dann aber relativ stabil und hat ihrerseits Rückwirkungen auf die Vorstellung von Bewegungen. Probanden wurden mit der RHI konfrontiert, wobei die Gummihand (bzw. eine auf einem Monitor gezeigte Hand) nicht der Position der eigenen Hand entsprach (Handfläche oben statt unten). Zunächst konnten die Autoren zeigen, dass auch unter diesen Umständen eine Inkorporation der künstlichen Hand stattfindet. In einem zweiten Schritt fand sich, dass diese Inkorporation Einfluss auf die Fähigkeit der mentalen Rotation, gemessen an der Reaktionszeit für das Erkennen der

---

483 Vgl. Ronald Melzack, „From the gate to the neuromatrix", in: *Pain*, Suppl. 6 (1999), S. S121–S126, S. S121.

484 Zur schmerzspezifischen Modulation sensibler Wahrnehmung durch visuelle Reize siehe auch das Phänomen der visuellen Analgesie, S. 11.

485 Vgl. Serino, Haggard, „Touch and the body", S. 231–232.

Lateralität einer in verschiedenen Positionen und Ausrichtungen gezeigten Hand auf einem Monitor hatte.[486] Serino und Haggard führen dies auf eine Beeinflussung der Prozessierung taktiler Reize im somatosensorischen Kortex durch die MBRs zurück. In Fortführung dieser Argumentation legen Serino und Haggard dar, dass MBRs auch die Wahrnehmung externer Objekte – also nicht nur des eigenen Körpers – beeinflussen. Sie belegen dies mit verschiedenen Experimenten, bei denen induzierte Änderungen der Körperwahrnehmung (z. B. durch Applikation von Vibration auf Sehnen am Arm oder scheinbare Vergrößerung einer Gliedmaße durch Blick durch eine entsprechende Optik) durch die veränderte Körperreferenz auch die Einschätzung der Dimensionen eines berührten (aber nicht gesehenen) Objekts alteriert.[487]

Zusammenfassend stellen MBRs übergeordnete kortikale Areale dar, die eine Körper- sowie die sich daraus ergebende Objektreferenz speichern. Obwohl durch sich wiederholende sensorische Informationen modifizierbar, existieren MBRs unabhängig von aktuellen Afferenzen. Sie werden vorwiegend dann aktiviert, wenn die Umwelt *Gestalt* annimmt, wenn sie sinnvoll erscheint. Daraus könnte die Schlussfolgerung gezogen werden, dass MBRs auch Sinnhaftigkeit in eine zunächst neutrale Umwelt hineinprojizieren und somit die für das Subjekt ‚richtige' ökologische (bzw. vielmehr phänomenologische – s. S. 135 ff.) Nische induzieren: „This abstraction from primary sensation allows MBRs to contribute to cognitive functions including memory, mental imagery, etc"[488].

Im Folgenden soll nun detaillierter auf diesen Aspekt der Interaktion von Leib und Umwelt eingegangen werden. Dies soll unter der Hypothese geschehen, dass dieses Zusammenspiel in einem iterativen sensomotorischen Prozess zur Formierung einer ökologischen bzw. phänomenologischen Nische führt, innerhalb derer das Subjekt autonom handeln kann. So wie diese Interaktion bereits in den vorherigen Kapiteln bisweilen zur Sprache kam – kommen musste, denn das Individuum kann nicht gänzlich separat von seiner Umgebung betrachtet werden – wird es auch in der folgenden Ausführung Referenzen zu den bereits besprochenen Konzepten des Körperschemas, der leiblichen Transparenz usw. geben, was diese in einen weiteren Kontext platziert und damit verdeutlicht. In einem nächsten Schritt kann dann darauf eingegangen werden, wie der Schmerz in diesen Prozess eingreift.

---

486 Vgl. Silvio Ionta u. a., „Anatomically plausible illusory posture affects mental rotation of body parts", in: *Cognitive, Affective & Behavioral Neuroscience* 13/Nr. 1 (2013), S. 197–209, S. 197.

487 Vgl. Serino, Haggard, „Touch and the body", S. 233–234.

488 Ebd., S. 225.

Das Körperschema in der Interaktion des Subjekts mit seiner Umwelt

Ausbildung der phänomenologischen Nische

In der bisherigen Abhandlung haben wir auf verschiedene Arten versucht, leibliche Grenzen zu definieren und den – häufig wechselseitigen Effekt – den Schmerz auf diese Grenzziehung haben kann, zu verstehen. Begonnen haben wir mit einem planaren, zweidimensionalen Modell: die Leibesgrenzen wurden auf ihre Extension bzw. ihre Transparenz hin untersucht. Anschließend haben wir den Leib in seiner Dreidimensionalität betrachtet, unter dem Aspekt des Körperschemas und dem leiblichen Erleben der Meinigkeit (BO) und der Selbstwirksamkeit (SA). Hierfür wurden bereits Umweltfaktoren relevant. Dieses Zusammenspiel von Umwelt und Leib in seinem wechselseitigen, iterativen Charakter soll nun näher betrachtet werden und als Ausgangspunkt für Überlegungen zur Autonomie des Individuums und der Interferenz des Schmerzes mit selbiger dienen.

Der Begriff der ökologischen Nische bedeutet im biologischen Kontext die Summe aller Umweltfaktoren, die das Überleben einer bestimmten Art ermöglichen. Das Besondere am Menschen ist, dass er nachhaltig in seine Umwelt eingreifen und eine solche Nische erschaffen (oder auch vernichten) bzw. sie modifizieren kann. Die veränderten Umweltfaktoren wirken dann ihrerseits über lange evolutionäre Prozesse auf die in der Nische beheimatete Spezies im Sinne eines Anpassungsdrucks zurück. Es handelt sich hier also um einen Prozess von Wechselwirkungen, der zu einer zunehmenden Optimierung der Passgenauigkeit von Spezies und Umweltraum führt: „In biological niche construction, the activity of some organism alters, sometimes dramatically, its own ecological niche as well as those of other organisms .... These animal-caused alterations to niches have profound and wide-reaching effects over evolutionary time“[489]. Im Gegensatz zu dieser biologisch-evolutionären, längerfristigen Entwicklung definieren Silberstein und Chemero eine phänomenologische Nischenbildung als extendierte kognitive Systeme bestehend aus Komposita von Körper, Gehirn und ökologischer Nische, die auf nichtlineare Weise verbunden sind:

> „We propose that extended phenomenology-cognition is to be understood as a variety of niche construction, one in which the constructed niche is an animal's cognitive and phenomenological niche. ... Phenomenological-cognitive niche construction has its effects

[489] Michael Silberstein, „Dynamics, Agency and Intentional Action“, in: *Humana Mente* 4/Nr. 15 (2011), S. 1–19, S. 7.

> over shorter time scales — an animal's activities alter the world as the animal experiences it, and these alterations to the phenomenological-cognitive niche, in turn, affect the animal's behavior and development of its abilities to perceive and act, which further alters the phenomenological-cognitive niche, and on and on."[490]

Den Aspekt, dass Subjekt und Umwelt sich gegenseitig bedingen, stellt Sepp in seiner phänomenologischen Oikologie heraus:

> „Der Leib kann über sein Da in einer bestimmten Hinsicht hinauskommen: dann nämlich, wenn er sich ausrichtet. Schon jegliches Begehren ist in sich ein solches Sich-Richten, ... Solches begehrende Ausrichten bildet sich Hand in Hand mit einem Einrichten: Komme ich infolge meines Realkontakts auf mein ursprüngliches Verortetsein im Da zurück, beginne ich mein Da, korrelativ zu der Bewegung meines begehrenden Ausrichtens, zu meinem Ort zu gestalten, und erst beides, Einrichten und Ausrichten, lässt ‚Welt' entstehen."[491]

Der Konstruktionsprozess der phänomenologischen Nische führt somit die zuvor diskutierten Aspekte der Körper-Geist (oder Gehirn)-Umwelt Interaktion und des enaktivistischen ‚extended mind' – Konzepts zusammen. So wie Leib und Körper keine differenten Entitäten sind, sondern vielmehr eine Einheit bilden, ist auch die Beziehung zwischen Subjekt und Umwelt von Unmittelbarkeit und Reziprozität geprägt: „The relationship is a reciprocal one that involves such a high degree of ‚proximity' that one cannot tell where the organism ends and the environment begins"[492].

Ein wichtiger Faktor in der Interaktion von Mensch und Umwelt sind sensomotorische Kreisläufe: das Subjekt, welches – schon geprägt von einer gewissen Erwartungshaltung – in die Umwelt hineinhandelt, verändert aktiv sein perzeptives Erleben, was wiederum auf das tätige Handeln rückwirkt. Diese „strukturelle Koppelung des subjektiven Leibes mit einer komplementären Umgebung" nennt Fuchs in Anlehnung an Neisser auch das *ökologische Selbst.* Dies entwickelt sich in der sensomotorischen Interaktion mit der Umwelt, wohingegen sich das *soziale Selbst* „in den zwischenleiblichen Interaktionen" konstituiert.[493]

Auch Merleau-Ponty beschreibt das Verhältnis des Leibes zur Umwelt als ein prospektives, insofern als der Leib auf seine Umgebung nicht rein passiv reagiert. Seine Aktivität, das Handeln in die Umwelt hinein, strukturiert diese, indem es das vorgefundene Tableau situativ einordnet. Diese Bedeutungsstiftung ist daher begrenzt durch die Fähigkeiten und

---

490 Ebd., S. 7.

491 Sepp, „Grundfragen einer phänomenologischen Oikologie", S. 222.

492 Gallagher, „Lived Body and Environment", S. 162.

493 Vgl. Thomas Fuchs: „Selbst und Schizophrenie", in: *Deutsche Zeitschrift für Philosophie* 60/Nr. 6 (2012), S. 887–901, S. 889.

möglichen Handlungen, über die ein Individuum verfügt und wird unweigerlich durch körperliche Einschränkungen – also auch durch Schmerz – eingeschränkt.[494] In diesen Situationen kann der Leib nicht als ermöglichendes Mittel, sondern als in seiner Körperlichkeit aufdringlich und als Hindernis wahrgenommen werden.[495]

Parallelen zeigen sich hier zu Heideggers In-der-Welt-Sein als selbstverständlich tätiges Agieren, als Benutzen der Gegenstände – des „Zeugs" – das mir objektiv „zuhanden" ist, welches ich aber auch subjektiv unter dem Aspekt seines Gebrauchs sehe.[496] Auch dieses „Zeugs" – im engeren und weiteren Sinne von Instrumenten und Werkzeugen – gehört zu der ökologischen Nische und hat somit das Potential, den Mensch selber, unter anderem dessen Körperschema bzw. seine räumliche Wahrnehmung zu modifizieren. So konnte z.B. an Patienten mit einem multisensorischen Hemineglect, welcher differentiell den peripersonalen Raum, nicht aber den extrapersonalen Raum betraf, gezeigt werden, dass das Körperschema sowie die räumliche Perzeption durch den Gebrauch von Werkzeugen (in diesem Fall ein Zeigestock, dessen Einsatz dafür sorgte, dass der extrapersonale Raum nun durch diese körperliche Extension erreichbar war und somit zum peripersonalen Raum wurde) modifiziert werden kann. In dem konkreten Fall betraf der Neglect nach der Trainingsphase mit dem Stock auch den zuvor als extrapersonalen Raum definierten Bereich.[497]

Die selbstverständliche Verwendung des ‚Zeugs' zeigt aber auch, dass komplexeren motorischen Handlungen die Intention einer spontanen oder geplanten Verwendung nutzbarer Objekte, welche sich innerhalb der phänomenologisch-ökologischen Nische befinden, zugrundeliegt, nicht eine bewusste Aneinanderreihung von Einzelbewegungen. In Anlehnung an die ideomotorische Theorie (IMT)[498] legt Limanowski dar, dass intentionales Handeln immer im Bewusstsein eines bestimmten Ziels geschieht bzw. dass dieses Ziel das Handeln wesentlich motiviert und bestimmt:

> „...this conscious goal representation is in fact driving the action. Movement is accordingly brought about by an ‚idea' or ‚effect image' of the anticipated sensory consequences of that movement,

[494] Vgl. Halák, „Merleau-Ponty on Embodied Subjectivity from the Perspective of Subject-Object Circularity", S. 30–31.

[495] Vgl. ebd., S. 35; vgl. auch S. 48 ff.

[496] Vgl. Heidegger, *Sein und Zeit*, S. 69–70; vgl. Fingerhut, Hufendiek, Wild, *Philosophie der Verkörperung*, S. 29-30.

[497] Vgl. A. Berti und F. Frassinetti, „When far becomes near: remapping of space by tool use", in: *Journal of Cognitive Neuroscience* 12/Nr. 3 (2000), S. 415–420, S. 418.

[498] Die ideomotorische Theorie legt dar, dass menschliche motorische Handlungen durch die Idee ihrer (erlernten) sensorischen Konsequenzen initiiert werden; reviewed u. a. bei Stock & Stock 2004.

> which is itself the result of previous associative learning between movements and their sensory consequences. Consequently, IMT states that, rather than there being separate perceptual representations and motor commands, perception and action share a common representational format, ...“[499]

Dieser Zusammenhang zwischen Subjekt, Objekt und motorischer Aktion spielt im Sinne der „affordance-matching-Hypothese“ auch eine wesentliche Rolle in der interindividuellen Relation.[500] Die Präsenz eines Gebrauchsgegenstandes – z. B. eines Füllfederhalters – lässt Intention und zu erwartendes motorisches Muster – Ergreifen des Stifts in einer Art und Weise, dass er sich zum Schreiben eignet – einer zweiten Person antizipieren und trägt damit zu unserem Verständnis der Umwelt bei.

Dieser enge sensomotorische Zusammenhang trifft vor allem für automatisierte Handlungen zu, also für jene, bei denen der Leib-Körper transparent ist. Für die Initiierung neuer, ungewohnter, noch nicht erlernter Handlungen wäre ein darüberhinausgehendes Willenskonzept zu postulieren. Aufgrund der fehlenden Schärfung der Bewegung durch stattgehabte Erfahrungen, durch erfühlte sensorisch-perzeptive Konsequenzen laufen diese Bewegungsmuster noch weitestgehend als willentlich geplante und exekutierte Aneinanderreihung von Einzelbewegungen nach dem Versuch-und-Irrtum Konzept ab. Auch diese Differenzierung zwischen neu zu erlernenden bzw. willkürlich durchgeführten und automatisierten, habituellen Bewegungen illustriert der Zustand der Pathologie. Die Durchführung einer zusammenhängenden, sinnhaften Bewegung ist beim Krankheitsbild der Apraxie gestört, entweder aufgrund der Unfähigkeit, einen komplexen Handlungsplan zu entwerfen und/ oder diesen motorisch umzusetzen. Eine ähnliche Problematik lag bei dem auf S. 84 f. beschriebenen Patient Schneider vor. Während explizite Handlungsaufforderungen von ihm nicht umgesetzt werden konnten, gelangt dies, sobald die Aktion als Re-Aktion eine unwillkürliche, reflexartige, unbewusste war.

Man könnte den Zustand der bewussten Anstrengung einer Bewegungsdurchführung mit dem Konzept des In-den-Vordergrund-Tretens eines opaken Körpers vor den transparenten Leib gleichsetzen. Auch im gesunden Zustand kann es zu einem derartigen Effekt mit konsekutiver Inhibition motorischer Abläufe kommen. Anhand des oben zitierten „Tausendfüßler-Beispiels“ (s. S. 98) lässt sich darstellen, wie die Selbst-Objektifizierung normales Erleben und (motorisches) Handeln beein-

---

499 Limanowski, „(Dis-)Attending to the Body: Action and Self-Experience in the Active Inference Framework“, S. 7.

500 Vgl. Patric Bach, Toby Nicholson, Matthew Hudson, „The affordance-matching hypothesis: how objects guide action understanding and prediction“, in: *Frontiers in Human Neuroscience* 8 (2014), S. 254.

trächtigt. Dies kann z.B. durch Schmerzerleben oder durch Antreffen eines Hindernisses erfolgen, aber auch durch bewusste (wenn auch nicht immer gewollte) endogene Ausrichtung der Aufmerksamkeit: „...sensory attenuation is a necessary dis-attention away from sensory input, which would otherwise bias perceptual inference and potentially preclude movement“[501].

An dieser Stelle zeigen sich enge Parallelen mit dem Enaktivismus. Dieser Terminus impliziert ja gerade, dass das Individuum seine Umwelt hineinhandelnd, gestaltend und nicht nur passiv, repräsentational, wahrnimmt.[502] Francisco Varela, einer der Begründer dieser Denkrichtung, fasst das bisher Gesagte prägnant zusammen und integriert die sensomotorische Interaktion zwischen Individuum und Umwelt in einen weiteren soziohistorischen Kontext: „Erstens hängt die Kognition von den Erfahrungsarten ab, die ein Körper mit bestimmten sensomotorischen Fähigkeiten ermöglicht, und zweitens sind diese individuellen sensomotorischen Fähigkeiten ihrerseits eingebettet in einen umfassenderen biologischen, psychischen und kulturellen Kontext“[503]. Diese Kreisläufe interagieren direkt, unmittelbar, ohne eine zwischengeschaltete interne Repräsentation der Umwelt – auch wenn Repräsentationen innerhalb des Bewusstseins – wie zum Beispiel Erinnerungen oder Vorstellungen – durchaus vorkommen: „We are extended phenomenological-cognitive systems, which is to say that we are not brains in vats in representation-mediated contact with the environment we want to act in, ...“[504]. Bewusste Reflektion kommt laut Fuchs vor allem dann zum Tragen, wenn die präreflektive Interaktion mit der Welt eine Störung – wie zum Beispiel im Schmerz – erfährt.[505] Bewusstsein ist in diesem Konzept kein fixierter, an einer Stelle – wie etwa dem Gehirn – lokalisierter Status, sondern vielmehr der Prozess einer intentionalen Beziehungsaufnahme mit der eigenen ökologischen Nische.[506] Diese Nische entsteht wiederum in der bilateralen Einflussnahme, Modulation und Gestaltung von Individuum und seiner Umgebung in der oben beschriebenen zirkulären sensomotorischen Interak-

501 Limanowski, „(Dis-)Attending to the Body: Action and Self-Experience in the Active Inference Framework“, S. 6.

502 Vgl. Fingerhut, Hufendiek, Wild, *Philosophie der Verkörperung*, S. 83.

503 Francisco Varela, Evan Thompson und Eleanor Rosch, „Enaktivismus – verkörperte Kognition“, in ebd., S. 318.

504 Silberstein, „Dynamics, Agency and Intentional Action“, S. 16.

505 Vgl. Thomas Fuchs, „Embodied Knowledge – Embodied Memory“, in Sonja Rinofner-Kreidl und Harald A. Wiltsche, *Analytic and Continental Philosophy: Methods and Perspectives. Proceedings of the 37th International Wittgenstein Symposium*, 2016, Berlin/Boston, S. 217.

506 Vgl. Thomas Fuchs, „Embodied cognitive neuroscience and its consequences for psychiatry“, in: *Poiesis & Praxis* 6/Nr. 3 (2009), S. 219–233, S. 222.

tion: „Kognition ist deshalb nicht in erster Linie Computation und Repräsentation, sondern Adaption und Interaktion“[507], ja vielmehr: sie ist „schöpferische Kognition“[508].

Die Zirkularität hat wiederum zur Folge, dass die Person durch die Wahl seiner Umwelt und die Einwirkung hierauf auch auf das eigene Sein Einfluss nimmt, sich in dieser Umgebung entwickelt – und vice versa – womit sie im zeitlichen Verlauf eine bestmögliche Anpassung an ihre individuelle Umgebung erwirkt:

> „The ongoing feedback circle of a person's actions and the responses of the environment may be termed the person's ‚responded activity' .... It is assumed that the person seeks and shapes an environment that responds to his actions and offers the valences for his potentialities. The capacity of a person to respond adequately to the stimuli and requirements of his environment, especially to the demands of others, may be called his ‚responsivity'. ... By this choice of a certain environment or niche, persons also become the indirect producers of their own developments .... Human beings influence the courses of their lives and direct their delopoments by shaping and acting on their environments, which in turn react on them. The course of life develops as a circular process, guided by one's own activity and the responses from the environment. ... subject and world do not exist separately, but constitute each other. It implies an ‚existential topology',....“[509]

Indem er postuliert, dass der Geist nicht im Gehirn lokalisiert, sondern vielmehr über das Gehirn, den Körper und die Umwelt verteilt ist, zeigt Fuchs sich als Vertreter der ‚extended mind' – Theorie.[510] Die Implikationen – zum Beispiel, dass das Gehirn zwar eine notwendige, nicht aber hinreichende Struktur für das Bewusstsein ist – sowie mögliche Gegenargumente – wie kann ein Patient im locked-in, bei dem bis auf residuale okulomotorische Bahnen sämtliche Afferenzen und Efferenzen zum Gehirn zerstört sind, trotzdem noch Bewusstsein haben[511] – sollen an dieser Stelle nicht weiter diskutiert werden.

---

507 Fingerhut, Hufendiek, Wild, *Philosophie der Verkörperung*, S. 86.

508 Francisco Varela, Evan Thompson und Eleanor Rosch, „Enaktivismus – verkörperte Kognition“, in ebd., S. 295.

509 Thomas Fuchs, „Psychotherapy of the lived space: a phenomenological and ecological concept“, in: *American Journal of Psychotherapy* 61/Nr. 4 (2007), S. 423–439, S. 426-427.

510 Vgl. Fuchs, „Embodied cognitive neuroscience and its consequences for psychiatry“, S. 221.

511 Ein eindrückliches Beispiel für dieses in der Neurologie gut bekannte Phänomen stellt der Autor Jean-Dominique Bauby dar, der – unter genau diesem Krankheitsbild leidend – sein Buch *Schmetterling und Taucherglocke* verfasste.

Da also die Wahrnehmung der Welt in hohem Ausmaß durch die motorische Einnahme derselben determiniert und die Motorik wiederum durch perzeptive Reize gelenkt und modifiziert wird, könnte man Motorik und Sensorik als gegenläufige Vektoren interpretieren, die die leiblichen Grenzen des Subjekts austesten, darin transformieren und somit seine Verknüpfung, seine Verankerung mit und in der Welt bedingen: „...der Leib (ist) nicht eine Summe nebeneinandergesetzter Organe, sondern ein synergisches System ..., dessen sämtliche Funktionen übernommen und verbunden sind in der umfassenden Bewegung des Zur-Welt-seins, dadurch, daß er die geronnene Gestalt der Existenz selbst ist"[512]. In dieser Gleichsetzung von Zur-Welt-sein und „Existenz" oder auch „Seinsbeziehung" zwischen Subjekt und Objekt wird die enge Verbindung von Leib und individuellem Sein deutlich, die Merleau-Ponty knüpft:

> „Der fungierende, handelnde Leib existiert derart, daß er zur-Welt-seiend sich entwirft und sich die Strukturen einverleibt. .... Der Leib drückt die Existenz aus, indem er sie allererst realisiert und selbst die aktuelle Wirklichkeit der Existenz ist. In diesem Sinne ‚inkarniert', verkörpert sich die Existenz im Leib...."[513].

Dieses Zur-Welt-Sein, welches in der ökologischen Nische seine Komplementarität findet und sich in ihr zur Existenz formt, erlaubt dem Subjekt autonomes Handeln.

Körperschema und Autonomie

Das Konzept der zirkulären Koppelung zweier gegenläufiger – d.h. eines afferenten, auf das Individuum hinführenden und eines efferenten, also von ihm fortführenden – Schenkel, welches die sensomotorische Zirkularität ausmacht, ist auf multiple interne (d.h. innerhalb der biologischen Grenzen des Individuums stattfindende) Kreisläufe anwendbar. Man könnte postulieren, dass der lebende Organismus wesentlich aus solchen überlappenden Kreisläufen besteht, die sich durch Feedback-Mechanismen auszeichnen, bei denen ein Organ sowohl Initiator als auch Rezeptor biologischer Veränderungen ist. Als Beispiel sei das „System Niere" genannt, welches durch Autoregulation seiner Durchblutung die Harnausscheidung verändert. Eine Veränderung der „Nierenumwelt", z.B. durch Absenkung des Blutdrucks führt zu einer Veränderung der „Lebensbedingung" der Niere und zieht eine Anpassung ihrer Funktion nach sich. Die meisten dieser Kreisläufe, welche der Homöostase des Organismus dienen, gehen vonstatten, ohne dass das Individuum Bewusstsein von ihnen

512 Merleau-Ponty, *Phänomenologie der Wahrnehmung*, S. 273.
513 Bermes, *Maurice Merleau-Ponty zur Einführung*, S. 83.

erlangt. Insofern nimmt der Gehirn-Körper-Kreislauf eine besondere Rolle ein. Im biomedizinischen Verständnis ist ein funktionstüchtiges Gehirn eine notwendige Voraussetzung für das Vorliegen von Bewusstsein. Dies schließt nicht aus, dass Vorgänge, an denen das Gehirn beteiligt ist, unbewusst ablaufen können. Dies ist im Gegenteil für viele grundlegende Handlungen der Fall – als Beispiel sei die Stellreaktion bei Verlust des Gleichgewichts genannt, welche in der Regel erst im Nachhinein, durch ein Stolpern, ins Bewusstsein gelangt. Auch in die homöostatischen Vorgänge des Körpers ist das Gehirn eingebunden, zum Beispiel durch hormonelle und neuronale Steuerung viszeraler Funktionen. Fuchs sieht hier eine Minimalform von Subjektivität: das Gefühl des Lebendigseins, gefärbt durch Wohlbefinden oder Unwohlsein.[514]

Die Einbindung des zentralen Nervensystems in derartige Regelkreise bedeutet auch nicht, dass allein das Gehirn die Qualität von bewusster Wahrnehmung bestimmt. Gallagher geht hier noch einen Schritt weiter indem er postuliert, dass Bewusstsein überhaupt erst emergent[515] aus dem Zusammenspiel von sensomotorischen Kreisläufen in ihrer Interaktion mit ihrer Umwelt entsteht:

> „Movement and the registration of that movement in a developing proprioceptive system ... contributes to the self-organizing development of neuronal structures responsible not only for motor action, but for the way we come to be conscious of ourselves, to communicate with others, and to live in the surrounding world."[516]

Somit ist das in die Umwelt-hinein-Handeln sinnstiftend: „..., we are meaningful action"[517].

Das hier genannte „proprioceptive system", die Propriozeption, stellt eine wichtige Begrifflichkeit im Kontext sensomotorischer Kreisläufe dar. Bereits in der Abhandlung über das Körperschema wurde darauf hingewiesen, dass dieser je nach Sprachumfeld, in dem sie verwendet wird, eine etwas andere Bedeutung zukommt. So beruht die Propriozeption unter biomedizinischen Gesichtspunkten auf der Aktivität von Rezeptoren in den tieferen Körperstrukturen (z.B. Muskeln, Gelenke, Sehnen). Sie zeigen uns die Position unseres Körpers relativ zum Schwerkraftvektor bzw. von Körperteilen relativ zum Rest des Körpers an. Die Weiterleitung der Impulse erfolgt via sensible Nerven bis zum Rückenmark, wo sie in den

---

514 Vgl. Thomas Fuchs, „The Circularity of the Embodied Mind", in: *Frontiers in Psychology* 11 (2020), S. 4.

515 Emergent bedeutet in diesem Kontext, dass in der Interaktion von zwei Komponenten eine dritte Eigenschaft hinzukommt, die aus den Einzelkomponenten alleine nicht erklärbar ist, sich somit eine neue Entität herausbildet.

516 Gallagher, *How the Body Shapes the Mind*, S. 1.

517 Silberstein, „Dynamics, Agency and Intentional Action", S. 16.

Hintersträngen bis zum Thalamus und von dort zum primären und sekundären somatosensorischen Kortex fortgeleitet werden.[518] Zusammen mit der Interozeption – also der Wahrnehmung innerer Zustände wie Hunger, Temperatur oder Sensationen im Bereich der inneren Organe – und der Exterozeption – der Wahrnehmung der umgebenden äußeren Welt – stellt sie eine ganzheitliche Information über den Zustand des Körpers dar.[519]

Der Enaktivismus hingegen betrachtet die Propriozeption als Eigenwahrnehmung auf einem globaleren Niveau:

> „...whereas perception organizes spatial distributions around an egocentric frame of reference that is implicitly indexed to the perceiving body, somatic porprioception reflects the contours of my body, but not from a perspective of another perceiver. Proprioception operates within a non-relative, non-perspectival, intracorporeal spatial framework that is different from both egocentric and allocentric frameworks."[520]

Gallagher beschreibt hier die Propriozeption als intrinsisches Rahmenwerk, welches ohne äußeren Bezugspunkt auskommt, sondern vielmehr selbst als Referenz der Wahrnehmung dient. Hiermit fungiert sie wiederum als Kristallisationspunkt der Perzeption und verleiht äußeren sensorischen Einflüssen Kohärenz. Unter der enaktivistischen Perspektive könnte man die Propriozeption daher auch mit der Begrifflichkeit des Körperschemas gleichsetzen. Beiden gemeinsam ist die präkognitive Existenz: „...the perceiving body provides a coherence to consciousness across simple perceptual events. .... a structural coherency across all perceptually based experiences ... is founded on the continuity of the prenoetic body, which is their point of origin"[521].

Gallagher greift an dieser Stelle ein weiteres für das autonome Handeln wichtiges Konzept auf: als präkognitive Entität verleiht das Körperschema motorischen Aktionen – zumindest solchen, die innerhalb einer gewissen Routine und ungestört stattfinden – Automatisierung. Diese Automatisierung findet auch in der neurowissenschaftlichen Perspektive Ausdruck. Eine wichtige Relaisstation der Sensomotorik stellen die Basalganglien dar. Die Basalganglien bestehen aus Ansammlungen von Nervenzellen in der Tiefe des Gehirns. Sie bilden Funktionsschleifen, die in das Planen, Kontrollieren und Modulieren komplexer, zielgerichteter Bewegungen eingebunden sind und somit harmonische Bewegungsabläufe

---

[518] Vgl. Ropper, Adams, Victor, *Adams & Victor's Principles of Neurology*, S. 154–156.

[519] Vgl. Berlucchi, Aglioti, „The body in the brain revisited", S. 31.

[520] Gallagher, *How the Body Shapes the Mind*, S. 138.

[521] Ebd., S. 141–142.

ermöglichen. Sie erhalten dafür u.a sensomotorische Informationen und Afferenzen aus dem limbischen System (Emotion, Lernen) und stehen in enger Verbindung mit den Assoziationskortizes, u.a. der Parietallappen.[522] Die den Basalganglien zugerechneten Strukturen beeinflussen einander durch ein komplexes System aus exzitatorischen und inhibitorischen Impulsen, welches durch kortikothalamische Afferenzen modifiziert wird. Andererseits gehen von den Basalganglien exzitatorische kortikale Efferenzen aus, die durch das vorgeschaltete Netzwerk der Basalganglien gehemmt oder stimuliert werden. Sofern Informationen jedoch auf der Ebene der Basalganglien verbleiben, sind diese vorbewusst und dienen vor allem der Automatisierung, Koordination und Feinabstimmung von Bewegung. Die häufigste Erkrankung dieses Gefüges ist die Parkinsonerkrankung mit ihrem charakteristischen Bewegungsmuster, welches durch Langsamkeit der Bewegung, Steifheit (Rigor) der Muskeln, Verlust der Stellreflexe, Veränderung des Gang- und Schriftbildes und gelegentlich ein typisches Zittern geprägt ist. Ein häufiges, frühes Symptom dieser Erkrankung stellt die Unfähigkeit dar, beim Gehen ungestört einer anderen Tätigkeit nachzugehen – wie zum Beispiel Umherblicken, Unterhalten mit einer anderen Person, Transport eines Gegenstandes. Vielmehr kommt es in solchen Situationen häufig zu Stürzen. Hier zeigt sich am Beispiel der Pathologie, dass ein Verlust der Automatisierung der Motorik einen Verlust der Freiheit, nach Belieben in die Welt hineinzuhandeln, bedeutet.

Dieses Gefüge ist essentiell für die sogenannte extrapyramidale Motorik[523], also den unwillkürlichen Teil der Bewegung. Der Unterschied zur Willkürmotorik wird jedem klar, der eine motorische Abfolge – zum Beispiel Tanzen – bis zu einem gewissen Niveau erlernt hat. Ist die richtige Ausführung und Reihenfolge der Schritte anfangs eine höchst bewusste Angelegenheit – und entsprechend holprig und fehlerbehaftet – wird sie mit zunehmendem Übergang in die unbewusste Motorik fließend, leicht und befähigt den Tänzer, Einflüsse seiner Umgebung – Spielweisen der Musik, Hindernisse auf der Tanzfläche, Befindlichkeit des Partners – wahrzunehmen und mühelos in seinen Bewegungsablauf zu integrieren. Die Automatisierung motorischer Aktionen verleiht der Person somit vermehrt Freiheit:

---

522 Vgl. Ropper, Adams, Victor, *Adams & Victor's Principles of Neurology*, S. 64–67.

523 Man unterscheidet die pyramidale oder Willkürmotorik von der unwillkürlichen extrapyramidalen Motorik. Der Begriff stammt von der Bezeichnung der willkürmotorischen Bahnen als „Pyramidenbahn“, ausgehend von der pyramidenförmigen Gestalt der Neurone, von der diese ausgeht.

„...precisely to the extent that we are not required to consciously deliberate about bodily movement or such things as autonomic processes, our deliberation can be directed at the more meaningful level of intentional action. In some limited ways, the loss of a body schema and the disruption of automatic processes, rob a person of a degree of freedom. "[524]

Hier kommen wir auf die Idee der leiblichen Transparenz zurück. Im ersten Teil dieser Arbeit war diese im Wesentlichen aus der Negativität, also aus der Perspektive ihrer Aufhebung heraus betrachtet worden. Diese hat eine alterierte Interaktion mit der Welt zur Folge. Anhand der oben entwickelten Theorie der Subjekt-Umwelt-Interaktion durch iterative sensomotorische Kreisläufe wird nun – positiv – aufgezeigt, wie diese Transparenz entsteht und welche weiteren Möglichkeiten aus ihr erwachsen:

„We experience the world, because our body has become transparent for it; that means, we experience the implicit actions and affections of our body as the objects and situations of our environment. ..., embodied knowledge unburdens our attention from an abundance of details, thus facilitating our everyday performances. The body and the senses become a medium through which the world is accessible and available. Action is facilitated, ... *The will becomes free* .... (Hervorhebung JW)."[525]

Durch verkörpertes Wissen gewinnt das Lebewesen eine hohe Flexibilität und somit Autonomie – Autonomie in dem Sinne, als sich selbst regulierendes System und unter verschiedenen Bedingungen existieren zu können, aber auch in dem eines erhöhten kognitiven Freiheitsgrades.[526]

Zusammenfassend können Lebewesen und ihre Nervensysteme als selbst-organisierende Systeme[527] gesehen werden. Das Nervensystem konstituiert die sensomotorischen Funktionen des Lebewesens, die wiederum das Bindeglied zwischen ihm und seiner Nische bilden:

---

[524] Gallagher, *How the Body Shapes the Mind*, S. 241.

[525] Thomas Fuchs, „Embodied Knowledge – Embodied Memory", in: Rinofner-Kreidl, Wiltsche, *Analytic and Continental Philosophy: Methods and Perspectives. Proceedings of the 37th International Wittgenstein Symposium*, S. 226–227.

[526] Vgl. Silberstein, „Dynamics, Agency and Intentional Action", S. 10; vgl. Thompson, *Mind in Life: Biology, Phenomenology, and the Sciences of Mind*, S. 37–38.

[527] System ist in diesem Zusammenhang als dynamisches, abgegrenzbares Gebilde zu verstehen, dessen Einzelkomponenten in der Verfolgung eines gemeinsamen Ziels, z. B. das Überleben in einer komplexen Umwelt, interagieren. Dank an Ullrich Dopatka, Fernuniversität Hagen, Seminar „Phänomenologie und Philosophie des Geistes" (WS 2020/21) für diese Definition.

„Over behavioral time, the sensorimotor abilities cause the animal to act, and this action alters the layout of the affordances available, and the layout of affordances perturbs the sensorimotor coupling with the environment (...). Over developmental time, the sensorimotor abilities, i.e., what the animal can do, determines what constitutes the animal's niche. That is, from all of the information available in the physical environment, the animal learns to attend to only that which specifies affordances complementing the animal's abilities. At the same time, the set of affordances available to the animal profoundly influence the development of the animal's sensorimotor abilities."[528]

Der zirkuläre Zusammenschluss des Subjekts mit seiner Umwelt entsteht nicht nur im Augenblick des Handelns (behavioural time), sondern beeinflusst durch wiederholtes Handeln die Entwicklung, das Werden des Subjekts (developmental time). Nicht zuletzt besteht die Sinnstiftung des „In-die-Umwelt-Hineinhandelns" daher in der Konstitution der Identität[529] des handelnden Subjekts:

„Sowohl Zeitlichkeit als auch Subjektivität erhalten ihre Identität im Bezug auf anderes (z. B. Nicht-Gegenwart, Erfahrung des Anderen). Mit dem Bezug auf anderes wird gleichzeitig ein Selbstbezug hergestellt und so Identität oder Selbstheit konstituiert. Diese Konstitution denkt Merleau-Ponty als einen nie endenden Prozess."[530]

Identitätsbildung entsteht also gerade in dem reziproken Bezug auf das Andere – ein Bezug, der dem entspricht, was hier als sensomotorische Zirkel bezeichnet wurde. Der Frage, welchen Einfluss Schmerz auf die Ausbildung von Autonomie und Identität ausübt, soll im nächsten Kapitel nachgegangen werden.

---

[528] Silberstein, „Dynamics, Agency and Intentional Action", S. 7.

[529] Danke an dieser Stelle an Hans Rainer Sepp für die spannende Denk-/Diskussionsanregung zum Thema widersprüchliche Selbstidentität – in Rückgriff auf Nishida Kitarō – als ein Etwas, das ganz es selbst ist und zugleich dies auch doch nicht ist, sondern sich ebenso vom Anderem bestimmen und umbauen lassen kann.

[530] Förster, *„Die Zeit als Subjekt und das Subjekt als Zeit": Zum Zeitbegriff Merleau-Pontys*, S. 36.

Bedeutung des Schmerzes für die Positionierung des Individuums in seiner Umwelt

So wie der Enaktivismus eine reziproke Zirkularität zwischen Gehirn, Körper und Umwelt postuliert, durchdringt auch Schmerz diese drei Entitäten, modifiziert auch er deren Grenzen. Assadi beschreibt Subjektivität als fragiles, temporäres, variables Resultat permanent zu reproduzierender Konstitutionsprozesse.[531] In Folge würde eine Behinderung dieses Konstitutionsprozesses eine Störung der Ausbildung der Subjektivität bewirken. Wenn Individualisierung wie zuvor beschrieben im Bezug auf den Anderen bzw. das Andere im Sinne einer interindividuellen bzw. dinglichen Umwelt entsteht und dieser Bezug mittles sensomotorischer Zirkel ein Hineinbewegen in diese Umwelt hinein erfordert, wird jede Beschneidung dieser Motorik eine Alteration des Individuums und seiner Position in der Umwelt nach sich ziehen. Schmerz limitiert Bewegung. Er verändert die sensorische Perzeption. Dieser Prozess zieht eine Isolation und Totalisierung des Subjekts im Schmerz nach sich, eine „Beeinträchtigung der Selbstverfügbarkeit“[532]. Die Isolation betrifft auch die soziale und biologische Umwelt des Individuums – seine ökologische Nische. Schmerz hat aufgrund der Reziprozität von Körper und Umwelt direkte Auswirkungen auf letztere: „A problem with the body is a problem with the environment because the environment is lived as the body is lived“[533]. Schmerz bedeutet, ausgeliefert zu sein, ein Zustand, der auf der anderen Seite des Spektrums dessen liegt, was Maio als „Selbstgestalter der Welt“-Sein bezeichnet.[534] Er bewirkt Abhängigkeit von genau dem, der mich nicht verstehen kann – vom Anderen, der *meinen* Schmerz nie als *seinen* fühlen kann:

> „Wenn die Saison zu Ende geht und die Bäder wieder geschlossen sind, dann löst sich diese Anhäufung von Schmerz auf, zerstreut sich. Jeder Kranke verwandelt sich wieder in einen *Einsamen*, verloren im Lärm und Treiben des Lebens, in ein befremdliches Wesen, das durch die Komik seines Leidens als Hypochonder erscheint,

---

[531] Vgl. Galia Assadi, „Diagnose: Trauer. Zur Pathologisierung existentieller Leiderfahrungen“, in: Bozzaro, Eichinger, Maio, *Leid und Schmerz. Konzeptionelle Annäherungen und medizinethische Implikationen*, S. 260.

[532] Blankenburg, *Psychopathologie des Unscheinbaren. Ausgewählte Aufsätze*, S. 209.

[533] Gallagher, „Lived Body and Environment“, S. 164.

[534] Vgl. Giovanni Maio, „Schmerz als Widerfahrnis. Die Kontrollierbarkeitserwartung als Problem“, in: Bozzaro, Eichinger, Maio, *Leid und Schmerz. Konzeptionelle Annäherungen und medizinethische Implikationen*, S. 171.

> das man zwar bedauert, das einem jedoch auch auf die Nerven geht."[535]

Genauso bedeutsam für die Konstitution des Individuums wie das Hineinagieren in die Welt ist die Abgrenzung. Wenn die „...Haut als Kontaktzone zwischen Innen- und Außenwelt, zwischen Eigen- und Fremdwelt, ... besondere Bedeutung ... bei der Aufrechterhaltung eines Selbst, ..."[536] hat – was bedeutet es für das Selbst, wenn auf eben diese Kontaktzone ein ständiger Schmerz einwirkt? So wie Schmerz auf beide Schenkel des sensomotorischen Zirkels einwirkt, alteriert er sowohl das Zur-Welt-Sein als auch das sich Von-dieser-Welt-Abgrenzen. Die Veränderung der Aktion in der Umwelt und der Interaktion mit dieser kann am ehesten durch die Betrachtung des Einflusses von Schmerz auf den peripersonalen Raum als Korrelat der unmittelbaren Umwelt des Subjekts beschrieben werden. Auf die Folgen, die diese Veränderung für die Autonomie des Einzelnen hat, soll dann im Folgenden näher eingegangen werden.

Schmerz und Sensomotorik

Wie oben beschrieben, beeinflusst Schmerz über die Modifikation des Körperschemas auch body ownership (BO) und self agency (SA). Anknüpfend an die vorhergehenden Erläuterungen wird nun auch deutlich, dass der Effekt chronischer Schmerzen nicht auf die leiblichen Grenzen des Individuums beschränkt bleibt, sondern auch seine Interaktion mit der Umwelt via sensomotorischen Regelkreisen modifiziert. Dies soll im Folgenden zunächst anhand psychophysischer Daten für die Wahrnehmung von Umweltreizen, anschließend für die motorische Aktion (z.B. Abwehrverhalten) innerhalb der peripersonalen Umwelt illustriert werden.

Wie zuvor beschrieben, kann es bei CRPS-Patienten zu Symptomen kommen, die einem visuospatialen Neglect der betroffenen Körperhälfte gleichen (S. 53). Für den akuten Schmerz konnte allerdings auch der gegenteilige Effekt gezeigt werden: wurden zwei lateralisierte (also links bzw. rechts in Bezug auf die Körperachse des Probanden) visuelle Reize gezeigt und zuvor an einer Hand ein schmerzhafter Reiz gesetzt, nahmen die Probanden den visuellen Stimulus, der auf der zum Schmerzreiz ipsila-

---

535 Daudet, Hemjeoltmanns, Barnes, *Im Land der Schmerzen*, S. 84; Vgl. Saulius Geniusas, „Phänomenologie chronischen Schmerzes und ihre Auswirkungen auf die Medizin", in: Bozzaro, Eichinger, Maio, *Leid und Schmerz. Konzeptionelle Annäherungen und medizinethische Implikationen*, S. 185.

536 Bernhard Waldenfels, *Bruchlinien der Erfahrung. Phänomenologie – Psychoanalyse – Phänomenotechnik*, 3. Aufl. 2002, Frankfurt am Main, S. 93.

teralen Seite gezeigt wurde, früher wahr als denjenigen auf der kontralateralen Seite.[537] Auch der umgekehrte Effekt – also eine Bahnung des schmerzhaften Reizes durch einen gleichseitigen visuellen Stimulus – konnte gezeigt werden. Dieser Effekt war umso ausgeprägter, je näher der visuelle Reiz sich an der Hand des Probanden befand.[538] Diese Befunde stützen mehrere Annahmen: Schmerzempfinden ist eingebettet in ein multisensorisches Netzwerk. Für dieses Netzwerk sind insbesondere solche Reize relevant, die innerhalb des peripersonalen Raums gesetzt werden. Letzterer ist definiert durch den Raum, innerhalb dessen ein Reiz als mögliche Bedrohung interpretiert wird bzw. als der Raum, in den hinein gehandelt werden kann, der also den unmittelbaren Aktionsradius bestimmt. Wie zuvor diskutiert, scheinen die lateralisierenden Effekte, die Schmerz auf die Detektion anderer sensorischer Reize ausübt, weniger durch Lokalisation des Schmerzes in Bezug auf den Körper, sondern im extrapersonalen Raum bestimmt zu sein. Die Vermittlung erfolgt wahrscheinlich über bimodale visuosensorische Neurone.

Zudem hat Schmerz das Potential, über Modifikation des peripersonalen Raumes in die Interaktion mit der Umwelt, mit der unmittelbaren ökologischen Nische einzuwirken. Innerhalb der sensomotorischen Kreisläufe wirkt Schmerz nicht nur auf den perzeptiven Schenkel ein. So beschreiben Morrison et al. in einem ‚Predictive Regulation and Action (PRA)' – Modell den Schmerz nicht als primär sensorisches, sondern vielmehr motorisches Problem: „In this model, an emphasis on pain as a sensory signal is relieved, in favor of an emphasis on dynamic sensorimotor transformations among multiple interacting systems, each jostling to offer solutions to the problem of ‚what is to be done' when potential injury looms"[539]. Diese Systematik impliziert die Bezugnahme auf aktuelle ebenso wie antizipierte Signale, um im Sinne des ‚free energy' – Prinzips (s. S. 127) und auf der Basis relevanter Kontext-Informationen Verhaltensanpassungen im Angesicht drohender Gefahr vorzunehmen. Die einfachste Form schmerzadaptiven Verhaltens sind die auf S. 13 beschriebenen spinalen Reflexe, die zu einem motorischen Rückzug im Sinne einer automatisierten, monomorphen Beugereaktion führen.[540] Komplexere

---

537 Vgl. Filbrich u. a., „Shaping visual space perception through bodily sensations: Testing the impact of nociceptive stimuli on visual perception in peripersonal space with temporal order judgments", S. 14.

538 Vgl. Annick L. De Paepe u. a., „Mapping nociceptive stimuli in a peripersonal frame of reference: evidence from a temporal order judgment task", in: *Neuropsychologia* 56 (2014), S. 219–228, S. 219.

539 India Morrison, Irene Perini, James Dunham, „Facets and mechanisms of adaptive pain behavior: predictive regulation and action", in: *Frontiers in Human Neuroscience* 7 (2013), S. 755.

540 Vgl. ebd.

Schmerzmechanismen beinhaltet die manuelle Abwehr sensibel oder visuell wahrgenommener potentiell schmerzhafter Stimuli oder auch die Durchführung bzw. die Unterdrückung von Fluchtreaktionen. Gerade letztere beruhen auf einem komplexen Netzwerk unter besonderer Beteiligung des insulären und cingulären Kortex, das unter anderem assoziierte Emotionen und kontextuelle Begleiterscheinungen wie Kosten-Nutzen-Erwägungen in eine Bahnung bzw. Inhibition motorischer Verhaltensantworten auf einen schmerzhaften Reiz einfließen lassen. Für die Evaluation von Schmerz haben insulärer und cingulärer Kortex eine besondere Bedeutung.[541] Hierbei scheint in der Insel vor allem die affektive Belegung schmerzhafter Stimuli als unangenehm zu geschehen, der cinguläre Kortex ist für den motivationalen Aspekt und mit seinen ausgeprägten Verbindungen zu motorischen Zentren in der Generierung und Kontrolle von Bewegungen relevant.[542] Hier zeigt sich, dass Schmerz bedeutsamen Einfluss nicht nur auf Wahrnehmung und Evaluation von Reizen innerhalb der unmittelbaren Umwelt, sondern auch auf das Hineinhandeln in diesen Bereich hat.

Über die Wahrnehmung einer Konstriktion dieses Raums bei chronischen Schmerzpatienten wurde bereits auf den Seiten 41-43 berichtet. Einen verwandten Aspekt – nämlich den Einfluss von Schmerz auf den defensiven peripersonalen Raum (DPPR) – untersuchten Bufacchi et al. Dieser defensive Raum bezeichnet den Bereich um den Körper herum, in dem das Eindringen eines potentiell schmerzhaften oder verletzenden Reizes eine besonders starke Abwehrreaktion auslöst. Besondere Bedeutung hat er für den Schutz des Gesichts, vor allem die Augenpartie. Demgemäß hat der DPPR die Form einer vom Gesicht ausgehenden nach vorne und oben gestreckten Blase.[543] Die Trigeminusneuralgie ist ein faziales Schmerzsyndrom, bei dem es zu heftigsten einschießenden Schmerzen im Versorgungsbereich eines der Nerven, welche die sensible Versorgung des Gesichts unternehmen, kommt. Diese Schmerzattacken werden oft durch – zum Teil sehr diskrete – taktile Reize ausgelöst. Bei diesen Patienten findet sich oft ein starkes Vermeidungs- bzw. Fluchtverhalten, um entsprechende Reize zu vermeiden. Mittels psychophysischer Experimente konnten Bufacchi et al eine Deformierung des DPPR bei diesen

---

[541] Vgl. Jian Kong u. a., „Using fMRI to dissociate sensory encoding from cognitive evaluation of heat pain intensity“, in: *Human Brain Mapping* 27/Nr. 9 (2006), S. 715–721, S. 720.

[542] Vgl. Morrison, Perini, Dunham, „Facets and mechanisms of adaptive pain behavior: predictive regulation and action“; vgl. M. Schreckenberger u. a., „The unpleasantness of tonic pain is encoded by the insular cortex“, in: *Neurology* 64/Nr. 7 (2005), S. 1175–1183, S. 1175.

[543] Vgl. R. J. Bufacchi u. a., „A geometric model of defensive peripersonal space“, in: *Journal of Neurophysiology* 115/Nr. 1 (2016), S. 218–225, S. 223.

Patienten zeigen. Der Fluchtreflex – gemessen anhand des durch elektrische Stimulation im Bereich der in variabler Nähe zum Gesicht platzierten Hand ausgelösten Blinkreflexes – zeigte sich bei vergleichbarer Distanz des Stimulus durchweg stärker als auf der nicht betroffenen Gesichtshälfte.[544] Hier zeigt sich anhand eines überschaubaren Beispiels, wie chronischer bzw. regelmäßig wiederkehrender Schmerz die Interaktion mit der Umwelt verändert: ein als schmerzauslösend wahrgenommener Reiz vermag bei diesen Patienten aus einer anderen Position heraus eine motorische Reaktion – im Sinne von Flucht bzw. Rückzug – auszulösen als bei Gesunden. Dies könnte zu einer höheren mentalen und körperlichen Grundanspannung führen, da der Patient sich zu einem größeren Anteil der Zeit im ‚Fluchtmodus' befindet. Hieraus wiederum ergeben sich oben diskutierte Veränderungen der Körperwahrnehmung mit entsprechenden reziproken Rückwirkungen auf die ökologische Nische. Für den akuten, experimentell induzierten Schmerz konnte dieser Effekt im Übrigen nicht gezeigt werden, so dass wohl eine gewisse Chronifizierung vorliegen muss, damit Effekte auf den peripersonalen Raum entstehen.[545]

Prinzipiell sind differente Auswirkungen auf den durch die Verteidigungsbereitschaft definierten peripersonalen Raum und den durch den eigenen Aktionsradius definierten Raum denkbar. Allerdings konnte gezeigt werden, dass der ‚Verteidigungsraum' und der ‚Aktionsraum' mitnichten unabhängig voneinander sind, sondern sich gegenseitig beeinflussen.[546] So löst ein dem Körper näherkommender, potentiell schmerzhafter Reiz eine autonome Aktivierung im Sinne einer erhöhten Hautleitungsfähigkeit aus. Dieser Effekt ist umso stärker ausgeprägt, je näher am Körper der Reiz sich befindet. Wird der peripersonale Raum zuvor durch Instrumentengebrauch erweitert, verändert dies auch die Reaktion auf Drohreize entsprechend.

Schmerz greift also in beide Schenkel der sensomotorischen Kreisläufe ein. Hierüber modifiziert er sowohl das Zur-Welt-Sein als auch das sich Von-dieser-Welt-Abgrenzen. Vor dem Hintergrund der bisherigen Herleitungen wird dies maßgeblich die Identitätsbildung und Konstitution des Subjekts in seiner Umwelt und dessen autonomes, intentionales Handeln in seiner ökologischen und phänomenologischen Nische beeinflussen. Hierauf soll im folgenden Kapitel eingegangen werden.

---

544 Vgl. R. J. Bufacchi u. a., „Pain outside the body: defensive peripersonal space deformation in trigeminal neuralgia", in: *Scientific Reports* 7/Nr. 1 (2017), S. 12487.

545 Vgl. Axel D. Vittersø u. a., „Experimentally induced pain does not influence updating of peripersonal space and body representations following tool-use", in: *PLOS ONE* 14/Nr. 5 (2019), S. e0210045.

546 Vgl. Rossetti u. a., „Dynamic expansion of alert responses to incoming painful stimuli following tool use", S. 486.

Verlust von Autonomie und Identität durch Schmerz

Der Grad der Möglichkeit des autonomen Handelns hängt auch vom Ausmaß der Integration des Individuums in seine Umwelt, seine ökologische Nische ab: „...it is with the failure of effective integrative activity in the external perceptual environment that the process, or faculty, of conscious awareness is usually directed internally. This can be exemplified by pathological pain syndromes; ...“[547]. Diese Aussage könnte auch umgedreht werden: die Ausrichtung der Wahrnehmung nach innen, in den eigenen Körper behindert die Integration in die äußere Umwelt. Ein autonomes System verlangt zudem nach einer Begrenzung, die das Innen von einem Außen trennt.[548] Der autonome, sich aus sich heraus bewegende und von außen in der Erfahrung des Widerstandes konstituierte Leib stellt diese Grenze selbst dar.[549] Diese Grenze ist einerseits Voraussetzung dafür, dass sie im Schmerzerleben drastisch empfunden und dann empfindungsmäßig überschritten wird. Wenn die leibliche Begrenzung, diese absolut Setzung des Leibes[550] andererseits durch die diversen bisher diskutierten Mechanismen maßgeblich beeinflusst wird, wird es in der Konsequenz auch die Singularisierung des Subjekts als absolutes Da-zu-sein und die Möglichkeit, aus diesem Da-Sein in die Welt hinauszugreifen, so wie es Levinas für die Situation der Schlaflosigkeit beschreibt, in der sich die Grenze zwischen Innen und Außen auflöst und das eingegrenzte „lebendige Innere“ sich mit dem anonymen „il y a“ vermengt.[551]

Neben dem Aspekt der nur unzureichend greifbaren Bedrohlichkeit impliziert dieser Gedankengang auch einen Autonomieverlust. Diesen deutet Carel an, wenn sie als wichtige Komponente von Krankheit die Auslöschung der „transparency of well-being“ definiert, welche sich u.a. durch die Möglichkeit auszeichnet, die Person zu sein, die man sein will (s. auch S. 37-38). Unter Rückbezug auf Toombs beschreibt sie den Verlust körperlicher Integrität („loss of wholeness“) in der Situation chronischer Krankheit mit der Konsequenz der Entfremdung des eigenen Körpers, der Zerstörung der Körper-Selbst-Einheit und somit der Bedrohung des Selbst. Hiermit geht der Verlust der Handlungsfreiheit („loss of free-

[547] Russell E. Mason, *Internal perception and bodily functioning*, 1961, Madison, S. 33; vgl. Gallagher, „Lived Body and Environment“, S. 152.

[548] Vgl. Thompson, *Mind in Life: Biology, Phenomenology, and the Sciences of Mind*, S. 37-38.

[549] Vgl. Sepp, „Grundfragen einer phänomenologischen Oikologie“, S. 220.

[550] Vgl. ebd., S. 218–219.

[551] Vgl. Emmanuel Levinas, *Vom Sein zum Seienden*, 2008, Freiburg/München, S. 79–82; vgl. Sepp, „Grundfragen einer phänomenologischen Oikologie“, S. 220; vgl. Novotný, *Leib und Welt. Zu einigen Grundmotiven der Phänomenologie*, S. 147.

dom to act") einher, der Freiheit, sich selbstbestimmt in eine Position hineinzubegeben, aus der heraus intentional gehandelt werden kann: „Das Schiff liegt an der Kette, sagt man in der Seemannssprache. Es bräuchte ein Wort dieser Art, um die Krise zu erläutern, in der ich mich befinde ... Das Schiff liegt an der Kette. Wird es je wieder ablegen?"[552]. Die Situation des chronischen Schmerzes „...lacks the concrete freedom that consists in the general power of placing oneself in a situation"[553].

Als Frustration der „bodily intentionality" bedeutet Krankheit eine Interferenz unbeeinflussbarer biologischer Vorgänge mit dem intentionalen Bogen der Person, einen Konflikt zwischen dem Körper und Lebensprojekten, eine Umformung der ökologischen Nische.[554] Die reziproke Bezugnahme von Subjekt und Umwelt – und hiermit der Konstitutionsprozess des Selbst – kann nicht mehr in der gewohnten Weise stattfinden: „...there are instances, such as extreme or chronic pain, in which it is not possible to enjoy one's freedom or imagination. In those cases one's *ability to be* is indeed radically and inconsolably curtailed"[555]. Diese Verengung der Möglichkeiten, die Unterbrechung des Handelns affiziert das Leben in existentieller Weise: „In der Nacht aufgewacht, nur noch das Gefühl, überhaupt zu existieren. Aber der Ort, die Uhrzeit, die Identität eines bestimmten Ichs sind vollkommen verloren gegangen. Keine einzige Idee mehr"[556]. Die maximale Verengung findet das Handeln im Tod, der sich somit im Horizont von Krankheit positioniert.[557] In ihm kulminieren Dys-Autonomie und Auflösung des Selbst, er ist der Inbegriff des Endes aller Möglichkeiten, des Endes der Existenz: „Pain has but one Acquaintance/ And that is Death"[558]. Diese Perspektive ist immer schon in chronischer Krankheit, in chronischem Schmerz enthalten.[559]

Der Verlust der Autonomie ist auch in der Totalisierung durch Schmerz impliziert (s. S. 50 ff.). Diese wird noch einmal deutlich in der Art und Weise, wie Dietrich die Bewusstwerdung des Schmerzes beschreibt: nicht ich entdecke die schmerzende Stelle, sie entdeckt sich mir. Der damit einhergehende Bewegungsimpuls wandelt sich von „Anzielen"

552 Daudet, Hemjeoltmanns, Barnes, *Im Land der Schmerzen*, S. 23; vgl. Carel, *Phenomenology of Illness*, S. 42–45.

553 Carel, *Phenomenology of Illness*, S. 73.

554 Vgl. Lawrence Hass, *Merleau-Ponty's Philosophy* (2008), Bloomington, S. 87.

555 Carel, *Phenomenology of Illness*, S. 84; Hervorhebung durch JW.

556 Daudet, Hemjeoltmanns, Barnes, *Im Land der Schmerzen*, S. 58; vgl. Carel, *Phenomenology of Illness*, S. 95.

557 Vgl. Carel, *Phenomenology of Illness*, S. 150.

558 Dickinson, „Pain – has an Element of Blank –".

559 Vgl. Carel, *Phenomenology of Illness*, S. 151.

zu „Angezogen-Sein".[560] Der Schmerz kann somit nicht ignoriert werden, er greift unvermeidbar in das In-der-Welt-Sein ein. Dies schließt jedoch nicht aus, dass dieser Eingriff bzw. dessen Bewertung einer bewussten Steuerbarkeit unterliegt. Eine solche willentlich herbeigeführte Schmerzmodulation kann als Art und Weise verstanden werden, die verloren geglaubte Autonomie wiederzufinden. Wie dies geschehen kann, soll im nächsten Kapitel erläutert werden.

---

560 Vgl. Julia Dietrich, „‚Ich habe Schmerzen.' Anthropologische Grundlagne des Verhältnisses von Schmerz und Sprache", in: Bozzaro, Eichinger, Maio, *Leid und Schmerz. Konzeptionelle Annäherungen und medizinethische Implikationen*, S. 366; vgl. auch S. 99 zur Verknüpfung von Emotionen mit Bewegungsrichtungen bei Fuchs.

Möglichkeiten der Wiedereroberung der Autonomie im Schmerz

Das funktionell-anatomische Schmerzsystem besteht aus Nozizeptoren, Nerven, Rückenmark und Schmerzzentren im Gehirn. Allerdings ist der Schmerz kein rein passiv über diese Strukturen fortgeleitetes Geschehen. Vielmehr muss das Gehirn Signale erst interpretieren, bevor sie zu Schmerz werden. Ihm kommt somit eher eine aktiv-kreierende als passiv-rezeptierende Rolle zu. Eine Modulation durch affektive, emotionale, soziale und kulturelle Komponenten ist möglich, um der Totalisierung und Verselbständigung des Schmerzes entgegenzuwirken.[561]

Die Dissoziation von Schmerz und Leiden manifestiert sich laut de Ridder et al auch anatomisch. Sie postulieren eine laterale „Schmerzhaftigkeits-Bahn", welche vorwiegend im somatosensorischen Kortex Ausmaß, Lokalisation und Charakteristika der Schmerzempfindung verarbeitet und eine mediale „Leidens-Bahn" unter besonderer Beteiligung des anterioren Cingulums und des anterioren Inselkortex. Letztere evozieren die mit Schmerz assoziierten negativen Emotionen und kognitiven Bewertungen. Ihre Aktivierung ist stark abhängig vom Kontext, in dem der Schmerz auftritt.[562] Die phänomenologische Dissoziation dieser Bahnen zeigt sich bei bestimmten Erkrankungen, bei denen entweder eine Aktivierung der „Leidens-Bahn" dargestellt werden kann, wenn sie sehen, dass eine andere Person Schmerz empfindet, obwohl sie selber nicht in der Lage sind, nozizeptive Reize als solche wahrzunehmen (kongenitale Analgesie) oder umgekehrt eine intakte Nozizeption nicht von entsprechenden emotionalen, kognitiven und motorischen Reaktionen begleitet wird (Schmerzasymbolie).[563]

Auch wenn das Gehirn in den geschilderten Kreisläufen nur *eine* ‚Relaisstation' darstellt, so hat es doch eine herausragende Funktion für die Modulation, Integration und Transformationen der Informationsflüsse.[564] Thomas Fuchs fasst dies in der These vom „Gehirn als Beziehungsorgan", welches singuläre Elemente einer Situation in ganzheitliche, holistische Perspektiven – oder ‚Gestalten' – übersetzt, zusammen. Weitere Wahrnehmungen werden – Kohärenz stiftend – in dieses Panorama integriert.

---

561 Vgl. Boddice, *Pain: A Very Short Introduction*, S. 38–39.

562 Vgl. Dirk De Ridder, Divya Adhia, Sven Vanneste, „The anatomy of pain and suffering in the brain and its clinical implications", in: *Neuroscience and Biobehavioral Reviews* 130 (2021), S. 125–146, S. 127, 131–132.

563 Vgl. ebd., S. 131.

564 Vgl. Fuchs, „Embodied cognitive neuroscience and its consequences for psychiatry", S. 220.

Analog dazu postuliert er eine Transformationsfunktion des Gehirns zwischen physiologischen und biochemischen Vorgängen zum subjektiven Erleben (bottom-up), als auch von der Ebene der Bedeutung und Intentionalität hin zu geänderten neuronalen Aktivierungsmustern auf der biologischen Ebene (top down).[565] Wenn nun – wie im Kapitel zur biomedizinischen Sichtweise auf den Schmerz geschildert – Schmerzen einerseits eine periphere neuronale Aktivierung als auch Alterationen im zentralen Nervensystem bewirken, ist davon auszugehen, dass Schmerzen aktiv in diese Vermittlerfunktion des Gehirns eingreifen. Andererseits bedeutet dies aber auch, dass eine Beeinflussung des Schmerz(-Erlebens) in seiner Zirkularität von Bottom-up- und Top-down-Bahnen aus beiden Richtungen heraus möglich ist.[566] Dies ist offenkundig, wenn es um die Beeinflussbarkeit auf biochemischer Ebene geht. Dies ist die Art der Schmerzmodulation, die durch herkömmliche Arten der Analgesie – lokale Betäubung, Schmerzmittel oder auch elektrophysiologische Verfahren wie der Reizstromstimulation – herbeigeführt wird. Im Folgenden sollen Gedanken zur Top-down Schmerzmodulation dargestellt werden.

Im Zuge der Entstehung chronischer Schmerzen erfährt der Cortex eine Restrukturierung. Im Vergleich zur Aktivierung rein sensorischer Areale kommt es zu einer Beteiligung solcher Strukturen, die an belohnungsorientiertem Lernen und emotionaler Verarbeitung beteiligt sind. Diese Assoziation kann in der Folge im Rahmen maladaptiver Lernprozesse zu einer zunehmenden Katastrophisierung des Schmerzes führen. Diese ist durch die Tendenz einer verstärkten Wahrnehmung des Schmerzes als bedrohlich, Hilflosigkeit und Gedankenkreisen um den Schmerz gekennzeichnet.[567] Diese Entwicklung trägt im Vergleich zur reinen Schmerzintensität signifikant mehr zur schmerzbedingten Behinderung bei.[568] Andererseits sollte eine Schmerzmodifikation eben auch durch primäre Verhaltensänderung und Alteration von Bedeutungszuschreibung möglich sein. Ein solcher Eingriff ist jedoch nur jenseits eines reinen Konnektionismus zu verstehen. Auch wenn sich Verhaltensmuster durch Lernen im Sinne der wiederkehrenden Aktivierung lernfähiger neuronaler Netzwerke festigen lassen, ist doch ein übergeordneter Verhaltensimpuls vonnöten, um diese Aktivierung überhaupt erst in Gang zu setzen.

Wie zuvor erläutert, führen Krankheit und Behinderung – und hierunter wäre auch der Schmerz zu subsummieren – u.a. durch Beeinträchtigung des Gefühls der körperlichen Integrität und der körperlichen Gren-

---

565 Vgl. ebd., S. 227–229.

566 Vgl. auch S. 37 ff und S. 67 ff zur wechselseitigen Beeinflussung von Schmerz und Raum bzw. Zeit

567 Vgl. De Ridder, Adhia, Vanneste, „The anatomy of pain and suffering in the brain and its clinical implications“, S. 129, 133.

568 Vgl. ebd., S. 136.

zen zu einer Änderung des Körperschemas und modifizieren über die leibliche Wahrnehmung in letzter Konsequenz intentionales Handeln. Dies wiederum beeinflusst die Art und Weise, wie die Umgebung wahrgenommen wird und man sich in ihr bewegt. Diese Kausalitätskette ist aber auch entgegengesetzt denkbar. Vorbewusste Modifikationen des Körpers könnten es dem Subjekt erlauben, sich mehr auf externe oder auf interne Stimuli auszurichten:

> „...changes or distortions introduced at the level of the prenoetic body or body schema result in changes or distortions in perceptual consciousness or motor behavior. ...., prenoetic performances of the body schema influence intentionality. They operate as constraining and enabling factors that limit and define the possibilities of intentional consciousness."[569]

Der oben geschilderte negative Prozess wäre z.B. durch gezielte körperliche Aktivität willentlich beeinflussbar.[570] So können Sport, Tanz oder andere Körperarbeit, welche Beweglichkeit und Körperhaltung beeinflussen, einen (in der Regel positive) Effekt auf das Körperschema und die damit verbundenen Emotionen – und in der Folge auf die Wahrnehmung und Haltung gegenüber der Umwelt – haben. Umgekehrt induziert Schmerz einen erhöhten Muskeltonus, welcher zu einer verringerten Körperwahrnehmung zu führen scheint (s. S. 92). Schmerz könnte somit über eine erhöhte Anspannung der Muskeln zu einer verminderten Körperwahrnehmung, ungünstigen Haltungsmodifikationen und letztlich über eine Zunahme der Schmerzen in einen Teufelskreis führen. Ein Ansatz, diesen Kreislauf zu unterbrechen wäre die gezielte Muskelentspannung.[571] Aber auch andere Bewegungsarten wie Tai-Chi oder Yoga haben sich in der Schmerztherapie als hilfreich erwiesen.[572]

Spezifische körperliche Beübung kann einen Teil der pränoetischen Körperwahrnehmung ins Bewusstsein heben und gezielt verändern. Hiermit wird in die oben diskutierten sensomotorischen Kreisläufe und so auch in das Wechselspiel von Geist, Körper und Umwelt (im Sinne der ökologischen Nische) eingegriffen. Ähnliche Effekte können durch die Normalisierung der sensorischen Repräsentation wie Training der Diskriminierung von Frequenz und Lokalisation elektrischer Stimuli bzw. der motorischen Repräsentationen, z.B. durch Spiegeltherapie oder motorische Vorstellungsübungen (etwa imaginierte Bewegung der betroffenen

---

569 Gallagher, *How the Body Shapes the Mind*, S. 146.

570 Vgl. Thomas Fuchs und Sabine C. Koch, „Embodied affectivity: on moving and being moved", in: *Frontiers in Psychology* 5 (2014), S. 508.

571 Vgl. Gallagher, *How the Body Shapes the Mind*, S. 144.

572 Vgl. De Ridder, Adhia, Vanneste, „The anatomy of pain and suffering in the brain and its clinical implications", S. 138–139.

Extremität) erwartet werden.[573] Der Nutzen von durch multisensorische Stimuli ausgelösten crossmodalen Illusionen für die positive Beeinflussung von BO, body image und räumlicher Wahrnehmung des eigenen Körpers als auch des peripersonalen Raumes wurde erläutert (s. z. B. S. 89-90). Aufgrund dieser Eigenschaften eignen sich diese Methoden zur Behandlung chronischer Schmerzen.[574]

Zudem führt chronischer Schmerz zur Entstehung eines Schmerzgedächtnis, als dessen anatomisches Korrelat die kortikale Reorganisation im Gehirn betrachtet werden kann. Unter diesem Gesichtspunkt stellen Vermeidung der Entstehung schmerzspezifischer kortikaler Alterationen und Versuch der Normalisierung bereits entstandener schmerzspezifischer Veränderungen Ansatzpunkte für die Therapie chronischer Schmerzen dar.[575] Der konventionellere Weg besteht in der Unterdrückung der Nozizeption – im Wesentlichen medikamentös durch den Einsatz von Schmerzmitteln. Während diese eine gute Wirksamkeit im Bereich akuter Schmerzen zeigen, verlieren sie nach stattgehabter Chronifizierung oft ihre Wirksamkeit. Chronische Schmerzen sind vielmehr die Domäne kognitiv-verhaltenstherapeutischer Ansätze. Es liegt fundierte Evidenz für den Nutzen von Psychotherapie bei der Rehabilitation chronischer Schmerzzustände vor.[576] Insbesondere hat sich die kognitive Verhaltenstherapie (CBI) als wertvoll erwiesen. Diese kann als Top-Down-Reorganisation vor dem Hintergrund der zirkulären Interaktion von Gehirn, Körper und Umwelt verstanden werden. Die CBI wirkt mutmaßlich sowohl durch die Aktivierung deszendierender inhibitorischer Bahnen als auch durch Modulation der „Leidens-Bahn“, die sich beispielsweise in strukturellen und funktionellen Alterationen des anterioren Cingulum und des vorderen insulären Kortex darstellen.[577]

---

[573] Vgl. Flor u. a., „Effect of sensory discrimination training on cortical reorganisation and phantom limb pain“, S. 1763–1764; Vgl. Gianluca Castelnuovo u. a.: „Psychological Treatments and Psychotherapies in the Neurorehabilitation of Pain: Evidences and Recommendations from the Italian Consensus Conference on Pain in Neurorehabilitation“, in: *Frontiers in Psychology* 7 (2016), S. 115.

[574] Vgl. Nadia Bolognini, Cristina Russo, Giuseppe Vallar, „Crossmodal illusions in neurorehabilitation“, in: *Frontiers in Behavioral Neuroscience* 9 (2015), S. 212.

[575] Vgl. Moseley, Flor, „Targeting cortical representations in the treatment of chronic pain: a review“, S. 648-650.

[576] Vgl. Castelnuovo u. a., „Psychological Treatments and Psychotherapies in the Neurorehabilitation of Pain: Evidences and Recommendations from the Italian Consensus Conference on Pain in Neurorehabilitation“.

[577] Vgl. De Ridder, Adhia, Vanneste, „The anatomy of pain and suffering in the brain and its clinical implications“, S. 136–138.

Ein therapeutischer Konnex besteht zur Modulation des Schmerzempfindens durch Achtsamkeitstraining.[578] Wie Fuchs unter dem Begriff „diachrone Zirkularität“[579] eindrücklich beschreibt, kann gelenkte Aufmerksamkeit sensorische Wahrnehmung und ihre anatomischen Korrelate modifizieren, was wiederum die strukturelle Funktionalität untergeordneter Strukturen verbessert.[580] Beispielhaft konnten per funktioneller Bildgebung eine verstärkte Konnektivität zwischen vorderem insulären und midcingulärem Kortex – einhergehend mit verringertem Schmerzempfinden – nach standardisiertem Achtsamkeitstraining festgestellt werden. Der midcinguläre Kortex spielt für Aufmerksamkeitskontrolle und Emotionsregulierung eine entscheidende Rolle.[581] Mögliche Folge der dargestellten Koaktivierung könnte daher eine Steuerung der Aufmerksamkeit hin zu einem vom Schmerz und seinen emotionalen Implikationen losgelösteren Zustand sein. Dieses Beispiel illustriert den von Fuchs geprägten Begriff der „embodied freedom“: eine autonome Entscheidung (Lenkung der Aufmerksamkeit) ist keine rein mentale Angelegenheit. Vielmehr findet sie sie in einem top-down (und in einem sich anschließenden bottom-up) Prozess ihre Resonanz in physischen Vorgängen, es kommt zu einer Reintegration von Kognition, Leib und Körper: „A person’s being is continually becoming, but this becoming is increasingly his or her own doing. Through their decisions and actions, human persons shape their own development“[582].

Ein weiterer Aspekt der kognitiven Steuerung, der es erlaubt, über eine Re-Interpretation des Schmerzes Kontrolle zu erlangen und somit Autonomie wiederzugewinnen, ist die Sinn- bzw. Bedeutungszuschreibung zum Schmerzerleben: „Zum subjektiven Schmerzempfinden gehört wesentlich eine Bedeutungszuschreibung, die den momentanen Schmerz in den gesamten Kontext seiner Entstehung, seiner vermuteten Ursache, seiner erwarteten Dauer und seiner möglichen Behandlung stellt.“[583] Ziel

---

578 Achtsamkeit soll im Folgenden im Sinne der bewussten und bewertungsfreien Wahrnehmung des gegenwärtigen Moments gebraucht werden

579 Den Begriff diachrone Zirkularität bezieht Fuchs auf die Individualentwicklung des Menschen, innerhalb derer sich bereits sedimentierte Strukturen und das aktuell gelebte Leben kontinuierlich gegenseitig beeinflussen (vgl. Fuchs, „The Circularity of the Embodied Mind“, S. 8)

580 Vgl. Fuchs, „The Circularity of the Embodied Mind“, S. 8–9.

581 Vgl. I.-Wen Su u. a., „Pain Perception Can Be Modulated by Mindfulness Training: A Resting-State fMRI Study“, in: *Frontiers in Human Neuroscience* 10 (2016), S. 570.

582 Vgl. Fuchs, „The Circularity of the Embodied Mind“, S. 10.

583 Schönbächler, *Schmerz. Perspektiven auf eine menschliche Grunderfahrung*, S. 11.

wäre hier, dem Schmerz gegenüber eine Haltung einzunehmen, die ihn in ein sinnhaft zu führendes Leben integriert (s. hierzu auch „Ausblick").

Der fast schon reflektorische Ansatz der Biomedizin, dass Schmerz eliminiert bzw. jedenfalls gelindert werden muss, impliziert, dass Schmerz an sich wertlos ist.[584] Im medizinischen Kontext wird Schmerz immer „im Horizont der Möglichkeiten seiner Beseitigung" erfahren.[585] Allein dieser (Fehl-)Schluss kann die Sorge vor dem Schmerz verstärken und den Umgang mit ihm erschweren.[586] Die Gemengelage aus Anspruch auf ein schmerzfreies Leben[587] und Blick auf Schmerz als an sich bedeutungslos, der konterkariert wird durch die Sorge, die entsteht, wenn etwas an sich so bedeutungsloses, das doch gar nicht da sein sollte, beständig auf sich aufmerksam macht, führt zu einer Verstärkung der ohnehin dem Schmerz immanenten Totalisierung, der ständigen Suche nach der – im Kontext chronischen Schmerzes verlorengegangenen – biologischen Bedeutung der Schmerzerfahrung, dem Kreisen um die Funktionstüchtigkeit der eigenen Organe, dem ständigen Stich der eigenen Endlichkeit. Dieser Prozess kann durchaus iatrogen verstärkt werden: „It may be the most damaging change of all that the new world of chronic pain, which finds its most prominent symbol in the proliferating offices of freshly opened pain centers and clinics, is a world in which pain has become almost utterly without meaning"[588]. Der Schmerz verliert an Bedeutung, bleibt aber in Folge unablässigen Thematisierens im Bewusstsein verankert. Die Fixierung auf Schmerz verleiht diesem unnötigen Raum und Wirkmacht, es limitiert nun nicht mehr der Schmerz an sich, sondern die Angst vor ihm die Freiheit des Individuums.[589]

Diese Interpretation ist jedoch nicht alternativlos. Vielmehr verdeutlichen diese Überlegungen noch einmal den Unterschied zwischen Schmerz als rein körperlichem Phänomen, welches in gewisser Weise unausweichlich ist und dem Leiden, welches die erfolgte Einordnung des Schmerzes in einen Gesamtkontext und Zuschreibung (in der Regel nega-

---

584 Dies gilt insbesondere für den chronischen Schmerz. Dem akuten Schmerz wird zumindest partiell der Wert der Anzeige- und Warnfunktion zugesprochen.

585 Vgl. Christian Grüny, „Zwischen Aspirin und Algodizee. Zum Problemfeld Schmerz und Sinn", in: Bozzaro, Eichinger, Maio, *Leid und Schmerz. Konzeptionelle Annäherungen und medizinethische Implikationen*, S. 95, 107–108.

586 Vgl. Boddice, *Pain: A Very Short Introduction*, S. 42.

587 Morris hat dies pointiert zusammengefasst: „Americans today probably belong to the first generation on earth that looks at a pain-free life as something like a constitutional right. Pain is a scandal." (Morris 1993, S. 71)

588 Morris, *The Culture of Pain*, S. 56.

589 Vgl. Giovanni Maio, „Schmerz als Widerfahrnis. Die Kontrollierbarkeitserwartung als Problem", in: Bozzaro, Eichinger, Maio, *Leid und Schmerz. Konzeptionelle Annäherungen und medizinethische Implikationen*, S. 177.

tiver) Charakteristika impliziert.[590] Diese Interdependenz von Schmerz und soziokultureller Situation wird auch durch einen Blick in die Geschichte gestützt. Hier zeigt sich, dass Schmerz in der Vergangenheit durchaus sinnbehaftet war, während ihm dieser (zumindest als chronischem Schmerz) im heutigen biomedizinischen Kontext meist abgesprochen wird.[591] Beispiele hierfür inkludieren den Schmerz als Initiationsritus, Weg zur höheren Erkenntnis oder als Triebfeder kreativer Impulse. Bekannte Beispiele hierfür sind die Erzählung „Der Tod des Iwan Iljitsch" von Leo Tolstoi und die Gemälde Frida Kahlos. Erstere schildert den Sterbeprozess Iljitschs in eindringlicher Art und Weise – in der Agonie wird er zu tiefer Einsicht über seine Existenz geführt.[592] Kahlo litt unter anderem aufgrund der Folgen eines gravierenden Verkehrsunfalls lebenslang unter Schmerzen und verewigte diesen Zustand in zahlreichen Gemälden, unter anderem in ihrem wohl bekanntesten Selbstportrait „Die gebrochene Säule". Dies machte sie zur „Malerin der Schmerzen"[593].

Dies soll keine Idealisierung oder Verharmlosung des Schmerzes darstellen. Maio beschreibt eindrücklich den totalisierenden Charakter starker Schmerzen, wenn sie jeden Raum okkupieren und eine Kontaktaufnahme mit der Gegenwart oder gar Gedanken an die Zukunft gar nicht mehr zulassen.[594] Die sich historisch wandelnde Sichtweise auf den Schmerz veranschaulicht jedoch die Modifizierbarkeit dieser Empfindung in Abhängigkeit von der gegebenen Umwelt, vom lebensweltlichen Kontext, von der eigenen Interpretation der Empfindung. So schreibt Morris in Bezug auf Iwan Iljitsch: „His final understanding of his pain (his acceptance of its place and meaning in his life) is Ivan Ilych's profoundest act. It is, needless to say, an act of interpretation"[595].

Auch wenn Morris wohl übertreibt, wenn er postuliert „Pain, after all, exists only as we perceive it"[596], verdeutlicht u.a. Brady in seiner Abhandlung über Leiden und Tugend (Suffering and Virtue), dass man vielleicht dem Schmerz als biologischer Gegebenheit im Sinne von Nozizep-

[590] Dass diese Gedanken nicht nur für den körperlichen, sondern auch für den seelischen Schmerz gelten können, liegt aufgrund der phänomenologischen Nähe dieser beiden Entitäten nahe. Auch von biomedizinischer Seite aus gesehen gibt es hier Gemeinsamkeiten, z. B. die Aktivierung ähnlicher Netzwerke im fMRI (s. z. B. Eisenberger et al., 2003; Kross et al., 2011).

[591] Vgl. Morris, *The Culture of Pain*, S. 31–56.

[592] Vgl. Tolstoi, *Der Tod des Iwan Iljitsch*.

[593] Vgl. Klaus Brath, „Frida Kahlo: Malerin der Schmerzen", in: *Deutsches Ärzteblatt International* 101/Nr. 4 (2004), S. A–199.

[594] Vgl. Giovanni Maio, „Schmerz als Widerfahrnis. Die Kontrollierbarkeitserwartung als Problem", in: Bozzaro, Eichinger, Maio, *Leid und Schmerz. Konzeptionelle Annäherungen und medizinethische Implikationen*, S. 170–173.

[595] Morris, *The Culture of Pain*, S. 37.

[596] Ebd., S. 4.

tion, nicht aber dem Leiden am Schmerz gänzlich ausgeliefert gegenübersteht.[597] Er geht von (zumindest) zwei dem Leiden inhärenten Charakteristika aus: dem negativem Affekt sowie der Haltung zu eben diesem Affekt.[598] Vereinfacht ausgedrückt ist nicht der Schmerz per se schlecht, sondern qua Haltung zum Schmerz, qua vorgenommener Bewertung.[599] Eben diese Haltung kann der betroffenen Person ein gewisses Ausmaß an Kontrolle im Sinne der kognitiven Evaluation zurückgeben.[600] Vor dem historischen Hintergrund der Verknüpfung von Leiden und mentaler bzw. emotionaler Stärke sieht Brady auch eine Rolle des Leidens in der Entwicklung anderer Tugenden wie zum Beispiel Resilienz, Mut, Selbst-Transzendenz, Selbstermächtigung: „Acknowledging an inability and learning to see it as part of life's terrain are important lessons that illness can teach. This knowledge enables the ill person to embrace the unable self as part and parcel of human existence“[601]. Eine ganzheitliche Tugendhaftigkeit impliziert laut Brady die Fähigkeit, mit allen typischerweise im Leben vorkommenden Ereignissen – so auch Krankheit und Verfall – umgehen zu können. Sekundär kann diese Entwicklung das Selbstwertgefühl stärken. Dies sieht Brady als wichtigen Faktor für ein erfülltes, glückliches Leben an, das durch spirituelles Wachstum, Demut und Empathie gekennzeichnet wird.[602] Eine ähnliche Schlussfolgerung zieht Bourke: „A painful world is still a world of meaning“[603].

Diese Bedeutungszuschreibung ist ein wesentlicher Faktor, um Schmerz in ein sinnhaftes Leben einzubetten. Die Umkehrung dieses Prozesses, die Subtraktion jeglichen Sinnes aus schmerzhaftem Erleben hingegen macht den „...als heilbar aufgefasste(n) Schmerz (...) unerträglich“[604]. Und nicht nur wird der Schmerz unterträglich, auch sein Gegenstück verliert Sinn und Substanz: „Durch Verdrängung des Schmerzes vorrangig rein um der Lust willen wird das Wohlbefinden seiner konstitu-

---

597 Vgl. Michael S. Brady, *Suffering and Virtue*, 2018, Oxford.

598 Brady spricht von „occurrent desire“ als Wunsch, dass das mit negativem Affekt assoziierte Erleben nicht geschehen möge (vgl. Brady, *Suffering and Virtue*, S. 29)

599 Vgl. Peter Schaber, „Haben Schmerzen einen Wert?“, in: Schönbächler, *Schmerz. Perspektiven auf eine menschliche Grunderfahrung*, S. 224–225.

600 Vgl. Brady, *Suffering and Virtue*, S. 30-31.

601 Carel, *Phenomenology of Illness*, S. 84-85; vgl. Brady, *Suffering and Virtue*, S. 86-87.

602 Vgl. Brady, *Suffering and Virtue*, S. 99.

603 Bourke, *The Story of Pain: From Prayer To Painkillers*, S. 302; vgl. ebd., S. 46–47.

604 Christian Grüny, „Zwischen Aspirin und Algodizee. Zum Problemfeld Schmerz und Sinn“, in: Bozzaro, Eichinger, Maio, *Leid und Schmerz. Konzeptionelle Annäherungen und medizinethische Implikationen*, S. 107–108.

tiven Gegensätzlichkeit enthoben."[605] Diesen Mechanismus hat Illich so zusammengefasst: „Kultur macht den Schmerz erträglich, indem sie ihn in ein sinnvolles Umfeld integriert; die kosmopolitische Zivilisation löst den Schmerz aus jedem subjektiven oder objektiven Kontext, um ihn zu beseitigen."[606]

Ein therapeutischer Ansatz könnte somit sein, den Schmerz in eben diesen Kontext zu reintegrieren und den Patienten in seiner Autononomie und Selbstwirksamkeit dieser Lebenswirklichkeit gegenüber zu stärken.[607] Da gemäß dem oben Gesagten die Haltung gegenüber dem schmerzimmanenten Affekt eine wesentliche Rolle im Umgang hiermit spielt, könnte der Übergang zur Akzeptanz dieses Affekts eine wesentliche Maßnahme darstellen. Die Möglichkeit, eine Haltung der Akzeptanz einzunehmen, sich so zum Schmerz zu verhalten, dass man ihm zeigt, dass „er nur Gast bei uns ist und nicht der Hausherr"[608] kann eine Rückkehr zur Selbstbestimmung, zur Autonomie bedeuten.[609] Einen raumzeitlichen Perspektivwechsel auf den Schmerz hatte auch Olivier vorgeschlagen (s. S. 44). Techniken, die er vorschlägt, um aktiv diese Wahrnehmungsänderung zu erwirken, umfassen das Einnehmen einer distanzierten Perspektive, den Schmerz – mündlich oder schriftlich – in Worte zu fassen, Anpassung an das Leben im und mit Schmerz („readjustment"), Gedankenreisen zur Ablenkung vom Schmerz, Distanzierung (aber wohl auch Ablenkung) durch Ortswechsel, Mitleid und Empathie mit anderen Betroffenen, sich bei diesen oder auch bei Ärzten Rat holen und letztlich auch den Versuch, Schmerzen zu ignorieren.[610]

Nicht explizit genannt, wohl aber impliziert wird hier die Zuschreibung bzw. Uminterpretation der Bedeutung, die Schmerz im eigenen Leben respektive das eigene Leben mit und im Schmerz hat oder haben kann. Frankl beschreibt Bedeutung bzw. Sinn („meaning") als die wesent-

---

605 Vgl. Martin Hähnel, „Die Rolle der Empfindungsfähigkeit für die ethische Beurteilung des Schmerzes", in ebd., S. 38; Frederik Buytendijk, *Über den Schmerz*, 1948, Bern, S. 20.

606 Ivan Illich, *Die Nemesis der Medizin. Von den Grenzen des Gesundheitswesens*, hg. von Freimut Duve, 17.-19. Tsd. (1987), Reinbek bei Hamburg, S. 158; Vgl. Morris, *The Culture of Pain*, S. 4.

607 Vgl. Barth u. a., *Schmerz: Einschätzungen aus medizinischer, philosophischer und therapeutischer Sicht*, S. 39.

608 Giovanni Maio, „Schmerz als Widerfahrnis. Die Kontrollierbarkeitserwartung als Problem", in: Bozzaro, Eichinger, Maio, *Leid und Schmerz. Konzeptionelle Annäherungen und medizinethische Implikationen*, S. 178.

609 Vgl. Tambornino, *Schmerz. Über die Beziehung physischer und mentaler Zustände*, S. 163.

610 Vgl. Olivier, *Being in Pain*, S. 172–178.

liche motivatorische Kraft im Leben des Menschen.[611] Vor dem Hintergrund von Frankls und Yaloms existentieller Psychotherapie[612] ist der Versuch der Sinnstiftung in und für die Situation chronischer Schmerzen ein wesentlicher Ansatzpunkt, diese in das eigene Lebensnarrativ zu integrieren: „Experiencing chronic pain often requires a revision of one's life goals and expectations, and can trigger an existential search for meaning in life. In addition, patients are often struggling with the deeper meaning of having continuous pain and the reason for suffering"[613]. Diese Überlegungen gehen von der Annahme aus, dass ein wesentlicher Teil des Leidensdrucks – also der negativen Bewertung des Schmerzaffekts – durch die Diskrepanz zwischen einem zukünftigen erhofften Ich, welches nur in Abwesenheit von Schmerz vorgestellt werden kann, und dem aktuellen gefürchteten Ich, entsteht. Sinnstiftung kann in diesem Konzept nur durch Versöhnung des Selbstideals mit dem, was möglich ist und Loslassen von Aspekten, die nicht mehr aufrechterhalten werden können, erreicht werden.[614] Dieser Prozess kann zu persönlichem Wachstum führen: „Individuals who successfully make sense of their pain, and can integrate this new reality into their self-concept are able to move forward in life"[615]. Auf ähnliche Weise hat dies Antonovsky in seinem Salutogenese-Paradigma[616] formuliert: essentiell für das Coping, also den sinnstiftenden Umgang mit Schmerz (oder auch anderer Krankheit und Behinderung) sind comprehensibility, manageability, meaningfulness – die Fähigkeit, den Zustand im Kontext des eigenen Lebensentwurfs zu verstehen, hiermit auf selbstwirksame Art und Weise umzugehen, der gegebenen Situation Bedeutung zu verleihen und somit Autonomie – Freiheit – wiederzugewinnen: „Der Schmerz erzwingt, sein Leben neu einzurichten, aber er ist nicht das Ende des Lebens, sondern eine Aufgabe. Eine Aufgabe, sein Leben so zu ändern, dass die verbleibenden Residuen der Freiheit zur Geltung kommen können"[617]. Allerdings kann die kognitive Modifikation

---

611 Vgl. Viktor E. Frankl und Martin Gilbert, *Man's Search For Meaning: The classic tribute to hope from the Holocaust*, Special Edition, 2011, o.O.

612 Zur Systematik der Existenzphilosophie bzw. -analyse und existenzielle Psychotherapie im Kontext dieser Arbeit s. auch „Ausblick".

613 Jessie Dezutter, Laura Dewitte, Siebrecht Vanhooren, „Chronic Pain and Meaning in Life: Challenge and Change", in: Rysewyk, *Meanings of Pain*, S. 214.

614 Vgl. Bronwyn Lennox Thompson, „Making Sense: Regaining Self-Coherence", in ebd., S. 315–316.

615 Ebd., S. 309.

616 Vgl. Aaron Antonovsky, *Salutogenese. Zur Entmystifizierung der Gesundheit*, 1997, Tübingen.

617 Giovanni Maio, „Schmerz als Widerfahrnis. Die Kontrollierbarkeitserwartung als Problem", in: Bozzaro, Eichinger, Maio, *Leid und Schmerz. Konzeptionelle Annäherungen und medizinethische Implikationen*, S. 177; vgl. Jessie Dezutter,

auch in die andere Richtung wirken: für viele Schmerzpatienten ist der Schmerz immer auch das Mittel, „die Tür oder das Tor zur Welt zu schließen .... Dann hat man auch nicht mehr die Möglichkeit, sich mit dieser Welt in einer kraftvollen Weise zu beschäftigen"[618]. Es entfällt – vermeintlich – der Zwang, sich mit seiner Umwelt sinnstiftend auseinanderzusetzen. Dies mag für manche Menschen ein – wenn auch dysfunktionaler Mechanismus – des Coping[619] sein.

Kritik, die wiederholt an diesem Ansatz geübt wurde, zielt vorwiegend auf den Vorwurf des Selbstbetrugs, des Zweckoptimismus in einer unabänderlichen Misere ab, der „das Übel ästhetisiert und den Protest verstummen lässt"[620]. Von einem Ansatz, der psychologische Stärke bzw. Schwäche in Abhängigkeit von der subjektiven Haltung den objektiv gegebenen Umständen gegenüber interpretiert, profitieren nur die ohnehin gefestigten Persönlichkeiten, die – frei nach Nietzsche – durch den Unbill des Lebens nicht umgebracht, sondern gestärkt worden sind.[621] Dies ist nicht von allen jederzeit umsetzbar und kann bei diesen Personen zu einem Gefühl des persönlichen Versagens führen.[622] Extremer Schmerz limitiert möglicherweise auch bei sehr resilienten Personen die Möglichkeit der Umdeutung: „Durch den Schmerz nimmt die moralische und intellektuelle Größe zu, aber nur bis zu einem bestimmten Grad"[623].

Beizeiten mag diese Haltung unbedingter Resilienz gar selbstzerstörerische Züge annehmen. Wenn Thomas Mann in seiner Novelle „Schwere Stunde" den Kampf Schillers mit seinem „Wallenstein" schildert und beschreibt, wie dieser trotz schwerer innerer und äußerer Widerstände mit dem Stoff ringt, wenn er über den Protagonisten seiner Novelle schließ-

---

Laura Dewitte, Siebrecht Vanhooren, „Chronic Pain and Meaning in Life: Challenge and Change", in: Rysewyk, *Meanings of Pain*, S. 216–217.

618 Hermann Lang und Marcus Schiltenwolf, „Nachwort", in: Barth u. a., *Schmerz. Einschätzungen aus medizinischer, philosophischer und therapeutischer Sicht*, S. 44.

619 „Coping" ist hier wertneutral als Mechanismus der psychischen/ seelischen Erleichterung in einer herausfordernden Lebenssituation gemeint. Dies inkludiert auch unkonstruktive, dysfunktionale Ansätzen, die trotzdem eine – in der Regel vorübergehende – Erleichterung verschaffen können

620 Mathias Wirth, „Brompton-Cocktail gegen Sinnschmerz? Anmerkungen zur palliativen Tiefensedierung bei existentieller Not im Gespräch mit Albert Camus und Emmanuel Lévinas", in: Bozzaro, Eichinger, Maio, *Leid und Schmerz. Konzeptionelle Annäherungen und medizinethische Implikationen*, S. 322.

621 Vgl. Brady, *Suffering and Virtue*, S. 93–94; Vgl. Barth u. a., *Schmerz. Einschätzungen aus medizinischer, philosophischer und therapeutischer Sicht*, S. 39.

622 Vgl. Giovanni Maio, „Schmerz als Widerfahrnis. Die Kontrollierbarkeitserwartung als Problem", in: Bozzaro, Eichinger, Maio, *Leid und Schmerz. Konzeptionelle Annäherungen und medizinethische Implikationen*, S. 176.

623 Daudet, Hemjeoltmanns, Barnes, *Im Land der Schmerzen*, S. 58.

lich sagt: „Aber er glaubte ja an den Schmerz, so tief, so innig, daß etwas, was unter Schmerzen geschah, diesem Glauben zufolge weder nutzlos noch schlecht sein konnte“[624], wohnt dieser Beschreibung auch ein Stück weit Distanz, wenn nicht Ironie inne.

Diese Art von Kritik ignoriert jedoch, dass Sinnstiftung ein „alternativloser Versuch eines Umgangs mit dem Unerträglichen“ ist und nicht mit einer Glorifizierung des Schmerzes gleichzusetzen ist.[625] Die genannten Strategien können nur als Versuch der Schmerzbewältigung verstanden werden, nicht als festgeschriebene Ideologie. Vielmehr könnte die Alternative im Postulat eines postmodernen Schmerzes bestehen: „A postmodern pain would be a pain in which we at last recognize and consciously employ our power to create and to reshape its meanings. It is a pain in which we would avoid the traps that confine us, unknowingly, to the role of slaves or of passive, hopeless ‚thick-folder‘ patients“[626].

In der Einleitung zu dieser Arbeit wurde bereits die Rolle des Schmerzes als Memento mori angesprochen. Die Penetranz des Schmerzes, die Unmöglichkeit, ihn zu ignorieren liegen auch in seinem unerbittlichen Verweis auf die Endlichkeit unseres Lebens begründet:

> „… Und plötzlich guckt er – der Tod – durch die Schirmwand, und er erblickte ihn. Er hatte sich bloß flüchtig gezeigt und Iwan Iljitsch hoffte, dass er wieder verschwinden würde, fing aber unwillkürlich wieder an, den Schmerz in der Seite zu beobachten – richtig: Es ist *noch immer* dort, und nagt noch immer, und nun kann Iwan Iljitsch *ihn* nicht mehr vergessen, der *Tod* blickt ganz deutlich durch die Blumen auf ihn. … Dann zog er sich in sein Arbeitszimmer zurück, legte sich nieder und blieb wieder allein mit *ihm*. Er blieb im Tête-à-Tête mit *ihm* und konnte nichts dagegen tun. Es blieb ihm nichts anderes übrig, als *ihn* anzuschauen und dabei allmählich zu erstarren.“[627]

Mit dem Moment seiner Geburt, seiner Verortung in der Welt, erfährt sich der Leib als sterblich: „Während der Leib in eine Welt einbricht, erfährt er zugleich die Wucht der Endlichkeit seines Fleisches, das sich wie eine Woge in der Brandung an der Widerständigkeit des Realen bricht“[628]. Durch die Reproduktion dieser Erfahrung lähmt extremer Schmerz, er macht handlungsunfähig. Denn am Ende der Trajektorie, in der dieser Schmerz erscheint, ahnt der Betroffene den Tod: „Sehr eigenartig diese

---

624 Thomas Mann, *Die Erzählungen*, 2, 2005, Frankfurt am Main, S. 368.

625 Vgl. Christian Grüny, „Zwischen Aspirin und Algodizee. Zum Problemfeld Schmerz und Sinn“, in: Bozzaro, Eichinger, Maio, *Leid und Schmerz. Konzeptionelle Annäherungen und medizinethische Implikationen*, S. 108–109.

626 Morris, *The Culture of Pain*, S. 285.

627 Tolstoi, *Der Tod des Iwan Iljitsch*, S. 70–71.

628 Sepp, „Grundfragen einer phänomenologischen Oikologie“, S. 235.

Angst, die mir der Schmerz gegenwärtig bereitet, zumindest dieser Schmerz jetzt. Er ist erträglich, und trotzdem kann ich ihn nicht ertragen. Er ist grausam, und der Ruf nach Betäubungsmitteln wie ein Hilfeschrei, ein weibisches Kreischen vor der *eigentlichen* Bedrohung“[629].

Im Kontext der Verengung des Horizonts des Handelns durch Schmerz, als dessen ultimative Limitation der Tod steht, vor dem Hintergrund der Bedrohlichkeit maximaler Schmerzen, welche den Tod in einer „symbolic union with death“[630] anzukündigen scheinen, könnte ein Bedeutungswandel des Schmerzes auch eine Reinterpretation unserer Haltung gegenüber der Sterblichkeit herbeiführen.

---

[629] Daudet, Hemjeoltmanns, Barnes, *Im Land der Schmerzen*, S. 26; Hervorhebung JW.

[630] Morris, *The Culture of Pain*, S. 36.

Zusammenfassung

Der Schmerz ist ein komplexes Phänomen, welchem multiple Facetten innewohnen. Die Intention dieser Arbeit war die nähere Beleuchtung seines Wesens unter besonderer Betrachtung der Interaktion zweiter Perspektiven: den neurowissenschaftlichen Grundlagen, die Erklärungsversuche aus anatomischer und physiologischer Sicht darstellen, sowie der holistischeren, philosophischen Betrachtung. Für letztere wurden zwei Strömungen herangezogen: die Phänomenologie sowie der Enaktivismus. Im Folgenden sollen die hieraus gewonnenen Erkenntnisse zusammengefasst werden, um so Vorschläge abzuleiten, in welche Richtungen die Analyse des Schmerzes und seiner Grenzen weiterverfolgt werden kann.

In einem kurzen Abriss der bisherigen philosophischen Betrachtungen des Schmerzes wurden zunächst dessen essenzielle Charakteristika herausgearbeitet: das Zusammenspiel einer sensorisch-diskriminativen, affektiv-motivationalen und kognitiv-evaluativen Komponente, seine Bindung an Körperlichkeit und Bewusstsein sowie sein subjektiver, privater Charakter. Diese Eigenschaften bedingen das äußerst individuelle, situations- und kontextabhängige Wesen des Schmerzes – und somit seine Modifizierbarkeit, die sich wiederum in der Plastizität beteiligter neuronaler Strukturen widerspiegelt. Von den vielen Aspekten, die unter das komplexe Phänomen des Schmerzes subsummiert werden können, wurde für diese Arbeit das Leitthema der Grenze herangezogen – Grenze in einem räumlichen aber auch zeitlichen Sinn. Nach Untersuchungen zum Einfluss von Schmerz auf Ausdehnung und Transparenz dieser Grenze folgten Analysen der sich daraus ergebenden Konsequenzen für Körperbild und -schema, body ownership (BO), self agency (SA), den Begriff des aktuellen bzw. habituellen Körper sowie Intentionalität und Autonomie des Subjekts in seiner ökologischen/ phänomenologischen Nische. Als wesentlicher phänomenologischer Ausgangspunkt dient die Körper-Leib-Philosophie Merleau-Pontys.

Die Bedeutung der Philosophie Merleau-Pontys für diese Arbeit liegt darin, dass er mittels seines Leibbegriffes eine zusätzliche Ebene in die Dichotomie von Geist und Körper, von Innen und Außen, von naturalistischer und idealistischer Weltansicht einfügen konnte. Dank dieser Ambiguität als wahrnehmender und wahrnehmbarer Leib kommt diesem eine verbindende Rolle zwischen Subjekt und Objekt, zwischen Individuum und Umwelt zu. Im Rahmen der näheren Beschreibung dieser Vermittlerfunktion kristallisierten sich zwei wesentliche Eigenschaften des Leibes heraus: die Wandelbarkeit seiner Begrenzung sowie seine Transparenz.

Dieses in Merleau-Pontys Phänomenologie verankerte sowohl *in* als auch *zur* Welt sein des Leibes – oder profaner: die Verknüpfung des Individuums mit der Welt in sensomotorischen Zirkeln – deutet bereits die Interaktion von Körper, Kognition und Umwelt an, die der Enaktivismus aufnimmt und weiterentwickelt. Diese Denkrichtung betont die wechselseitige Interaktion der genannten drei Faktoren als unbedingte Voraussetzung für die „kognitive Pointe der Philosophie der Verkörperung“[631], also die Formbarkeit der Kognition sowohl durch biologisch-körperliche als auch durch Umgebungsfaktoren. In der Zusammenschau dieser Wechselbeziehung mit der Option des aktiv In-die-Umwelt-Hineinhandelns durch das Individuums wurden hier die Grundlagen für ein im zweiten Teil der Arbeit weiterentwickeltes Postulat einer für die Fähigkeiten und Bedürfnisse des Subjekts ‚passenden‘ ökologischen bzw. phänomenologischen Nische, die in einem iterativen sensomotorischen Prozess ausgeformt wird, gelegt.

Ausgehend von diesen Grundlagen wurden die Effekte beschrieben, die Schmerz auf die Leibesgrenzen nimmt. Diese erschienen zunächst paradox, da sowohl von einer Extension als auch von einer Kontraktion derselben berichtet wurde. Diese Ambivalenz konnte durch eine differentielle Betrachtung des peripersonalen Raums bzw. der unmittelbaren Leibesgrenzen aufgelöst werden: während sich erster konstringiert, wird der durch letztere abgegrenzte erweitert. Ein wichtiger Aspekt – vor allem auch hinsichtlich einer therapeutischen Beeinflussung des Schmerzes – ist in diesem Zusammenhang die Reziprozität von Schmerz und Raum, die eine bewusste Einflussnahme auf die Schmerzintensität durch Modifikation des Raums nahelegt.

Aber nicht nur die Ausdehnung, auch die Transparenz bzw. die Ständigkeit des Leibes – also das Ausmaß, in dem uns unsere Körperlichkeit bei den alltäglichen Verrichtungen ins Bewusstsein dringt – unterliegen diversen inneren und äußeren Einflüssen und können durch Schmerz modifiziert werden. Stößt der Leib in seinem präreflektiven Dasein an ein Hindernis, löst sich seine Transparenz auf: es schiebt sich der opake, biologische und letztlich sterbliche Körper in den Vordergrund und okkupiert alle Aufmerksamkeit. Diese Situation, die zu einer extremen Inanspruchnahme des kognitiven Fokus und letztlich zu sozialem Rückzug führt, wurde mit dem Begriff der Totalisierung durch Schmerz belegt.[632] Mit ihr geht der Verlust des leiblichen Selbstverständnisses einher und resultiert in Verunsicherung, Desorientiertheit und Vulnerabilität. Die Bidirektionalität dieses Kausalzusammenhangs wurde am Beispiel des Neglects aufgezeigt, also der pathologischen räumlichen Wahrnehmung, wie sie z.B. nach einem Schlaganfall auftreten kann.

---

[631] Fingerhut, Hufendiek, Wild, *Philosophie der Verkörperung*, S. 16.

[632] Vgl. Giovanni Maio, „Schmerz als Widerfahrnis. Die Kontrollierbarkeitserwartung als Problem“, in: Bozzaro, Eichinger, Maio, *Leid und Schmerz: Konzeptionelle Annäherungen und medizinethische Implikationen*, S. 170.

Merleau-Ponty postuliert eine Klammer, die Vergangenheit und Zukunft um den aktuellen Moment bilden. Ausgehend von diesem Postulat des „doppelte(n) Horizont(s) von Retention und Protention“[633] wurde ein ähnliches Zusammenspiel von Schmerz, Leib und Zeitlichkeit entwickelt, wie dies zuvor für räumliche Zusammenhänge erfolgte. Hierauf beruht die Wahrnehmung des Zeitverlaufs als kontinuierlich und zusammenhängend – eine Wahrnehmung, die die Erfahrung des Selbst in seiner Ständigkeit und in seiner Integration in einen Lebenszusammenhang erlaubt. Diese intrinsische, erlebte Zeit (temporality) kontrastiert mit der objektiven, messbaren Zeit (timing). Als neurowissenschaftliches Korrelat wurden die hippocampalen time cells benannt, die in ihrer Repräsentation von Micro- und Macrotime als Korrelat der gelebten Gegenwart bzw. von ‚Protention‘ und ‚Retention‘ angenommen werden können. In diesem Konzept kann Schmerz als Bruch in der Zeitlichkeit gedacht werden und – in der Fortführung dieses Gedankens – in der Biographie. Er lässt das selbstvergessene Sein in der impliziten Zeit der bewussten, brüchigen, schwerfälligen expliziten Zeit weichen. Über das leibliche Gedächtnis beeinflusst er die Erinnerung und Wertung vergangener sowie die Vorstellung zukünftiger Momente. Wie zuvor im Kontext der Räumlichkeit wurde auch für die Zeitlichkeit die Bilateralität der Kausalitäten hervorgehoben und auf eine mögliche Beeinflussung des Schmerzerlebens durch einen Perspektivwechsel auf die Zeit hingewiesen.

Anschließend wurde die Rolle des Schmerzes für den Leib in seiner Dreidimensionalität, für die Interaktion mit seiner Umwelt weiterentwickelt. Den Beginn dieser Überlegungen bildete der Blick auf das Körperschema – auch in Abgrenzung zum Körperbild – als präkognitive Ahnung der intrinsischen Anordnung des Leibes, welches in der sensomotorischen Beziehung mit der Umwelt modifiziert wird. In dieser Relation wird häufig der hohe Wert der Perzeption betont. Der Motorik – der Möglichkeit wirklich zur Welt zu sein, sich in sie hineinzubewegen – kommt jedoch eine ebenbürtige Bedeutung zu, indem sie eine starke einheits- und kohärenzstiftende Funktion wahrnimmt. Einschränkungen durch Schmerzen – im Extremfall bis hin zur Bewegungslosigkeit – führen daher zu einer empfindlichen Störung der Bewegungs-Wahrnehmungs-Abläufe. Enge Verknüpfungen des Körperschemas wurden mit den Konzepten der BO und SA aufgezeigt. Aufgrund dieses engen Zusammenspiels liegt nahe, dass Schmerz auch die Wahrnehmung des Körpers als den eigenen bzw. von Handlungen als selbst-initiiert affiziert. Unter anderem legen psychophysische Daten nahe, dass bei chronischen Schmerzpatienten die Wahrnehmung der BO schwächer ausgeprägt ist – woraus sich wiederum therapeutische Ansätze ergeben könnten. Auch die Einflussnahme von

[633] Merleau-Ponty, *Phänomenologie der Wahrnehmung*, S. 93.

Schmerz und Körperschema ist eine gegenseitige, die gegebenenfalls therapeutisch nutzbar sein könnte.

Aktives Hineinhandeln in die Umwelt spielt eine wesentliche Rolle bei und für Veränderungen des Körperschemas. Diese können zum Beispiel durch Erkrankungen oder Unfälle herbeigeführt werden. Illustrativ wurde die Amputation einer Extremität angeführt: durch die Diskrepanz zwischen aktuellem und habituellem Körper kann es zur Ausbildung eines Phantomgliedes kommen, der Fehlwahrnehmung des Noch-Vorhandenseins der Gliedmaße, häufig assoziiert mit schmerzhaften Missempfindungen in diesem Bereich. Das Ringen um die Wiederherstellung der Balance zwischen Ist und Soll beinhaltet sowohl „bottom-up“ als auch „top-down“ Ansätze. Das free energy principle (FEP) – die Minimierung des prediction errors durch wiederholtes sensorisches Re-Sampling und aktives In-die-Welt Hineinhandeln – kann als Beispiel für den ersten, die Präsenz von zentralen Mustern, den mental body representations (MBRs), für den zweiten Mechanismus genannt werden.

Die Alteration des Körperschemas im Rahmen widriger innerer oder äußerer Umstände ist vor allem deshalb so bedeutsam, weil diesem durch Abgrenzung des Individuums von seiner Umwelt einheitsbildende Funktion zukommt: sowohl Einheit des Leibes, Einheit von Wahrnehmung und Bewegung als auch Einheit des Wahrgenommen. Indem es diese Einheit herstellt, wirkt das Körperschema identitätsstiftend, es ist die Grundlage des minimal self: „Das Selbst liegt möglicherweise nicht in der Reflexion, in der wir uns immer schon distanziert bzw. versetzt sind. Vielmehr liegt das Selbst im Vollzug“[634].

Diese Individualisierung ist Voraussetzung für die reziproke, zielgerichtete, sinnstiftende Interaktion mit der objekthaften und intersubjektiven Umwelt, welche in der Formung einer passgenauen ökologischen bzw. phänomenologischen Nische resultiert. Dieser Prozess ist selbstverstärkend: über die Ausbildung seiner Nische, welche wiederum auf das Subjekt zurückwirkt, wird es selbstgestaltend und selbstwirksam aktiv. Aus dieser Möglichkeit der Intentionalität innerhalb eines nach dem Schlüssel-Schloss-Prinzip zum handelnden Subjekt passenden Ambiente heraus entwickelt sich Handlungsfreiheit oder Autonomie.

An dieser Stelle kann Schmerz – sofern nicht totalisierend – auch eine positive Komponente zugesprochen werden. In seiner sensorischen, grenzaufzeigenden Funktion trägt er zur Individualisierung des Subjekts bei. Auf der anderen Seite unterbricht Schmerz die hier aufgezeigten Prozesse, er behindert sowohl das Zur-Welt-Sein als auch das sich Von-dieser-Welt-Abgrenzen. Das Ausbleiben des Sich-in-der-Umwelt Konsti-

---

634 Zitat Hans Rainer Sepp, Seminar „Das Selbst und die Grenzen der Reflexion“, 1.11.2021, Prag.

tuierens, das Fehlen von Halt und Stand lässt genau das Charakteristikum des Leibes erlöschen, das Merleau-Ponty als wesentlich beschreibt: die Ausbildung eines Referenz- und Orientierungspunktes im räumlichen und zeitlichen Dasein, eine Verortung im Jetzt und Hier, welche die Wahrnehmung der Kontinuität des eigenen Seins und das Handeln im eigenen Sinne überhaupt erst ermöglicht. Der totalisierende Schmerz führt im Extremfall zur Auslöschung jeglicher Individualität und Autonomie, er beraubt das Subjekt seiner Freiheit. Dem ist dieses aber nicht gänzlich ausgeliefert: im komplexen Gefüge des Schmerzes ist dieser auch zentrifugal, von innen heraus, über kognitive Mechanismen wie Achtsamkeit, Bedeutungszuschreibung, Uminterpretation, Neuorientierung sowie letztlich einen reflektierten Umgang mit der eigenen Sterblichkeit beeinflussbar.

Über die ganze Argumentationslinie, die in dieser Arbeit geführt wurde, hinweg wurde auf der Metaebene ein weiterer Aspekt verdeutlicht. Philosophie und Neurowissenschaften schließen sich nicht gegenseitig aus, vielmehr ergänzen und befruchten sie einander, indem sie den gleichen Aspekt unter unterschiedlichen Voraussetzungen betrachten: die Philosophie bzw. Phänomenologie aus einer holistischen, sich maximal dem Lebenvollzug anpassenden Perspektive, die Neurowissenschaften mit ausgesprochenem Fokus auf ein Detail unter Konstanthaltung aller übrigen Faktoren. Daher sollte die Möglichkeit, Philosophie – insbesondere Phänomenologie – und Neurowissenschaften zu integrieren, ohne sich des Reduktionismus schuldig zu machen, klar bejaht werden.[635] Diese Integration bedeutet nicht die Substitution des einen durch das andere, sondern die gegenseitige Information zweier gleichberechtigter und komplementärer Theoriekonzepte: „...we believe that such an investigation[636] would be ‚blind' were it not driven by an accurate phenomenology of bodily experience, as well as the latter would be ‚empty' were it not anchored to the study of its corresponding neural underpinnings"[637].

Der Hauptteil dieser Abhandlung folgte dem Bestreben, eine Brücke zu schlagen zwischen Neurowissenschaften, Phänomenologie und Enaktivismus. Der Aspekt der Grenze wurde unter folgenden Gesichtspunkten untersucht:

1. Die Grenzen des Körpers, die ihn als biologische Entität von seiner Umwelt abgrenzen – durchaus auch schützen – und seine innere Homöostase und Autonomie gewährleisten.

---

635 Vgl. Shaun Gallagher, „On the Possibility of Naturalizing Phenomenology", in: Zahavi, *The Oxford Handbook of Contemporary Phenomenology*, S. 70–94.

636 Gemeint ist die Untersuchung der Rolle des Körpers für die Ausformung des Ich-Bewusstseins.

637 Gallese, Sinigaglia, „How the Body in Action Shapes the Self", S. 119–120.

2. Die Grenzen der Raum- und Zeitwahrnehmung, die zwischen Hier und Jetzt und Dort und Dann differenzieren.

Im nun folgenden Ausblick soll Grenze in einem übertragenden, unbestimmten, vielleicht gar transzendenten Sinn, wie man ihn in den Redewendungen „Die Grenzen des Erträglichen“ oder auch „grenzenloser Schmerz“ erfährt, eine Rolle spielen. Dieser Ausblick soll auch Anregung sein, den nächsten Brückenpfeiler in der interdisziplinären Betrachtung des Schmerzes ins Auge zu nehmen und den Bogen raumgreifender zu fassen, die Trajektorie weiter zu verfolgen. Das Problem des Schmerzes ist vor allem auch ein Problem der Stellungnahme zum Schmerz. In diesem Sinne sollte in die Betrachtung des Schmerzes und seiner Grenzen noch eine weitere Wissenschaft hineinwirken, nämlich die Psychologie bzw. die Psychiatrie. Der folgende Ausblick soll erste Anregungen geben, in welche Richtung eine solche Untersuchung weisen könnte, wie der Hiatus zwischen biologischem, körperlichem Dasein und leiblicher Existenz auch gedacht und beeinflusst werden kann. Der Fokus wird sich hierfür auf die Existenzphilosophie bzw. -analyse und existenzielle Psychotherapie mit – in zunehmender Praxisorientiertheit – den Vertretern Karl Jaspers, Viktor Frankl und Irvin Yalom richten. Gerade letzterer postuliert die für ein erfülltes Leben notwendige Sinnstiftung aus der Akzeptanz der eigenen Sterblichkeit heraus und eignet sich insofern als mögliche Antwort auf die oben umrissene Problematik des Schmerzes als Memento mori.

Ausblick

> *„Der Schmerz hat seine Grenzen: der körperliche in der Ohnmacht, der seelische im Stumpfsinn, ...“*[638]

Karl Jaspers: Grenzsituationen als Möglichkeit der Erlangung von Freiheit durch die Verwirklichung der Existenz im Vollzug

Wichtige Begriffspaare in Jaspers Philosophie sind Situation und Grenzsituation bzw. – daran anschließend – Dasein und Existenz. Dasein in Jaspers Sinne kann am ehesten als Parallele zum intentional in seine ökologische Nische hineinagierenden Leib des Enaktivismus beschrieben werden, als Überlebenswille, dem die Kognition als Mittel zum Zweck dient: „Dasein ist in seiner Umwelt, auf die es reagiert und in die es hineinwirkt. Es vollzieht als solches noch kein denkendes Meinen von Gegenständen, macht dieses Denken aber, ..., es sich unterwerfend, zum Mittel seiner Interessen“[639]. Dieses Dasein hängt mit der Situation zusammen, indem es als „...ein Sein in Situationen...“ definiert wird.[640]

Eine Situation wiederum ist „...eine(r) Wirklichkeit für ein an ihr als Dasein interessiertes Subjekt, dem sie Einschränkung oder Spielraum bedeutet; .... Situation heißt eine nicht nur naturgesetzliche, vielmehr eine sinnbezogene Wirklichkeit“[641]. Eine Situation ist also eine Konstellation, die für das Subjekt mit einer bestimmten Bedeutung verknüpft ist und erinnert insofern an die Begrifflichkeiten der phänomenologischen Nische des Enaktivismus, der Emergenz von Bedeutung im Zusammenspiel von Gehirn, Körper und Umwelt.[642]

Die Existenz in Jaspers Sinne ist an das zeitlich-dingliche Dasein gebunden: „... (d)as daseiende Leben, das »ich denke« des Bewußtseins überhaupt, die schaffende Phantasie des Geistes gehören, obgleich auseinander unableitbar, zusammen. Geist ist nicht ohne denkendes Bewußtsein überhaupt und ohne lebendiges Dasein möglich“[643]. Im Gegensatz zum Dasein allerdings ist die Existenz eine anstrebbare (und anzustrebende) höhere, er-

---

638 Mann, *Die Erzählungen*, S. 99.

639 Karl Jaspers, *Der philosophische Glaube angesichts der Offenbarung*, 2016, Basel, S. 182.

640 Vgl. Karl Jaspers, *Philosophie I-III*, 1994, München, S. 203.

641 Ebd., S. 201–202.

642 Vgl. Gernot Böhme: *Was sind Grenzen, was sind Grenzsituationen? Eine anthropologische Deutung*, in: *Ernährung in Grenzsituationen*, hg. von Uwe Spiekermann, Gesa U. Schönberger, 2002, Berlin/Heidelberg, S. 1–5, S. 1.

643 Karl Jaspers, *Der philosophische Glaube angesichts der Offenbarung*, S. 183.

fülltere Seinsweise, ein wahres oder echtes Menschsein.[644] Sie ist mögliche Existenz und als solche Potential – ich kann sie verwirklichen oder auch nicht. Ich kann sie allerdings nicht kognitiv bzw. empirisch erschließen: „...es gibt ein anderes, aber zugleich: dies andere ist nicht für das Bewusstsein im Dasein“[645].

Während das Dasein an die Situation geknüpft ist, bezieht sich die Existenz auf die Grenzsituationen: „Als Dasein bin ich in Situationen, als mögliche Existenz im Dasein in Grenzsituationen“[646]. Diese Grenzsituationen sind unvermeidlich zum Menschsein gehörende Situationen, die jenseits einer transzendenten Grenze liegen, hinter der sie durch reine Reflexion und Kontemplation nicht erkennbar sind. Sie sind

> „...gewisse(n) entscheidende(n), wesentliche(n) Situationen, die mit dem Menschsein als solchem verknüpft, mit dem endlichen Dasein unvermeidlich gegeben sind, über die hinaus sein Blick nicht reicht, sofern der Blick auf Gegenständliches in der Subjekt-Objekt-Spaltung gerichtet ist. Diese Situationen, die an den Grenzen unseres Daseins überall gefühlt, erfahren, gedacht werden, nennen wir darum ‚Grenzsituationen‘.“[647]

Die Grenze zwischen Situation und Grenzsituation ist diejenige zwischen realem, objekthaften Dasein und transzendentem Jenseitigen.[648] Als konkrete Grenzsituationen benennt Jaspers ...: „Situationen wie die, dass ich immer in Situationen bin, dass ich nicht ohne Kampf und ohne Leid leben kann, dass ich unvermeidlich Schuld auf mich nehme, dass ich sterben muss, ... Sie sind wie eine Wand, an die wir stoßen, an der wir scheitern“[649]. Zu den Grenzsituationen gehören Leiden und Tod, wobei beide zusammengehören: „Leiden ist Einschränkung des Daseins, Teilvernichtung; hinter allem Leiden steht der Tod“[650]. Hier findet sich die Idee von Leid (unter das Jaspers explizit körperliche Schmerzen subsummiert) als Memento mori wieder.

Der Sprung vom Dasein in die Existenz hinein gelingt nur durch vorbehaltlose Annahme der Grenzsituationen:

> „Als Dasein können wir den Grenzsituationen nur ausweichen, indem wir vor ihnen die Augen schließen. ... Auf Grenzsituationen

---

[644] Vgl. David Lang, *Grenzsituationen und Kommunikation als conditio humana: Der Mensch bei Karl Jaspers*, 2009, Saarbrücken, S. 11–12.
[645] Jaspers, *Philosophie I-III*, S. 203.
[646] Ebd., S. 208.
[647] Karl Jaspers, *Psychologie der Weltanschauungen*, 2019, Basel, S. 229.
[648] Vgl. Lang, *Grenzsituationen und Kommunikation als conditio humana: Der Mensch bei Karl Jaspers*, S. 11.
[649] Jaspers, *Philosophie I-III*, S. 203.
[650] Ebd., S. 230.

> reagieren wir daher sinnvoll ... durch eine ganz andere Aktivität, das Werden der in uns möglichen Existenz; wir werden wir selbst, indem wir in die Grenzsituationen offenen Auges eintreten. .... Grenzsituationen erfahren und Existieren ist dasselbe."[651]

Der Mensch ist frei, diesen Schritt zu gehen oder eben nicht. Jaspers sieht hier den Menschen allerdings durchaus in einer Verantwortung als Gestalter des eigenen Lebensentwurfs, als Schaffer einer höheren Ebene des Menschseins.[652]

Jaspers sieht die Existenz im Sinne des Daseins in Grenzsituationen durch den Vollzug realisiert, „...durch einen einzigartigen umsetzenden Vollzug im eigenen Dasein, durch welchen Existenz sich ihrer gewiss und in ihrer Erscheinung geprägt wird"[653]. Nur durch diesen Vollzug, den Sprung[654] gelangen wir in die Existenz, nicht hingegen durch bloße distanzierte Reflexion:

> „Wenn wir die Grenzsituationen erörtern, so tun wir es nicht als Existenz – die erst in ihrer geschichtlichen Wirklichkeit selbst ist und nicht mehr in distanzierender Gelassenheit nachdenkt – sondern als mögliche Existenz, nur in Sprungbereitschaft, nicht im Sprunge. Der Betrachtung fehlt die zugleich endliche und wirkliche Situation als der Leib der Erscheinung der Existenz."[655]

Vor dem Hintergrund der Abhandlung Illichs wurde postuliert, dass Schmerzen, sofern sie als vermeidbar angesehen werden, sinnentleert sind (s. S. 163). Dem würde Jaspers wohl zustimmen, da er in eben dieser Haltung ein Hemmnis für den Sprung vom bloßen Dasein zur eigentlichen Existenz sieht: „Verhalte ich mich, als ob Leiden nicht Endgültiges, sondern vermeidbar wäre, so ... fasse (ich) die Leiden als zwar endlos an Zahl, aber nicht als notwendig zum Dasein gehörend auf; .... Ich bekämpfe das Leiden unter der Voraussetzung, dass es aufhebbar ist"[656]. In Jaspers Gedankenwelt klingt vielmehr bereits das Gleichnis Yaloms (s. S. 184) an, dass der am Ende aller Trajektorien stehende Tod als Sonne interpretiert werden kann, die dem vorausgehenden Leben überhaupt Kontur – Sinn – gibt: „Wenn nur Biologie und Medizin erst ihren Gipfel ... erreicht haben, werden sie alle Schmerzen und Krankheit ... zu vermeiden lehren; der Tod wird wie das schmerzlose, weder ersehnte noch gefürchtete Erlö-

---

[651] Ebd., S. 204.

[652] Vgl. Lang, *Grenzsituationen und Kommunikation als conditio humana: Der Mensch bei Karl Jaspers*, S. 13.

[653] Jaspers, *Philosophie I-III*, S. 206.

[654] Danke an Hans Rainer Sepp für den Hinweis auf die Parallele zur Epoché als Wesenserkenntnis unter Absehung vorgefasster Urteile, die im Sinne von Husserl stets mit der Erlangung eigentlicher Freiheit verknüpft ist.

[655] Jaspers, *Philosophie I-III*, S. 206.

[656] Ebd., S. 230.

schen eines Lichtes sein"[657]. Dieser Ansatz führt zur Selbsttäuschung, zur Annahme, ein erfülltes Leben zu leben, welches jedoch jeglicher Sinnhaftigkeit entbehrt:

> „Diese das Leiden verendlichenden Gedanken scheinen zu retten, aber sie vermögen nicht zu befreien. Dasein, das der Notwendigkeit des Leidens nicht ins Angesicht blicken möchte, muss Wege der Täuschung suchen. ...; statt in aller Anstrengung um die Tilgung der Leiden klar zu sein über die Grenze ihrer Unaufhebbarkeit, gebe ich mit der Klarheit zugleich die vernünftige und wirksame Bekämpfung meiner Leiden auf, ..."[658]

Ein Mechanismus, dem gefürchteten Kontrollverlust, den Schmerzen mit sich zu bringen scheinen, vermeintlich entgegenzuwirken, ist deren Objektivierung, (s. S. 45 f.). Dieser mentale Schachzug, der mir Schmerzen als fremden Eindringling erscheinen lässt, ist allerdings ambivalent. Er mag der Externalisierung und anschließenden Bekämpfung des Schmerzes als Feind von außen dienen, führt jedoch auch zu einer Entfremdung von Selbst und Schmerz. Erst in der Reintegration beider Aspekte sieht Jaspers Leiden als überwindbar im Sinne einer existentiellen Sinnstiftung: „In der Grenzsituation erst kann es das Leiden als unabwendbar geben. Jetzt ergreife ich mein Leiden als das mir gewordene Teil, ..., aber habe es als ein mir fremdes doch als zu mir gehörig, ..."[659].

Dem Leiden darf nicht ausgewichen werden, auch wenn Jaspers verneinen würde, dass das Leid im Sinne der Existenzverwirklichung absichtlich gesucht oder gar herbeigeführt werden sollte[660]: „Wäre nur Glück des Daseins, so bliebe mögliche Existenz im Schlummer"[661]. Vielmehr bedeutet der Vollzug des Sprungs in die Grenzsituation die Realisation der Freiheit des Menschen, der Freiheit seiner Entscheidung, für die Jaspers auch nur ihm allein die Verantwortung zuspricht. Der Mensch kann sich also selbst für oder gegen das Sein in der Existenz entscheiden.[662] Diese Situation ist mit der bereits mehrfach angesprochenen Autonomie vereinbar – und Jaspers Ansatz als Aufforderung, eben diese aktiv zu suchen und herbeizuführen.

Die Konfrontation mit der Grenzsituation bedeutet für Jaspers die Möglichkeit des Wachstums, der Erlangung von Lebenssinn:

---

657 Ebd., S. 230.

658 Ebd., S. 231.

659 Ebd., S. 231.

660 Vgl. Lang, *Grenzsituationen und Kommunikation als conditio humana: Der Mensch bei Karl Jaspers*, S. 29.

661 Jaspers, *Philosophie I-III*, S. 231.

662 Vgl. Lang, *Grenzsituationen und Kommunikation als conditio humana: Der Mensch bei Karl Jaspers*, S. 7.

> „Das Gemeinsame aller Grenzsituationen ist, daß sie Leiden bedingen; das Gemeinsame ist aber auch, daß sie die Kräfte zur Entfaltung bringen, die mit der Lust des Daseins, des Sinns, des Wachsens einhergehen. Das Leiden ist nicht eine Grenzsituation unter anderen, sondern alle werden unter dem subjektiven Gesichtspunkt zu Leiden. Lust und Leid sind unvermeidlich aneinander gekettet. Beide sind etwas Letztes, Überwältigendes, Unüberwindbares, unserer Situation Wesenshaftes."[663]

Jaspers Ansatz erinnert hier an die Begrifflichkeit der Resilienz als Fähigkeit, krisenhafte Veränderungen nicht nur zu ertragen, sondern als Ausgangspunkt für persönliche Entwicklung zu definieren: „It is preciseley during the crisis that an identity-creating and subject-constituting potential unfolds. According to this understanding, the crisis is a liminal[664] phase, ..."[665].

Breyers phänomenologischer Resilienzansatz assoziiert die konzeptuelle Dualität von Körper und Leib mit der von Resilienz und Vulnerabilität im Sinne einer Verletzbarkeit gegenüber inneren und äußeren Faktoren. Der exponierte, objekthafte Körper entspricht hier der Dimension der Verletzbarkeit, der formbare Leib der Resilienz. Diese Resilienz kann körperlich (z. B. durch Körpertherapie), affektiv (durch intersubjektive Empathie oder Zuhilfenahme vorheriger positiver Emotionen) und kognitiv gelebt werden.[666] Die kognitive Komponente beinhaltet eine Neubewertung der Situation, die u.a. durch kognitiv-behaviorale Ansätze im Sinne der freien, autonomen Entscheidung zum Sprung in die Grenzsituation realisiert werden kann. Diverse psychotherapeutische Ansätze haben sich diese kognitive Technik zu eigen gemacht. Exemplarisch soll im Folgenden die existenzielle Psychotherapie, wie sie von Frankl und Yalom geprägt wurde, erläutert werden.

---

663 Karl Jaspers, *Psychologie der Weltanschauungen*, S. 248.

664 „Der Begriff der Liminalität wurde von dem Ethnologen Victor Turner geprägt und beschreibt den Schwellenzustand, in dem sich Individuen oder Gruppen befinden, nachdem sie sich rituell von der herrschenden Sozialdorndung gelöst haben." (www.fremdwort.de; Zugriff am 14.05.2023); limen (lat.) = (Tür-)Schwelle (de.pons.com; Zugriff am 14.05.2023)

665 Thiemo Breyer, „Resilience – Its connections to vulnerability and crisis from analytic and phenomenological perspectives", in: *International Journal of Philosophy and Theology* 83/Nr. 5, S. 381, S. 384.

666 Vgl. ebd., S. 387.

Die von Viktor Frankl begründete analytische und therapeutische Schule firmiert unter den Begriffen Logotherapie und Existenzanalyse. Die Trias aus Entscheidung, Verantwortung und Sinn ist die wesentliche Grundlage seiner Theorie. Als Hauptproblem menschlicher Existenz sieht Frankl fehlenden Lebenssinn oder „existentielles Vakuum“[667], was unter anderem dazu führe, dass Patienten Ärzte und Psychiater mit philosophischen Problemstellungen aufsuchen, für die diese nicht vorbereitet seien.[668] Hier scheint die Problematik der Konfrontation organisch orientierter Medizin mit Fragen des Lebenssinns durch, die bereits durch Illich – „...als heilbar aufgefasster Schmerz ist unerträglich“[669] – angedeutet wurde.

Körperliche Symptome werden in diesem Kontext als Ausdruck einer Sinnentleerung menschlichen Lebens aufgefasst. Der Auffassung, dass Lust bzw. Unlust eine übergeordnete Relevanz für die Sinnstiftung haben, widerspricht Frankl entschieden: sowenig wie Lust dem Leben Sinn verleihen kann, kann Unlust es ihm nehmen.[670] Der Versuch einer organisch-medizinischen Therapie kann dieses Dilemma mithin nicht lösen, sondern verstärkt es noch durch das immanente Heilungsversprechen. Die Verantwortung für die Lösung dieses Dilemmas sieht Frankl vielmehr bei jedem Einzelnen. Ähnlich wie Jaspers wahre Existenz nur demjenigen zuschreibt, der aus eigener, freier, verantwortlicher Entscheidung den Sprung in die Existenz durch Annahme der Grenzsituation unternimmt, definiert auch Frankl das eigentliche Menschsein über das Verantwortlichsein: „...es ist etwas Furchtbares um die Verantwortung des Menschen – doch zugleich etwas Herrliches!“[671]. Jeder Mensch ist innerhalb eines „exklusiven Schicksalsraum“ unvertretbar eigenverantwortlich für ein „freies Sich-verhalten zum Schicksal“, das Schicksal ist die „Bewährungsprobe(n) für die menschliche Freiheit“.[672] Die Leistung, die in dieser Bewährungsprobe offenbart wird, muss allerdings relativ zu ihren Ausgangs-

---

667 Frankl, *Ärztliche Seelsorge: Grundlagen der Logotherapie und Existenzanalyse – Mit den ›Zehn Thesen über die Person‹*, S. 22.

668 Vgl. ebd., S. 20.

669 Illich, *Die Nemesis der Medizin von den Grenzen des Gesundheitswesens*, S. 158.

670 Vgl. Frankl, *Ärztliche Seelsorge: Grundlagen der Logotherapie und Existenzanalyse – Mit den ›Zehn Thesen über die Person‹*, S. 158; die Auffassung, dass Lust und Unlust bzw. Schmerz die wesentlichen Determinanten des Lebens sind, taucht vor allem im Utilitarismus auf: „Nature has placed mankind under the governance of two sovereign masters, pain and pleasure“. (Jeremy Bentham, *An Introduction to the Principles of Morals and Legislation*).

671 Ebd., S. 77.

672 Vgl. ebd., S. 129–130, 137.

bedingungen – seien sie innerer oder externer Natur – gesehen werden.[673] Der Mensch lebt innerhalb von Bindungen, v.a. biologisch-psychologisch-soziologischer Art, auf die er angewiesen ist, ohne gänzlich abhängig von ihnen zu sein. Sie bedingen den ständigen Zwang zur Wahl unter den Möglichkeiten.[674] In dieser Wahlmöglichkeit sieht Frankl jedoch Freiheit, welche Verantwortlichkeit impliziert: „Mensch-sein bedeutet nicht nur Anders-sein, sondern auch Anders-können“[675].

Verantwortlich ist der Mensch vor allem im Sinne des Fällens von Entscheidungen, die dazu führen, dass er sich selbst und sein bloß biologisches Dasein transzendiert und so zu eigentlicher Existenz gelangt.[676] Dieser „Über-Sinn“, der nicht in seiner Gänze fassbar ist, „stellt eine Denknotwendigkeit und trotzdem gleichzeitig eine Denkunmöglichkeit dar“[677], der Glaube, dass dieser Über-Sinn existiert, ist jedoch laut Frankl von hoher psychotherapeutischer und -hygienischer Bedeutung.[678] Hier konstatiert er eine kopernikanische Wende in der Frage nach dem Lebenssinn: der Mensch ist nicht der Fragende, sondern der vom Leben befragte, er hat Antworten auf konkrete Lebensfragen zu geben, „das Leben zu verantworten“: „In der Verantwortung des Daseins erfolgt ihre Beantwortung, in der Existenz selbst vollzieht der Mensch das Beantworten ihrer eigenen Fragen“[679]. Vor dem Hintergrund der Notwendigkeit der Verantwortung und Be-antwortung dieser Lebensfragen kritisiert Frankl den Pandeterminismus: der Mensch sei zwar nicht frei von Bedingungen, hat aber die Freiheit, hierzu Stellung zu nehmen, er besitzt die „Trotzmacht des Geistes“.[680] Der Mensch ist in den Ebenen des Biologischen, Psychologischen und Soziologischen gebunden, die eigentliche Freiheit aber ist „die Freiheit des Geistes gegenüber der Natur“ – sie ist der Bereich ethischer Beurteilbarkeit, der aufgegebenen Schicksals- und Lebensgestaltung.[681]

Diese Trotzmacht ist in den Bereich der Einstellungswerte einzuordnen, der höchsten der drei Wertkategorien, die Frankl postuliert: schöpferische Werte, Erlebniswerte, Einstellungswerte. Einstellungswerte umfassen die Einstellung zu Einschränkungen des Lebens, zu Einengungen der Möglichkeiten, zur Unabänderlichkeit des Schicksals. Ihnen gegenüber ist der Mensch verantwortlich, solange er Bewußtsein hat. Anhand ihrer

---

673 Vgl. ebd., S. 138.
674 Vgl. ebd., S. 130–131.
675 Ebd., S. 132.
676 Vgl. ebd., S. 28–29, 54.
677 Ebd., S. 72.
678 Vgl. ebd., S. 75.
679 Ebd., S. 107.
680 Vgl. ebd., S. 5.
681 Vgl. ebd., S. 59–60.

kann er Tapferkeit und Würde im Leiden, Scheitern, selbst im Untergang bewahren und dem Leben bis zuletzt Sinn verleihen.[682] Vor diesem Hintergrund postuliert Frankl sogar, dass das Leben umso sinnvoller wird, je schwieriger – z.B. auch aufgrund von Krankheit – es ist[683]: „...der wirkliche Sinn einer Krankheit liegt nicht im Daß des Krankseins, vielmehr im Wie des Leidens, in der Haltung, in der sich der Kranke der Krankheit stellt, in der Einstellung, mit der er sich mit Krankheit auseinandersetzt“[684]. Im Sinne dieser Argumentation ist es dann auch hier die Endlichkeit, der Tod, der dem Leben höchste Sinnhaftigkeit verleiht.[685]

Parallelen zeigen sich zu Jaspers auch hinsichtlich des ‚Zwitterdaseins‘ des Menschen, der die Existenz, das eigentliche Sein nur im Vollzug realisieren kann, aber lediglich „mögliche Existenz“ ist, solange er diese aus der Distanz reflektiert. Scheint bei Jaspers dieser Vollzug eine realisierbare Situation zu sein, nähert sich laut Frankl der Mensch dieser Möglichkeit allenfalls an. Er nennt dies den dialektischen Charakter des Menschen: „...zu dessen Wesenszügen seine ewige Unabgeschlossenheit und Sich-selbst-Aufgegebenheit gehören: seine Wirklichkeit ist eine Möglichkeit, und sein Sein ist ein Können. Niemals geht der Mensch in seiner Faktizität auf. Mensch-sein ... heißt nicht faktisch, sondern fakultativ sein!“[686]. Das Leiden ist nun gerade das, was diese „Auseinander-setzung“ mit dem Schicksal erwirkt: es schafft Distanz zwischen dem, was ist und dem, was sein soll. Im Leiden realisiert sich die „Spannung zwischen dem faktischen Sein einerseits und dem Seinsollenden andererseits“. Die Tatsache allerdings, dass dem Menschen die Erkenntnis des Seinsollenden überhaupt möglich ist, offenbart dessen „Weihe und Würde als Richter“. Dies ist der immanente Sinn des Leidens.[687]

Irvin Yalom: der Tod als ultimativer Sinnstifter

Während Jaspers und Frankl vor allem die theoretischen Überlegungen zu Sinn, Dasein und Existenz zuzuschreiben sind, könnte man Irvin Yalom als denjenigen beschreiben, dessen Konzepte stark durch die Praxis und deren therapeutische Anwendbarkeit geformt sind. Er widmet sich als Therapeut der existenziellen Psychotherapie: „Existenzielle Psychothera-

[682] Vgl. ebd., S. 92–93; vergleiche auch Brady zu Leiden und Tugend (S. 184).
[683] Vgl. ebd., S. 101.
[684] Ebd., S. 118.
[685] Vgl. ebd., S. 119.
[686] Ebd., S. 130.
[687] Vgl. ebd., S. 158–159. In eine ähnliche Richtung – nämlich der Rolle des Leidens für die Entwicklung tugendhaften Verhaltens – argumentiert Michael Brady in *Suffering and Virtue* (Oxford University Press 2018).

pie ist ein dynamischer Zugang zur Therapie, der sich auf die Gegebenheiten konzentriert, welche in der Existenz des Individuums verwurzelt sind“[688].

Hinsichtlich der Grundannahmen der existenziellen Psychotherapie zeigen sich starke Parallelen mit Jaspers und Frankl. So sieht Yalom den Grundkonflikt in der „Konfrontation des Individuums mit den Gegebenheiten der Existenz“[689]. Hier findet sich die Differenz zwischen tatsächlichem Sein und Seinsollen wieder, die Jaspers und Frankl im Sprung bzw. im Vollzug überwinden wollen. Die moralische Obligation, Existenz anzustreben bzw. das eigene Seinspotential zu realisieren, die bei Jaspers implizit und bei Frankl schon klarer mitschwingt, wird von Yalom ausdrücklich formuliert, indem er postuliert, dass das Versäumnis, seinen Fähigkeiten und Potenzialen so gerecht als nur möglich zu werden, mit dem Gefühl der „existenziellen Schuld“ assoziiert ist.[690]

Stärker als seine Vorgänger interpretiert Yalom den Sinn des Seins von seinem Ende her. Der Tod spielt bei Yalom die Rolle des ultimativen Sinnstifters: „Leben und Tod ... existieren gleichzeig, nicht in Folge; ...“[691]. Daraus, dass der Tod im Leben schon immer um uns ist, ergibt sich die Notwendigkeit, mit der Furcht vor dem Vergehen leben zu müssen. Schmerz ist, wie zuvor ausgeführt, unweigerlich eine Erinnerung an unsere Körperlichkeit, an unsere Sterblichkeit und vermag somit Todesangst auszulösen. Aber: „Angst ist sowohl ein Führer wie ein Feind und kann den Weg zur authentischen Existenz weisen“[692]. Den therapeutischen Ausweg sieht Yalom daher in der Vermittlung der Erkenntnis, dass die Betrachtung des Todes das Leben letztendlich bereichert und in der Unterstützung des Prozesses der Angstreduktion auf ein Maß, das eine derartige Betrachtung erst möglich macht. Dabei soll sich der Therapeut bzw. Analytiker dem Patienten in phänomenologischer Weise annähern und ohne Vorannahmen in die Erfahrungswelt des anderen eintreten. Dieses Eintreten geschieht unter dem Gesichtspunkt, dass das Subjekt im Sinne der phänomenologischen bzw. ökologischen Nische „als Bewusstsein, dass an der Konstruktion der Realität teilhat“ betrachtet werden muss.[693]

---

688 Irvin D. Yalom, *Existenzielle Psychotherapie: Mit e. Nachw. d. Autors „25 Jahre Existentielle Psychotherapie“ u. e. Interview v. Ulfried Geuter „Sich berühren lassen“*, 5., korrigierte Auflage 2010, Bergisch Gladbach, S. 17.

689 Ebd., S. 20.

690 Vgl. ebd., S. 324; Vgl. Lang, *Grenzsituationen und Kommunikation als conditio humana: Der Mensch bei Karl Jaspers*, S. 27.

691 Yalom, *Existenzielle Psychotherapie: Mit e. Nachw. d. Autors „25 Jahre Existentielle Psychotherapie“ u. e. Interview v. Ulfried Geuter „Sich berühren lassen“*, S. 45.

692 Ebd., S. 223.

693 Vgl. ebd., S. 37.

In Analogie zur reziproken Modifikation von Schmerz und Temporalität exemplifiziert Yalom die Lenkung der Kognition durch den Einfluss der Gegenwart auf die Vergangenheit:

> „...die Rekonstruktion der Vergangenheit hängt nicht nur von den Tatsachen ab, sondern von der Haltung oder Reaktionsweise des Menschen ihnen gegenüber.... Die Vergangenheit eines Menschen ist, ..., weder fixiert noch endgültig; sie wird durch die Gegenwart erschaffen und beeinflusst die Gegenwart durch ihre ständig wechselnde symbolische Immanenz."[694]

Die Therapeutin wird sich darum bemühen, den Klienten bei der kausalen Einordnung und beim Verstehen von Vorgängen in seinem Leben zu unterstützen und dadurch ein Gefühl von Stärke, Kontrolle und Selbstwirksamkeit aufzubauen. Letztere ergibt sich aus dem Bewusstsein der Freiheit der Entscheidung in sich stellenden Lebenssituationen, die gleichzeitig die Übernahme von Verantwortung hierfür impliziert: „Verantwortung bedeutet Urheberschaft. Sich der Verantwortung bewusst zu sein heißt, dass man sich bewusst ist, dass man sein eigenes Selbst, sein Schicksal, sein Lebensdilemma, seine Gefühle und, wenn es der Fall ist, sein eigenes Leiden erschafft"[695]. Dies gilt auch für den Umgang mit körperlicher Erkrankung: ganz in Frankls Sinne sieht Yalom die verbleibende Verantwortung für unsere Haltung diesen gegenüber nicht in den hierdurch evozierten Gefühlen, sondern in der „... Einstellung, die wir gegenüber unseren Gefühlen haben"[696]. Dies gilt in einem paradoxen Sinne ebenso für die existenzielle Situation, auch wenn sich hierfür eine Notwendigkeit der Balance zwischen Kontrollüberzeugung und Selbstwirksamkeit auf der einen, Akzeptanz und Annahme auf der anderen Seite ergibt: „Jeder von uns fühlt sich weniger unnütz, weniger hilflos und weniger allein, ..., wenn das, was wir zu verstehen im Begriff sind, die Tatsache ist, dass jeder von uns im Grunde hilflos und angesichts der kosmischen Gleichgültigkeit allein ist"[697]. Diese Methode könnte ein möglicher

---

694 Ebd., S. 405–406.

695 Ebd., S. 255.

696 Ebd., S. 320. Eine in die gleiche Richtung zielende Abhandlung über die Natur des Leidens findet sich bei James Davies *The Importance of Suffering* (Routledge 2012). Er argumentiert, dass es die (v. a. gesellschaftliche) Ablehnung von Leiden bzw. Leid erzeugenden Situationen ist, die eigentliches Leiden (suffering) erzeugt. Tatsächlich hat Leiden wichtige Funktionen, wie z.B. die Anzeige notwendiger Veränderungen oder die Erhellung bisher unbekannter Anteile unserer Persönlichkeit. Wesentlich ist daher, wie wir mit Leid umgehen. Dann kann es eine erlösende Rolle einnehmen und neue Perspektiven aufzeigen. Dieses sogenannte produktive Leiden ist in dieser Anschauung eine notwendige Transitionsphase auf dem Weg zu tieferer Zufriedenheit.

697 Ebd., S. 255.

Ansatz der kognitiven Schmerzkonfrontation im Sinne Oliviers sein, die zu explizieren er uns schuldig geblieben war (s. S. 45).

Der Tod ist Grenzsituation schlechthin und als solche primäre Quelle der Angst.[698] Ihm zu begegnen kann so qualvoll sein, wie ungeschützt in die Sonne zu schauen. Wie die Sonne ist aber auch er es, der dem Leben Kontur – Sinn – verleiht. In diesem Sinne ist der Titel eines anderen Werks Yaloms zu verstehen: „In die Sonne schauen. Wie man die Angst vor dem Tod überwindet"[699]. In der Unendlichkeit wäre das Leben sinnlos. Sinn-Stiftung erfolgt in der Konfrontation mit der Sterblichkeit auf zwei Arten: neben der Wertsteigerung des Lebens durch dessen Endlichkeit per se stellt der Tod bei Yalom eine Grenzsituation dar, wenn auch unter einer im Vergleich zu Jasper etwas geänderten Perspektive. Grenzsituationen im Yalomschen Sinne sind solche Gegebenheiten, die – wie z.B. die Begegnung mit der eigenen Sterblichkeit – die Reflexion über die „letzten Dinge" (im Original „ultimate concerns"), mit den Gegebenheiten der Existenz befördern.[700] Diese Reflexion ist bei Yalom im Gegensatz zum Sprung Jaspers oder Vollzug Frankls tatsächlich zunächst eine Distanzierung, ein „tiefes Nachdenken".[701] Sie kann durch Memento mori wie den Schmerz befördert werden kann. Die Konfrontation mit den letzten Dingen löst unweigerlich Angst aus, es entwickeln sich Abwehrmechanismen, welche Erleichterung verschaffen, jedoch Wachstum und Erfahrung behindern (s. Ausführungen zur Resilienz, S. 178).[702] Der Schmerz und die mit ihm assoziierte Reminiszenz der Körperlichkeit erhalten in diesem Argumentationsgang eine Bedeutung, die ihnen unreflektierte Heilsversprechen der Medizin genommen haben: „Obwohl die Physikalität des Tods den Menschen zerstört, rettet ihn die Idee des Todes"[703].

698 Vgl. ebd., S. 191.

699 Irvin D. Yalom, *In die Sonne schauen: Wie man die Angst vor dem Tod überwindet*, 2008, München.

700 Vgl. Yalom, *Existenzielle Psychotherapie: Mit e. Nachw. d. Autors „25 Jahre Existentielle Psychotherapie" u. e. Interview v. Ulfried Geuter „Sich berühren lassen"*, S. 20.

701 Vgl. ebd., S. 20; Dank an Hans Rainer Sepp für den Hinweis auf die Epoché, die beides – Theorie und Praxis – als ein von der „Alltäglichkeit" sich distanzierender Absprung in eine Haltung, bei der sich personale Änderung und Nachdenken wechselseitig bedingen und fördern, vereint.

702 Vgl. ebd., S. 22–23.

703 Ebd., S. 46.

Abkürzungsverzeichnis

BO	Body Ownership
CRPS	Complex Regional Pain Syndrome
DIMDI	Deutsche Institut für Medizinische Dokumentation und Informatik
DPPR	Defensiver peripersonaler Raum
FEP	Free Energy Principle
IMT	Ideomotorische Theorie
IA	Interoceptive Accuracy
MBR	Mental Body Representation
MRT	Magnetresonanztomographie
PET	Positronen-Emissions-Tomographie
PRA	Predictive Regulation and Action
RHI	Rubber Hand Illusion
SA	Self-Agency
SMA	Supplementär-motorisches Areal
TP	Temporoparietale Junktion
TPJ	Time Perspective
VET	Visual Enhancement of Touch

Literaturverzeichnis

Ainley, Vivien, Tsakiris, Manos: „Body conscious? Interoceptive awareness, measured by heartbeat perception, is negatively correlated with self-objectification“, in: *PloS One* 8/Nr. 2 (2013), S. e55568.

Alexander, Andrew S., Robinson, Jennifer C., Dannenberg, Holger, Kinsky, Nathaniel R., Levy, Samuel J., Mau, William, Chapman, G. William, Sullivan, David W., Hasselmo, Michael E.: „Neurophysiological coding of space and time in the hippocampus, entorhinal cortex, and retrosplenial cortex“, in: *Brain and Neuroscience Advances* 4 (2020), S. 239821282097287.

Alloa, Emmanuel, Bedorf, Thomas, Grüny, Christian, Klass, Tobias Nikolaus: *Leiblichkeit. Geschichte und Aktualität eines Konzepts*, 2. verb. u. erw. Aufl. 2018, Tübingen.

Améry, Jean: *Jenseits von Schuld und Sühne. Bewältigungsversuche eines Überwältigten*, 1997, o.O.

Antonovsky, Aaron: *Salutogenese. Zur Entmystifizierung der Gesundheit*, 1997, Tübingen.

Arendt, Hannah: *Vita activa oder Vom tätigen Leben*, 12. Aufl. 2001, München/Zürich.

Aspell, Jane E., Lenggenhager, Bigna, Blanke, Olaf: „Multisensory Perception and Bodily Self-Consciousness: From Out-of-Body to Inside-Body Experience, in: The Neural Bases of Multisensory Processes“, hg. von Micah M. Murray, Mark T. Wallace, 2012 Boca Raton (FL) (*Frontiers in Neuroscience*).

Assaiante C., Barlaam F., Cignetti F., Vaugoyeau M.: „Body schema building during childhood and adolescence: a neurosensory approach“, in: *Neurophysiol Clin.* 2014 Jan; 44(1): 3-12. doi: 10.1016/j.neucli.2013.10.125. Epub 2013 Oct 30. PMID: 24502900.

Azañón, Elena, Tamè, Luigi, Maravita, Angelo, Linkenauger, Sally A., Ferrè, Elisa R., Tajadura-Jiménez, Ana, Longo, Matthew R.: „Multimodal contributions to body representation“, in: *Multisensory Research* 29/Nr. 6–7 (2016), S. 635–661.

Bach, Patric, Nicholson, Toby, Hudson, Matthew: „The affordance-matching hypothesis: how objects guide action understanding and prediction“, in: *Frontiers in Human Neuroscience* 8 (2014), S. 254.

Baier, Bernhard, Karnath, Hans-Otto: „Tight link between our sense of limb ownership and self-awareness of actions“, in: *Stroke* 39/Nr. 2 (2008), S. 486–488.

Barth, Andreas, Gadamer, Hans G., Schiltenwolf, Marcus, Lang, Hermann: *Schmerz. Einschätzungen aus medizinischer, philosophischer und therapeutischer Sicht*, 2003, Heidelberg.

Beck, Brianna, Làdavas, Elisabetta, Haggard, Patrick: „Viewing the body modulates both pain sensations and pain responses“, in: *Experimental Brain Research* 234/Nr. 7 (2016), S. 1795–1805.

Berlucchi, Giovanni, Aglioti, Salvatore M.: „The body in the brain revisited“, in: *Experimental Brain Research* 200/Nr. 1 (2010), S. 25–35.

Bermes, Christian: *Maurice Merleau-Ponty zur Einführung*, 2012, Hamburg.
Berti, A., Frassinetti, F.: „When far becomes near: remapping of space by tool use", in: *Journal of Cognitive Neuroscience* 12/Nr. 3 (2000), S. 415–420.
Blankenburg, Wolfgang: *Psychopathologie des Unscheinbaren. Ausgewählte Aufsätze*, 2007, Berlin.
Boddice, Rob: Pain: *A Very Short Introduction*, 2017, Oxford.
Böhme, Gernot: „Was sind Grenzen, was sind Grenzsituationen? Eine anthropologische Deutung", in: *Ernährung in Grenzsituationen*, hg. v. Uwe Spiekermann, Gesa U. Schönberger, 2002, Berlin/Heidelberg, S. 1–5.
Bolognini, Nadia, Russo, Cristina, Vallar, Giuseppe: „Crossmodal illusions in neurorehabilitation", in: *Frontiers in Behavioral Neuroscience* 9 (2015), S. 212.
Borg, Céline, Chouchou, Florian, Dayot-Gorlero, Jenny, Zimmerman, Perrine, Maudoux, Delphine, Laurent, Bernard, Michael, George A.: „Pain and emotion as predictive factors of interoception in fibromyalgia", in: *Journal of Pain Research* 11 (2018), S. 823–835.
Bornemann, Boris, Herbert, Beate M., Mehling, Wolf E., Singer, Tania: „Differential changes in self-reported aspects of interoceptive awareness through 3 months of contemplative training", in: *Frontiers in Psychology* 5 (2014), S. 1504.
Bouffard, Jason, Gagné, Martin, Mercier, Catherine: „Effect of painful and nonpainful sensorimotor manipulations on subjective body midline", in: *Frontiers in Human Neuroscience* 7 (2013), S. 77.
Bourke, Joanna: *The Story of Pain: From Prayer To Painkillers*, 2017, Oxford.
Bourne, Sarah, Machado, Andre G., Nagel, Sean J.: „Basic anatomy and physiology of pain pathways", in: *Neurosurgery Clinics of North America* 25/Nr. 4 (2014), S. 629–638.
Bowling, Natalie C., Botan, Vanessa, Santiesteban, Idalmis, Ward, Jamie, Banissy, Michael J.: „Atypical bodily self-awareness in vicarious pain responders", in: *Philosophical Transactions of the Royal Society of London*. Series B, *Biological Sciences* 374/Nr. 1787 (2019), S. 20180361.
Bozzaro, Claudia, Eichinger, Tobias, Maio, Giovanni: *Leid und Schmerz. Konzeptionelle Annäherungen und medizinethische Implikationen*, Freiburg/München.
Brady, Michael S.: *Suffering and Virtue*, 2018, Oxford.
Brath, Klaus: „Frida Kahlo: Malerin der Schmerzen", in: *Deutsches Ärzteblatt International* 101/Nr. 4 (2004), S. A-199.
Bray, H., Moseley, G. L.: „Disrupted working body schema of the trunk in people with back pain", in: *British Journal of Sports Medicine* 45/Nr. 3 (2011), S. 168–173.
Breyer, Thiemo: „Das Phantom im Spiegel. Ein phänomenologischer Versuch über somatosensorische Plastizität und Leibgedächtnis", in: *Internationale Zeitschrift für Philosophie und Psychosomatik* 2 (2012).
——: „Resilience – Its connections to vulnerability and crisis from analytic and phenomenological perspectives", in: *International Journal of Philosophy and Theology* 83/Nr. 5, S. 381.
Bufacchi, R. J., Liang, M., Griffin, L. D., Iannetti, G. D.: „A geometric model of defensive peripersonal space", in: *Journal of Neurophysiology* 115/Nr. 1 (2016), S. 218–225.

Bufacchi, R. J., Sambo, C. F., Di Stefano, G., Cruccu, G., Iannetti, G. D.: „Pain outside the body: defensive peripersonal space deformation in trigeminal neuralgia“, in: *Scientific Reports* 7/Nr. 1 (2017), S. 12487.

Bufalari, Ilaria, Ionta, Silvio: „The social and personality neuroscience of empathy for pain and touch“, in: *Frontiers in Human Neuroscience* 7 (2013), S. 393.

Bultitude, Janet H., Petrini, Karin: „Altered visuomotor integration in complex regional pain syndrome“, in: *Behavioural Brain Research* 397 (2021), S. 112922.

Bultitude, Janet H., Rafal, Robert D.: „Derangement of body representation in complex regional pain syndrome: report of a case treated with mirror and prisms“, in: *Experimental Brain Research. Experimentelle Hirnforschung. Experimentation Cerebrale* 204/Nr. 3 (2010), S. 409–418.

Burin, Dalila, Livelli, Alessandro, Garbarini, Francesca, Fossataro, Carlotta, Folegatti, Alessia, Gindri, Patrizia, Pia, Lorenzo: „Are Movements Necessary for the Sense of Body Ownership? Evidence from the Rubber Hand Illusion in Pure Hemiplegic Patients“, in: *PLOS ONE* 10/Nr. 3 (2015), S. e0117155.

Bury, M.: „Chronic illness as biographical disruption“, in: *Sociology of Health & Illness* 4/Nr. 2 (1982), S. 167–182.

Buytendijk, Frederik: *Über den Schmerz*, 1948, Bern.

Carel, Havi: *Phenomenology of Illness*, Reprint, 2018 Oxford, United Kingdom.

Castelnuovo, Gianluca, Giusti, Emanuele M., Manzoni, Gian Mauro, Saviola, Donatella, Gatti, Arianna, Gabrielli, Samantha, Lacerenza, Marco, Pietrabissa, Giada, Cattivelli, Roberto, Spatola, Chiara A. M., Corti, Stefania, Novelli, Margherita, Villa, Valentina, Cottini, Andrea, Lai, Carlo, Pagnini, Francesco, Castelli, Lorys, Tavola, Mario, Torta, Riccardo, Arreghini, Marco, Zanini, Loredana, Brunani, Amelia, Capodaglio, Paolo, D'Aniello, Guido E., Scarpina, Federica, Brioschi, Andrea, Priano, Lorenzo, Mauro, Alessandro, Riva, Giuseppe, Repetto, Claudia, Regalia, Camillo, Molinari, Enrico, Notaro, Paolo, Paolucci, Stefano, Sandrini, Giorgio, Simpson, Susan G., Wiederhold, Brenda, Tamburin, Stefano: „Psychological Treatments and Psychotherapies in the Neurorehabilitation of Pain: Evidences and Recommendations from the Italian Consensus Conference on Pain in Neurorehabilitation“, in: *Frontiers in Psychology* 7 (2016), S. 115.

Chae, Younbyoung, Lee, In-Seon, Jung, Won-Mo, Chang, Dong-Seon, Napadow, Vitaly, Lee, Hyejung, Park, Hi-Joon, Wallraven, Christian: „Decreased peripheral and central responses to acupuncture stimulation following modification of body ownership“, in: *PloS One* 9/Nr. 10 (2014), S. e109489.

Choudhury, Suparna, Slaby, Jan: *Critical Neuroscience: A Handbook of the Social and Cultural Contexts of Neuroscience*, 2016, Chichester, West Sussex.

Ciaunica, A., Crucianelli, L.: „Minimal Self-Awareness: From Within A Developmental Perspective“, in: *Journal of Consciousness Studies* 26/Nr. 3–4 (2019), S. 207–226.

Cividjian, A., Petitjeans, F., Liu, N., Ghignone, M., de Kock, M., Quintin, L.: „Do we feel pain during anesthesia? A critical review on surgery-evoked circulatory changes and pain perception“, in: *Best Practice & Research. Clinical Anaesthesiology* 31/Nr. 4 (2017), S. 445–467.

Corns, Jennifer: *The Routledge Handbook of Philosophy of Pain*, 2017, London/New York.

Craig, A. D.: „Interoception: the sense of the physiological condition of the body“, in: *Current Opinion in Neurobiology* 13/Nr. 4 (2003), S. 500–505.

Dany, Lionel, Roussel, Philippe, Laguette, Vanessa, Lagouanelle-Simeoni, Marie-Claude, Apostolidis, Themis: „Time perspective, socioeconomic status, and psychological distress in chronic pain patients“, in: *Psychology, Health & Medicine* 21/Nr. 3 (2016), S. 295–308.

Daudet, Alphonse, Hemjeoltmanns, Dirk, Barnes, Julian: *Im Land der Schmerzen*, 2004, Bremen.

De Paepe, Annick L., Crombez, Geert, Spence, Charles, Legrain, Valéry: „Mapping nociceptive stimuli in a peripersonal frame of reference: evidence from a temporal order judgment task“, in: *Neuropsychologia* 56 (2014), S. 219–228.

De Ridder, Dirk, Adhia, Divya, Vanneste, Sven: „The anatomy of pain and suffering in the brain and its clinical implications“, in: *Neuroscience and Biobehavioral Reviews* 130 (2021), S. 125–146.

Derbyshire, Stuart W. G., Osborn, Jody, Brown, Steven: „Feeling the pain of others is associated with self-other confusion and prior pain experience“, in: *Frontiers in Human Neuroscience* 7 (2013), S. 470.

Deutsche Schmerzgesellschaft e.V.: *Geschichte der Schmerzmedizin*, 2021, o.O., URL: https://www.schmerzgesellschaft.de/patienteninformationen/entwicklung-der-schmerzmedizin/geschichte-der-schmerzmedizin (Stand: 11.07.2021).

Di Lernia, Daniele, Serino, Silvia, Riva, Giuseppe: „Pain in the body. Altered interoception in chronic pain conditions: A systematic review“, in: *Neuroscience and Biobehavioral Reviews* 71 (2016), S. 328–341.

Dickinson, Emily: „Pain – has an Element of Blank –“, www.americanpoems.com, URL: https://www.americanpoems.com/poets/emilydickinson/pain-has-an-element-of-blank/ (Stand: 11.07.2021).

Dietl, Markus, Korczak, Dieter, *medizinwissen HTA-Bericht 111 Versorgungssituation in der Schmerztherapie in Deutschland im internationalen Vergleich hinsichtlich Über-, Unter- oder Fehlversorgung* (2022), o.O., URL: https://portal.dimdi.de/de/hta/hta_berichte/hta301_bericht_de.pdf.

Dijkerman, H. Chris, de Haan, Edward H. F.: „Somatosensory processes subserving perception and action“, in: *The Behavioral and Brain Sciences* 30/Nr. 2 (2007), S. 189–201; discussion 201-239.

Downar, Jonathan, Mikulis, David J., Davis, Karen D.: „Neural correlates of the prolonged salience of painful stimulation“, in: *NeuroImage* 20/Nr. 3 (2003), S. 1540–1551.

Essays in Celebration of the Founding of the Organization of Phenomenological Organizations, hg. von Ch.-F. Cheung, I. Chvatik, I. Copoeru, L. Embree, J. Iribarne, H. R. Sepp, 2002, o.O.

Filbrich, Lieve, Alamia, Andrea, Blandiaux, Séverine, Burns, Soline, Legrain, Valéry: „Shaping visual space perception through bodily sensations: Testing the impact of nociceptive stimuli on visual perception in peripersonal space with temporal order judgments“, in: *PLOS ONE* 12/Nr. 8 (2017), S. e0182634.

Fingerhut, Joerg, Hufendiek, Rebekka, Wild, Markus: *Philosophie der Verkörperung*, 2017, Frankfurt am Main.

Fink, G. R., Heide, W.: „Spatial neglect“, in: *Der Nervenarzt* 75/Nr. 4 (2004), S. 389–408; quiz: 409–410.

Fitzgibbon, Bernadette M., Giummarra, Melita J., Georgiou-Karistianis, Nellie, Enticott, Peter G., Bradshaw, John L.: „Shared pain: from empathy to synaesthesia“, in: *Neuroscience and Biobehavioral Reviews* 34/Nr. 4 (2010), S. 500–512.

Flor, H., Denke, C., Schaefer, M., Grüsser, S.: „Effect of sensory discrimination training on cortical reorganisation and phantom limb pain“, in: *Lancet* (London, England) 357/Nr. 9270 (2001), S. 1763–1764.

Förster, Yvonne: *„Die Zeit als Subjekt und das Subjekt als Zeit“: Zum Zeitbegriff Merleau-Pontys*, 2008, Saarbrücken.

Fotopoulou, Aikaterini: „The virtual bodily self: Mentalisation of the body as revealed in anosognosia for hemiplegia“, in: *Consciousness and Cognition* 33 (2015), S. 500–510.

Frank, Arthur W.: *At the Will of the Body: Reflections on Illness*, 2002, Boston.

Frankl, Viktor E.: *Ärztliche Seelsorge: Grundlagen der Logotherapie und Existenzanalyse – Mit den ›Zehn Thesen über die Person‹*, 11. Aufl. 2007, München.

Frankl, Viktor E., Gilbert, Dr Martin: *Man's Search For Meaning: The classic tribute to hope from the Holocaust*, Special Edition, 2011, o.O.

Frettlöh, Jule, Hüppe, Michael, Maier, Christoph: „Severity and specificity of neglect-like symptoms in patients with complex regional pain syndrome (CRPS) compared to chronic limb pain of other origins“, in: *Pain* 124/Nr. 1–2 (2006), S. 184–189.

Fuchs, Thomas: „Implicit and Explicit Temporality“, in: *Philosophy, Psychiatry, & Psychology* 12 (2006), S. 195–198.

——: „Psychotherapy of the lived space: a phenomenological and ecological concept“, in: *American Journal of Psychotherapy* 61/Nr. 4 (2007), S. 423–439.

——: „Zur Phänomenologie des Schmerzgedächtnisses“, in: *Sinn und Form* 60 (2008), S. 319–328.

——: „Embodied cognitive neuroscience and its consequences for psychiatry“, in: *Poiesis & Praxis* 6/Nr. 3 (2009), S. 219–233.

——: „Selbst und Schizophrenie“, in: *Deutsche Zeitschrift für Philosophie* 60/Nr. 6 (2012), S. 887–901.

——: „Verkörperte Emotionen – Wie Gefühl und Leib zusammenhängen“, in: *Psychologische Medizin* 1 (2014), S. 13–20.

——: „The Circularity of the Embodied Mind“, in: *Frontiers in Psychology* 11 (2020).

Fuchs, Thomas, Koch, Sabine C.: „Embodied affectivity: on moving and being moved“, in: *Frontiers in Psychology* 5 (2014), S. 508.

Gadamer, Hans-Georg: „Über die Verborgenheit der Gesundheit“, in: *Aufsätze und Vorträge*, 3. Aufl. 2021, Frankfurt am Main.

Gallagher, Shaun: „Lived Body and Environment“, in: *Research in Phenomenology* 16/Nr. 1 (1986), S. 139–170.

——„Dimensions of Embodiment: Body Image and Body Schema in Medical Contexts“, in: *Handbook of Phenomenology and Medicine*, hg. von S. Kay Toombs, 2001 Dordrecht (*Philosophy and Medicine*), S. 147–175.

——: *How the Body Shapes the Mind*, Illustrated Edition, 2006 Oxford.

——: „Time in Action“, in: *The Oxford Handbook of Philosophy of Time*, hg. von Craig Callender, 2011, o.O.

Gallagher, Shaun, Varela, Francisco J.: „Redrawing the Map and Resetting the Time: Phenomenology and the Cognitive Sciences“, in: *Canadian Journal of Philosophy Supplementary*, vol. 29 (2003), S. 93–132.

Gallagher, Shaun, Zahavi, Dan: *The Phenomenological Mind*, 3rd ed., 2020, Abingdon, Oxon/New York, NY.

Gallese, Vittorio: „Embodied simulation: From neurons to phenomenal experience“, in: *Phenomenology and the Cognitive Sciences* 4/Nr. 1 (2005), S. 23–48.

Gallese, Vittorio, Sinigaglia, Corrado: „How the Body in Action Shapes the Self“, in: *Journal of Consciousness Studies* 18/Nr. 7–8 (2011), S. 117–143.

Gaskin, Darrell J., Richard, Patrick: „The Economic Costs of Pain in the United States“, in: *The Journal of Pain* 13/Nr. 8 (2012), S. 715–724.

Giummarra, Melita J., Gibson, Stephen J., Georgiou-Karistianis, Nellie, Bradshaw, John L.: „Central mechanisms in phantom limb perception: the past, present and future“, in: *Brain Research Reviews* 54/Nr. 1 (2007), S. 219–232.

Goldstein, Kurt, Gelb, Adhémar: „Psychologische Analysen hirnpathologischer Fälle auf Grund von Untersuchungen Hirnverletzter“, in: *Zeitschrift für die gesamte Neurologie und Psychiatrie* 41/Nr. 1 (1918), S. 1–142.

Grafton, S. T., Fadiga, L., Arbib, M. A., Rizzolatti, G.: „Premotor cortex activation during observation and naming of familiar tools“, in: *NeuroImage* 6/Nr. 4 (1997), S. 231–236.

Guillot, M., Garcia-Carpintero, M.: *The Sense of Mineness*, forthcoming, o.O.

Guterstam, Arvid, Björnsdotter, Malin, Gentile, Giovanni, Ehrsson, H. Henrik: „Posterior cingulate cortex integrates the senses of self-location and body ownership“, in: *Current biology*, CB 25/Nr. 11 (2015), S. 1416–1425.

de Haan, Sanneke, de Bruin, Leon: „Reconstructing the minimal self, or how to make sense of agency and ownership“, in: *Phenomenology and the Cognitive Sciences* 9/Nr. 3 (2010), S. 373–396.

Haggard, Patrick, Clark, Sam, Kalogeras, Jeri: „Voluntary action and conscious awareness“, in: *Nature Neuroscience* 5/Nr. 4 (2002), S. 382–385.

Haggard, Patrick, Iannetti, Gian Domenico, Longo, Matthew R.: „Spatial sensory organization and body representation in pain perception“, in: *Current biology*, CB 23/Nr. 4 (2013), S. R164-176.

Halák, Jan: „Merleau-Ponty on Embodied Subjectivity from the Perspective of Subject-Object Circularity“, 2016, o.O., URL:
https://philarchive.org/rec/HALMOE (Stand: 16.07.2023).

Hass, Lawrence: *Merleau-Ponty's Philosophy*, 2008, Bloomington.

Heidegger, Martin: *Sein und Zeit*, 1972, Tübingen.

Heitmann, Henrik, May, Elisabeth S., Tiemann, Laura, Schmidt, Paul, Nickel, Moritz M., Dinh, Son Ta, Hohn, Vanessa D., Tölle, Thomas R., Ploner, Markus: „Motor Responses to Noxious Stimuli Shape Pain Perception in Chronic Pain Patients“, in: *eNeuro* 5/Nr. 5 (2018).

Hinton, James: *The mystery of pain: A book for the sorrowful*, 1914, New York.

Horgan, Terry: „The Phenomenology of Agency and Freedom: Lessons From Introspection and Lessons From Its Limits", in: *Humana. Mente* 15 (2011), S. 77–97.

Husserl, Edmund: *Ideen zu einer reinen Phänomenologie und phänomenologischen Philosophie. Zweites Buch*, 1952, Den Haag.

——: *Zur Phänomenologie des inneren Zeitbewußtseins. Mit den Texten aus der Erstausgabe und dem Nachlaß*, 2013, Hamburg.

Illich, Ivan: *Die Nemesis der Medizin von den Grenzen des Gesundheitswesens*, hg. von Freimut Duve, 1987, Reinbek bei Hamburg.

International Association for the Study of Pain, Home / Resources / Terminology, 2021 o.O., URL:

https://www.iasp-pain.org/Education/Content.aspx?ItemNumber=1698 (Stand: 16.03.2022).

Ionta, Silvio, Heydrich, Lukas, Lenggenhager, Bigna, Mouthon, Michael, Fornari, Eleonora, Chapuis, Dominique, Gassert, Roger, Blanke, Olaf: „Multisensory mechanisms in temporo-parietal cortex support self-location and first-person perspective“, in: *Neuron* 70/Nr. 2 (2011), S. 363–374.

Ionta, Silvio, Martuzzi, Roberto, Salomon, Roy, Blanke, Olaf: „The brain network reflecting bodily self-consciousness: a functional connectivity study“, in: *Social Cognitive and Affective Neuroscience* 9/Nr. 12 (2014), S. 1904–1913.

Ionta, Silvio, Sforza, Anna, Funato, Mariko, Blanke, Olaf: „Anatomically plausible illusory posture affects mental rotation of body parts“, in: *Cognitive, Affective & Behavioral Neuroscience* 13/Nr. 1 (2013), S. 197–209.

Ishida, Hiroaki, Suzuki, Keisuke, Grandi, Laura Clara: „Predictive coding accounts of shared representations in parieto-insular networks“, in: *Neuropsychologia* 70 (2015), S. 442–454.

Jaspers, Karl: *Philosophie I-III*, 1994, München.

——: *Der philosophische Glaube angesichts der Offenbarung*, 2016, Basel.

——: *Psychologie der Weltanschauungen*, 2019, Basel.

Jeannerod, Marc: „The mechanism of self-recognition in humans“, in: *Behavioural Brain Research* 142/Nr. 1 (2003), S. 1–15.

Kerkhoff, G.: „Spatial hemineglect in humans“, in: *Progress in Neurobiology* 63/Nr. 1 (2001), S. 1–27.

Kong, Jian, White, Nathan S., Kwong, Kenneth K., Vangel, Mark G., Rosman, Ilana S., Gracely, Richard H., Gollub, Randy L.: „Using fMRI to dissociate sensory encoding from cognitive evaluation of heat pain intensity“, in: *Human Brain Mapping* 27/Nr. 9 (2006), S. 715–721.

Kraus, Benjamin J., Brandon, Mark P., Robinson, Robert J., Connerney, Michael A., Hasselmo, Michael E., Eichenbaum, Howard: „During Running in Place, Grid Cells Integrate Elapsed Time and Distance Run“, in: *Neuron* 88/Nr. 3 (2015), S. 578–589.

Lang, David: *Grenzsituationen und Kommunikation als conditio humana. Der Mensch bei Karl Jaspers*, 2009, Saarbrücken.

Langer, Karen G., Piechowski-Jozwiak, Bartlomiej, Bogousslavsky, Julien: „Hemineglect and Attentional Dysfunction“, in: *Frontiers of Neurology and Neuroscience* 44 (2019), S. 89–99.

Leder, Drew: *The Absent Body*, 1990, Chicago.

Levinas, Emmanuel: *Vom Sein zum Seienden*, 2008, Freiburg/München.

Limanowski, Jakub: „(Dis-)Attending to the Body: Action and Self-Experience in the Active Inference Framework“, 2017, o.O.

DOI: 10.15502/9783958573192.

Lindena, G., Hildebrandt, J., Diener, H. C., Schöps, P., Maier, C.: „Pain treatment facilities in Germany. Ambulatory, day care and inpatient facilities for patients with chronic pain“, in: *Schmerz* (Berlin) 18/Nr. 1 (2004), S. 10–16.
Longo, Matthew R., Haggard, Patrick: „What Is It Like to Have a Body?“, in: *Current Directions in Psychological Science* 21/Nr. 2 (2012), S. 140–145.
Lotze, Martin, Moseley, G. L.: „Role of distorted body image in pain“, in: *Current Rheumatology Reports* 9/Nr. 6 (2007), S. 488–496.
Maihöfner, Christian, Handwerker, Hermann O., Neundörfer, Bernhard, Birklein, Frank: „Patterns of cortical reorganization in complex regional pain syndrome“, in: *Neurology* 61/Nr. 12 (2003), S. 1707–1715.
Makin, Tamar R., Flor, Herta: „Brain (re)organisation following amputation: Implications for phantom limb pain“, in: *NeuroImage* 218 (2020), S. 116943.
Mandrigin, Alisa: „The where of bodily awareness“, in: *Synthese* 198/Nr. 3 (2021), S. 1887–1903.
Manetti, Duccio, Caiani, Silvano: „Agency: From Embodied Cognition To Free Will“, in: *Humana.Mente. Journal of Philosophical Studies*, Vol 4 No 15 (2011).
Mann, Thomas: *Die Erzählungen*, 2, 2005, Frankfurt am Main.
Martel, Marie, Cardinali, Lucilla, Roy, Alice C., Farnè, Alessandro: „Tool-use: An open window into body representation and its plasticity“, in: *Cognitive Neuropsychology* 33/Nr. 1–2 (2016), S. 82–101.
Martínez, Endika, Aira, Zigor, Buesa, Itsaso, Aizpurua, Ibane, Rada, Diego, Azkue, Jon Jatsu: „Embodied pain in fibromyalgia: Disturbed somatorepresentations and increased plasticity of the body schema“, in: *PLoS ONE* 13/Nr. 4 (2018), S. e0194534.
Martini, M., Perez-Marcos, D., Sanchez-Vives, M. V.: „Modulation of pain threshold by virtual body ownership“, in: *European Journal of Pain* (London, England) 18/Nr. 7 (2014), S. 1040–1048.
Martini, Matteo, Kilteni, Konstantina, Maselli, Antonella, Sanchez-Vives, Maria V.: „The body fades away: investigating the effects of transparency of an embodied virtual body on pain threshold and body ownership“, in: Scientific Reports 5/Nr. 1 (2015), S. 13948.
Mason, Russell E.: *Internal perception and bodily functioning*, 1961 Madison.
Matamala-Gomez, Marta, Diaz Gonzalez, Ana M., Slater, Mel, Sanchez-Vives, Maria V.: „Decreasing Pain Ratings in Chronic Arm Pain Through Changing a Virtual Body: Different Strategies for Different Pain Types“, in: *The Journal of Pain* 20/Nr. 6 (2019), S. 685–697.
Maturana, Humberto R., Varela, Francisco J.: *Der Baum der Erkenntnis. Die biologischen Wurzeln menschlichen Erkennens*, 8. Aufl. 2009, Frankfurt am Main.
Mau, William, Sullivan, David W., Kinsky, Nathaniel R., Hasselmo, Michael E., Howard, Marc W., Eichenbaum, Howard: „The Same Hippocampal CA1 Population Simultaneously Codes Temporal Information over Multiple Timescales“, in: *Current biology*, CB 28/Nr. 10 (2018), S. 1499-1508.e4.
Maxwell, Jonathan P., Masters, Richard S. W., Kamp, John van der: „Taking a conscious look at the body schema“, in: *Behavioral and Brain Sciences* 30/Nr. 2 (2007), S. 216–217.

McCarberg, Bill, Peppin, John: Pain Pathways and Nervous System Plasticity: „Learning and Memory in Pain“, in: *Pain Medicine* (Malden, Mass.) 20/Nr. 12 (2019), S. 2421–2437.

Melzack, R., Wall, P. D.: „Pain mechanisms: a new theory“, in: *Science* (New York, N.Y.) 150/Nr. 3699 (1965), S. 971–979.

Melzack, Ronald: „From the gate to the neuromatrix“, in: *Pain Suppl.* 6 (1999), S. S121–S126.

Merleau-Ponty, Maurice: *Die Abenteuer der Dialektik*, 2. Aufl. 1974, Frankfurt am Main.

——: *Die Struktur des Verhaltens*, 1976, Berlin.

——: *Phänomenologie der Wahrnehmung*, 2011, Berlin.

Merleau-Ponty, Maurice, Welsh, Talia: „Child Psychology and Pedagogy: The Sorbonne Lectures“, 1949-1952, 2010, Evanston, Ill.

Moguillansky, Camila: „Pain and Body Awareness An Exploration of the Bodily Experience of Persons Suffering from Fibromyalgia“, in: *Constructivist Foundations* 8 (2013), S. 339.

Morris, David B.: *The Culture of Pain*, Reprint Edition, 1993, Berkeley, Calif.

Morrison, India, Perini, Irene, Dunham, James: „Facets and mechanisms of adaptive pain behavior: predictive regulation and action“, in: *Frontiers in Human Neuroscience* 7 (2013), S. 755.

Moseley, G. Lorimer: „Distorted body image in complex regional pain syndrome“, in: *Neurology* 65/Nr. 5 (2005), S. 773.

Moseley, G. Lorimer, Flor, Herta: „Targeting cortical representations in the treatment of chronic pain: a review“, in: *Neurorehabilitation and Neural Repair* 26/Nr. 6 (2012), S. 646–652.

Moseley, G. Lorimer, Gallace, Alberto, Iannetti, Gian Domenico: „Spatially defined modulation of skin temperature and hand ownership of both hands in patients with unilateral complex regional pain syndrome“, in: *Brain: A Journal of Neurology* 135/Nr. Pt 12 (2012), S. 3676–3686.

Moseley, G. Lorimer, Gallace, Alberto, Spence, Charles: „Bodily illusions in health and disease: physiological and clinical perspectives and the concept of a cortical ‚body matrix‘“, in: *Neuroscience and Biobehavioral Reviews* 36/Nr. 1 (2012), S. 34–46.

Moseley, G. Lorimer, Olthof, Nick, Venema, Annemeike, Don, Sanneke, Wijers, Marijke, Gallace, Alberto, Spence, Charles: „Psychologically induced cooling of a specific body part caused by the illusory ownership of an artificial counterpart“, in: *Proceedings of the National Academy of Sciences of the United States of America* 105/Nr. 35 (2008), S. 13169–13173.

Moseley, Lorimer G.: „I can't find it! Distorted body image and tactile dysfunction in patients with chronic back pain“, in: *Pain* 140/Nr. 1 (2008), S. 239–243.

Moseley, Lorimer G., Zalucki, Nadia M., Wiech, Katja: „Tactile discrimination, but not tactile stimulation alone, reduces chronic limb pain“, in: *Pain* 137/Nr. 3 (2008), S. 600–608.

Murata, Akira, Wen, Wen, Asama, Hajime: „The body and objects represented in the ventral stream of the parieto-premotor network“, in: *Neuroscience Research* 104 (2016), S. 4–15.

Nishigami, Tomohiko, Mibu, Akira, Osumi, Michihiro, Son, Kouki, Yamamoto, Shyogo, Kajiwara, Saori, Tanaka, Katsuyoshi, Matsuya, Ayako, Tanabe, Akihito: „Are tactile acuity and clinical symptoms related to differences in perceived body image in patients with chronic nonspecific lower back pain?“, in: *Manual Therapy* 20/Nr. 1 (2015), S. 63–67.

Northoff, Georg, Stanghellini, Giovanni: „How to Link Brain and Experience? Spatiotemporal Psychopathology of the Lived Body“, in: *Frontiers in Human Neuroscience* 10 (2016).

Novotný, Karel: *Leib und Welt. Zu einigen Grundmotiven der Phänomenologie*, 2021, Würzburg.

Olivier, Abraham: *Being in Pain*, 2007, Frankfurt am Main/New York.

Osborn, Mike, Smith, Jonathan A.: „Living with a body separate from the self. The experience of the body in chronic benign low back pain: an interpretative phenomenological analysis“, in: *Scandinavian Journal of Caring Sciences* 20/Nr. 2 (2006), S. 216–222.

„pain“, in: *Online Etymology Dictionary*, URL:
https://www.etymonline.com/word/pain#etymonline_v_2992
(Stand: 04.02.2024).

Paqueron, X., Leguen, M., Rosenthal, D., Coriat, P., Willer, J. C., Danziger, N.: „The phenomenology of body image distortions induced by regional anaesthesia“, in: *Brain: A Journal of Neurology* 126/Nr. Pt 3 (2003), S. 702–712.

Petchkrua, Wannapha, Weiss, David J., Patel, Rakesh R.: „Reassessment of the Incidence of Complex Regional Pain Syndrome Type 1 Following Stroke“, in: *Neurorehabilitation and Neural Repair* 14/Nr. 1 (2000), S. 59–63.

Petkova, Valeria I., Björnsdotter, Malin, Gentile, Giovanni, Jonsson, Tomas, Li, Tie-Qiang, Ehrsson, H. Henrik: „From part- to whole-body ownership in the multisensory brain“, in: *Current biology*, CB 21/Nr. 13 (2011), S. 1118–1122.

Plessner, Helmuth: *Gesammelte Schriften in zehn Bänden*, Bd. VII: *Ausdruck und menschliche Natur*, 2. Aufl. 2003, Frankfurt am Main.

Price, D. D.: „Psychological and neural mechanisms of the affective dimension of pain“, in: *Science* (New York, N.Y.) 288/Nr. 5472 (2000), S. 1769–1772.

Ramachandran, V. S., Rogers-Ramachandran, D., Cobb, S.: „Touching the phantom limb“, in: *Nature* 377/Nr. 6549 (1995), S. 489–490.

Reinersmann, Annika, Landwehrt, Julia, Krumova, Elena K., Peterburs, Jutta, Ocklenburg, Sebastian, Güntürkün, Onur, Maier, Christoph: „The rubber hand illusion in complex regional pain syndrome: preserved ability to integrate a rubber hand indicates intact multisensory integration“, in: *Pain* 154/Nr. 9 (2013), S. 1519–1527.

Rinofner-Kreidl, Sonja, Wiltsche, Harald A.: *Analytic and Continental Philosophy: Methods and Perspectives. Proceedings of the 37th International Wittgenstein Symposium*, 2016 Berlin/Boston.

Riva, Giuseppe: „The neuroscience of body memory: From the self through the space to the others“, in: *Cortex; a Journal Devoted to the Study of the Nervous System and Behavior* 104 (2018), S. 241–260.

Rode, G., Pagliari, C., Huchon, L., Rossetti, Y., Pisella, L.: „Semiology of neglect: An update“, in: *Annals of Physical and Rehabilitation Medicine* 60/Nr. 3 (2017), S. 177–185.

Romano, Daniele, Pfeiffer, Christian, Maravita, Angelo, Blanke, Olaf: „Illusory self-identification with an avatar reduces arousal responses to painful stimuli“, in: *Behavioural Brain Research* 261 (2014), S. 275–281.

Rombach, Heinrich: *Der Ursprung. Philosophie der Konkreativität von Mensch und Natur*, 1994, Freiburg im Breisgau.

Ropper, Allan H., Adams, Raymond D., Victor, Maurice: *Adams & Victor's Principles of Neurology*, 8th ed., 2005, New York.

Rossetti, Angela, Romano, Daniele, Bolognini, Nadia, Maravita, Angelo: „Dynamic expansion of alert responses to incoming painful stimuli following tool use“, in: *Neuropsychologia* 70 (2015), S. 486–494.

Röttgers, Kurt, Bedorf, Thomas: *Französische Philosophie der Gegenwart I*, 2014, Hagen.

Russell E. Mason, *Internal perception and bodily functioning*, 1961, Madison

Rysewyk, Simon van: *Meanings of Pain*, 1st ed. 2016, Edition 2017, New York, NY.

Salomon, Roy: „The Assembly of the Self from Sensory and Motor Foundations“, in: *Social Cognition* 35 (2017), S. 87–106.

Salomons, Tim V., Iannetti, Gian Domenico, Liang, Meng, Wood, John N.: „The ‚Pain Matrix‘ in Pain-Free Individuals“, in: *JAMA neurology* 73/Nr. 6 (2016), S. 755–756.

Scarry, Elaine: *The Body in Pain: The Making and Unmaking of the World*, 1985, Oxford.

Schaefer, Manuela, Egloff, Boris, Gerlach, Alexander L., Witthöft, Michael: „Improving heartbeat perception in patients with medically unexplained symptoms reduces symptom distress“, in: *Biological Psychology* 101 (2014), S. 69–76.

Schilder, Paul M.: *The Image and Appearance of the Human Body: Studies in the Constructive Energies of the Psyche*, 1999, London.

„Schmerz“, in: *Etymologisches Wörterbuch des Deutschen*, URL:
https://www.dwds.de/wb/etymwb/Schmerz (Stand: 04.02.2024).

Schönbächler, Georg: *Schmerz. Perspektiven auf eine menschliche Grunderfahrung*, 2007, Zürich.

Schopenhauer, Arthur: *Sämtliche Werke*. Band II. *Die Welt als Wille und Vorstellung II*, 11. Aufl. 1986, Frankfurt am Main.

Schreckenberger, M., Siessmeier, T., Viertmann, A., Landvogt, C., Buchholz, H.-G., Rolke, R., Treede, R.-D., Bartenstein, P., Birklein, F.: „The unpleasantness of tonic pain is encoded by the insular cortex“, in: *Neurology* 64/Nr. 7 (2005), S. 1175–1183.

Schulte, Tobias, Scheller, Jörg, Fuelle, Manuela, Hahn, Achim, Seubert, Harald, Spät, Patrick, Alarcon, Monica, Fuchs, Thomas, Baratta, Heidi, Weise, Johannes, Kohlhaas, Roland, Pagel-Steidl, Jutta, Hähnel, Martin, Knaup, Marcus: *Leib und Leben. Perspektiven für eine neue Kultur der Körperlichkeit*, 2013 Darmstadt.

Schwoebel, J., Friedman, R., Duda, N., Coslett, H. B.: „Pain and the body schema: evidence for peripheral effects on mental representations of movement“, in: *Brain: A Journal of Neurology* 124/Nr. Pt 10 (2001), S. 2098–2104.

Sepp, Hans Rainer: „Grundfragen einer phänomenologischen Oikologie“, in: *AUC Interpretationes* (2011).

——: „Interiority, Exteriority, Being-In“, in: *Rethinking Interiority: Phenomenological Approaches*, hg. von Elodie Boubil und Antonio Calcagno, 2023, Albany, New York.

Serino, Andrea, Alsmith, Adrian, Costantini, Marcello, Mandrigin, Alisa, Tajadura-Jimenez, Ana, Lopez, Christophe: „Bodily ownership and self-location: components of bodily self-consciousness“, in: *Consciousness and Cognition* 22/Nr. 4 (2013), S. 1239–1252.

Serino, Andrea, Haggard, Patrick: „Touch and the body“, in: *Neuroscience and Biobehavioral Reviews* 34/Nr. 2 (2010), S. 224–236.

Silberstein, Michael: „Dynamics, Agency and Intentional Action“, in: *Humana Mente* 4/Nr. 15 (2011), S. 1–19.

Simon, Eszter, Zsidó, András N., Birkás, Béla, Gács, Boróka, Csathó, Árpád: „Negative time perspective predicts the self-perceived affective and physical components of pain independently from depression, anxiety, and early life circumstances“, in: *Acta Psychologica* 224 (2022), S. 103536.

Sterr, A., Müller, M. M., Elbert, T., Rockstroh, B., Pantev, C., Taub, E.: „Perceptual correlates of changes in cortical representation of fingers in blind multifinger Braille readers“, in: *The Journal of Neuroscience: The Official Journal of the Society for Neuroscience* 18/Nr. 11 (1998), S. 4417–4423.

Su, I.-Wen, Wu, Fang-Wei, Liang, Keng-Chen, Cheng, Kai-Yuan, Hsieh, Sung-Tsang, Sun, Wei-Zen, Chou, Tai-Li: „Pain Perception Can Be Modulated by Mindfulness Training: A Resting-State fMRI Study“, in: *Frontiers in Human Neuroscience* 10 (2016), S. 570.

Sumitani, M., Shibata, M., Iwakura, T., Matsuda, Y., Sakaue, G., Inoue, T., Mashimo, T., Miyauchi, S.: „Pathologic pain distorts visuospatial perception“, in: *Neurology* 68/Nr. 2 (2007), S. 152–154.

Tambornino, Lisa: *Schmerz. Über die Beziehung physischer und mentaler Zustände*, 2013, Berlin/Boston.

Techniker Krankenkasse: *Gesundheitreport 2021 – Arbeitsunfähigkeiten*, URL:
https://www.tk.de/resource/blob/2103660/ffbe9e82aa11e0d79d9d6d6d88f71934/gesundheitsreport-au-2021-data.pdf (Stand: 16.03.2022).

Thompson, Evan: *Mind in Life: Biology, Phenomenology, and the Sciences of Mind*, Illustrated Edition, 2010, Cambridge, Mass.

——: *Context Matters: Steps to an Embodied Cognitive Science of Mindfulness*, 2024, o.O., URL:
https://www.youtube.com/watch?v=OJHCae1liAI&t=834s.

Tiemann, Laura, Hohn, Vanessa D., Ta Dinh, Son, May, Elisabeth S., Nickel, Moritz M., Gross, Joachim, Ploner, Markus: „Distinct patterns of brain activity mediate perceptual and motor and autonomic responses to noxious stimuli“, in: *Nature Communications* 9/Nr. 1 (2018), S. 4487.

Tolstoi, Leo: *Der Tod des Iwan Iljitsch*, 2008, München.

Trojan, Jörg, Speck, Verena, Kleinböhl, Dieter, Benrath, Justus, Flor, Herta, Maihöfner, Christian: „Altered tactile localization and spatiotemporal integration in complex regional pain syndrome patients“, in: *European Journal of Pain* (London, England) 23/Nr. 3 (2019), S. 472–482.

Tsakiris, Manos: „My body in the brain: a neurocognitive model of body-ownership“, in: *Neuropsychologia* 48/Nr. 3 (2010), S. 703–712.

Tsakiris, Manos, Costantini, Marcello, Haggard, Patrick: „The role of the right temporo-parietal junction in maintaining a coherent sense of one's body", in: *Neuropsychologia* 46/Nr. 12 (2008), S. 3014–3018.

Tsakiris, Manos, Haggard, Patrick, Franck, Nicolas, Mainy, Nelly, Sirigu, Angela: „A specific role for efferent information in self-recognition", in: *Cognition* 96/Nr. 3 (2005), S. 215–231.

Tsakiris, Manos, Hesse, Maike D., Boy, Christian, Haggard, Patrick, Fink, Gereon R.: „Neural signatures of body ownership: a sensory network for bodily self-consciousness", in: *Cerebral Cortex* (New York, N.Y. 1991) 17/Nr. 10 (2007), S. 2235–2244.

Tsakiris, Manos, Prabhu, Gita, Haggard, Patrick: „Having a body versus moving your body: How agency structures body-ownership", in: *Consciousness and Cognition* 15/Nr. 2 (2006), S. 423–432.

Tsakiris, Manos, Schütz-Bosbach, Simone, Gallagher, Shaun: „On agency and body-ownership: phenomenological and neurocognitive reflections", in: *Consciousness and Cognition* 16/Nr. 3 (2007), S. 645–660.

Tsakiris, Manos, Tajadura-Jiménez, Ana, Costantini, Marcello: „Just a heartbeat away from one's body: interoceptive sensitivity predicts malleability of body-representations", in: *Proceedings. Biological Sciences* 278/Nr. 1717 (2011), S. 2470–2476.

Tsay, A., Allen, T. J., Proske, U., Giummarra, M. J.: „Sensing the body in chronic pain: a review of psychophysical studies implicating altered body representation", in: *Neuroscience and Biobehavioral Reviews* 52 (2015), S. 221–232.

Umbach, Gray, Kantak, Pranish, Jacobs, Joshua, Kahana, Michael, Pfeiffer, Brad E., Sperling, Michael, Lega, Bradley: „Time cells in the human hippocampus and entorhinal cortex support episodic memory", in: *Proceedings of the National Academy of Sciences* 117/Nr. 45 (2020), S. 28463–28474.

Valenzuela-Moguillansky, Camila: „Role of Body Awareness", in: *Journal of Consciousness Studies* 18/Nr. 9–10 (2011), S. 110–42.

Vallar, Giuseppe: „Spatial frames of reference and somatosensory processing: a neuropsychological perspective", in: *Philosophical Transactions of the Royal Society of London*. Series B: *Biological Sciences* 352/Nr. 1360 (1997), S. 1401–1409.

Viceconti, Antonello, Camerone, Eleonora Maria, Luzzi, Deborah, Pentassuglia, Debora, Pardini, Matteo, Ristori, Diego, Rossettini, Giacomo, Gallace, Alberto, Longo, Matthew R., Testa, Marco: „Explicit and Implicit Own's Body and Space Perception in Painful Musculoskeletal Disorders and Rheumatic Diseases: A Systematic Scoping Review", in: *Frontiers in Human Neuroscience* 14 (2020).

de Vignemont, Frederique: „Body schema and body image – pros and cons", in: *Neuropsychologia* 48/Nr. 3 (2010), S. 669–680.

Vittersø, Axel D., Halicka, Monika, Buckingham, Gavin, Proulx, Michael J., Bultitude, Janet H.: „Experimentally induced pain does not influence updating of peripersonal space and body representations following tool-use", in: *PLOS ONE* 14/Nr. 5 (2019), S. e0210045.

Waldenfels, Bernhard: *Bruchlinien der Erfahrung. Phänomenologie – Psychoanalyse – Phänomenotechnik*, 3. Aufl. 2002, Frankfurt am Main.

——: *Das leibliche Selbst. Vorlesungen zur Phänomenologie des Leibes*, 2018, Frankfurt am Main.

Wehrle, Maren: „Being a body and having a body. The twofold temporality of embodied intentionality“, in: *Phenomenology and the Cognitive Sciences* 19/Nr. 3 (2020), S. 499–521.

Whitney, Shiloh: „Merleau-Ponty on the Mirror Stage: Affect and the Genesis of the Body Proper in the Sorbonne Lectures“, in: *Journal of Phenomenological Psychology* 49/Nr. 2 (2018), S. 135–163.

Winckelmann, Johann Joachim: *Gedanken ueber die Nachahmung der griechischen Werke in der Malerey und Bildhauerkunst*, 2. Aufl. 1756, Dresden/Leipzig. URL: https://digi.ub.uni-heidelberg.de/diglit/winckelmann1756/0028/scroll (Stand: 26.06.2021).

Yalom, Irvin D.: *In die Sonne schauen: Wie man die Angst vor dem Tod überwindet*, 2008, München.

——: *Existenzielle Psychotherapie: Mit e. Nachw. d. Autors „25 Jahre Existentielle Psychotherapie“ u. e. Interview v. Ulfried Geuter „Sich berühren lassen“*, 5., korrigierte Aufl. 2010, Bergisch Gladbach.

Zahavi, Dan: *The Oxford Handbook of Contemporary Phenomenology*, 1. Aufl. 2013, Oxford.

Zenker, Wolfgang, Drenckhahn, Detlev, Benninghoff, Alfred, Akert, A., Böck, P., Braak, E.: *Anatomie*, 2 Bde. Bd. 2: *Niere, Reproduktionsorgane, endokrine Drüsen, Nervensystem, Sinnesorgane, Haut*, 15, 1994, München/Wien/Baltimore.

Orbis Phaenomenologicus

Perspektiven – Quellen – Studien

Die Reihe widmet sich differenten Denkansätzen der Phänomenologie und stellt Erträge phänomenologischer Forschung vor. Sie bestimmt Positionen der Phänomenologie im Kontext anderer philosophischer Strömungen und diskutiert Aporien des phänomenologischen Denkens. Die Bezüge phänomenologischer Ansätze zu interdisziplinären und interkulturellen Themen finden dabei ebenso Berücksichtigung wie die weiterführende phänomenologische Sachforschung.

Die **Perspektiven** orientieren über phänomenologische Sachthemen, behandeln das Werk wichtiger Autorinnen und Autoren und zeichnen ein lebendiges Bild bedeutender Forschungszentren der Phänomenologie.

Die **Quellen** versammeln Primärtexte und erschließen dokumentarisches Material zur internationalen Phänomenologischen Bewegung.

Die **Studien** legen aktuelle Forschungsergebnisse vor.

Nähere Angaben zu den erschienenen Bänden auf der Webseite des Verlags:

https://verlag.koenigshausen-neumann.de/reihen/#letter-O